Rhomberg

Zwänge verstehen
und überwinden

Zwänge verstehen und überwinden

Einblick in ein Leben mit einer Zwangserkrankung

Lisa Rhomberg

TRIAS

Bibliografische Information der Deutschen Nationalbibliothek

Die Deutsche Nationalbibliothek verzeichnet diese Publikation in der Deutschen Nationalbibliografie; detaillierte bibliografische Daten sind im Internet über http://dnb.d-nb.de abrufbar.

TRIAS Verlag in Georg Thieme Verlag KG
Rüdigerstr. 14, 70469 Stuttgart, Deutschland
www.trias-verlag.de

Printed in Germany

Programmplanung: Celestina Filbrandt
Projektmanagement: Kathrin Hage
Redaktion: Julia Jochim
Umschlaggestaltung: © Thieme
Bildnachweis:
Umschlagmotiv: © peony/stock.adobe.com
Autorinnenfoto: privat
Zeichnungen: Christine Lackner, Ittlingen
Satz: Ziegler und Müller, Kirchentellinsfurt
Druck: Grafisches Centrum Cuno GmbH & Co. KG, Calbe

ISBN 978-3-432-11395-1 1 2 3 4 5 6

Auch erhältlich als E-Book:
eISBN (epub) 978-3-432-11396-8

Für Mama. Für Papa.

Für Dich.

Ihr habt nichts falsch gemacht.
Ihr seid nicht schuld.

Ich hab auch nichts falsch gemacht.
Ich bin auch nicht schuld.

Ich bin bloß müde.
Ich bin krank.

Es tut mir leid.
Für euch. Für die anderen. Für mich auch.

Es geht weiter. Ich geh den Weg fort.
Anders. Neuartig. Ich schaff mir den Pfad.

Danke. Dass ihr mich des Weges begleitet.

Danke. Dass ihr seid, wie ihr seid.

Die Autorin

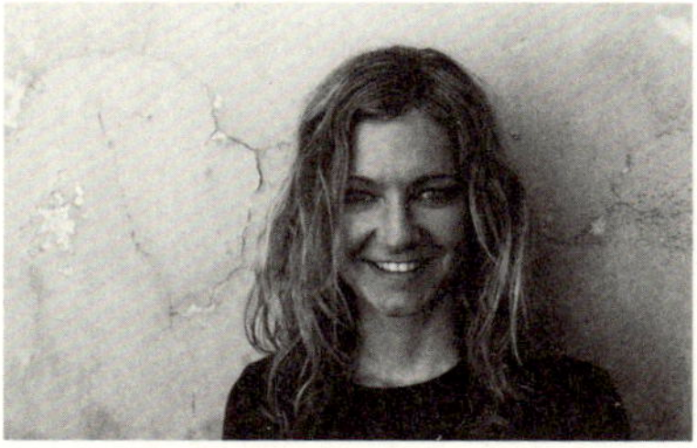

Lisa Rhomberg, geb. 1988, lebt in Österreich. Sie ist Absolventin des Masterstudiengangs International Marketing & Sales. Um ihr Studium abzuschließen und nebenbei ihre Sozialkontakte zu pflegen, hat sie einiges in Kauf genommen: Lisa ist seit ihrer Kindheit mit Kopfschmerzen und Zwängen konfrontiert. Erkannt wird die Zwangserkrankung erst Jahre später, der Leidensdruck ist da bereits enorm. Seither nimmt sie Hilfe dankend an und arbeitet in Kognitiver Verhaltenstherapie und psychiatrischer Begleitung am schrittweisen Abbau der Zwänge. Ihre Erfahrungen und Erkenntnisse hält sie fest: *Vielleicht kann ich aus dem Unschönen auch etwas Schönes machen, vielleicht kann ich dem einen oder anderen einen langen Leidensweg ersparen.*

Inhalt

Vorwort

Liebe Leserin, lieber Leser,

als Psychotherapeutin der Autorin möchte ich meinen Respekt und meine Dankbarkeit für diesen Erfahrungsbericht zum Ausdruck bringen, den Lisa Rhomberg begleitend zur laufenden Therapie verfasst hat. Ihre Aufzeichnungen geben Betroffenen, Angehörigen und Therapeuten einen sehr genauen Einblick in die Symptomatik einer Zwangspatientin und in den therapeutischen Weg, den die Patientin bislang beschritten hat.

Frau Rhomberg hat sich die Mühe gemacht, die qualvollen psychischen Abläufe dieser Krankheit detailreich und anschaulich zu beschreiben, sie lässt ihre Leserinnen und Leser in einzigartiger Weise an ihrem Leiden teilhaben. Betroffene werden sich in den Beschreibungen wiederfinden – mit entsprechender Erleichterung, mit der Krankheit nicht allein zu sein. Außenstehenden und Angehörigen wird das Verständnis für die belastenden Zustände der Kranken erleichtert, und auch erfahrene Therapeut*innen können – so vermute ich – durch die so genaue Darstellung der Zwangssymptome ihre Empathie für ihre Patient*innen vertiefen und die Therapieschritte genauer anpassen.

Lisa Rhombergs Geschichte soll vor allem Zuversicht vermitteln und andere Menschen mit diesem Störungsbild ermutigen, eine Verhaltenstherapie zu wagen, auch wenn diese mit viel Arbeit und Selbstmanagement verbunden ist und keine Blitzheilung in Aussicht stellen kann, sondern von der kleinschrittigen, aktiven Zusammenarbeit zwischen Therapeut*in und Patient*in geprägt ist. Die Autorin vermittelt in verständlicher, patientengerechter Weise Teile der verhaltenstherapeutischen Manuale und schildert lebendig entsprechende Sequenzen aus dem Behandlungsprogramm. Ihre Perspektive als Patientin bietet sehr wertvolle Einblicke in die Arbeitsweise dieser Therapieform. Dabei baut die Autorin die Beschreibung der einzelnen Therapiebausteine auf den psychoedukativen Elementen der Verhaltenstherapie auf, die sie sich sehr kompetent und aufmerksam angeeignet hat – ohne Anspruch auf wissenschaftliche Präzision, sondern so, wie sie die Informationen als Patientin verstanden hat.

Wichtig ist es für Lisa Rhomberg zu zeigen, dass es Wege aus dem Zwangskorsett dieser Störung gibt, dass die geeignete Therapie hilft, dass Betroffene zu einem leichteren, selbstbestimmteren Leben gelangen können, auch wenn sie sich selbst als Patientin noch mitten in dieser Entwicklung dorthin befindet.

Der Bericht entstand sehr unauffällig, sehr eigenständig und leise im Hintergrund der Therapie – eine enorme Leistung der Autorin, die auch für mich erst mit dem Vorliegen dieses Buches offenkundig wurde.

Ich gratuliere Lisa Rhomberg zu diesem Werk und bin zuversichtlich, dass sie damit Patient*innen unterstützen, Angehörige aufklären und die Arbeit von Therapeut*innen bereichern kann.

Mag. Margarete Kopf-Lerch

Psychotherapeutin (Verhaltenstherapie), Lehrtherapeutin
der Österreichischen Gesellschaft für Verhaltenstherapie (ÖGVT)

Geleitwort

Liebe Leserin, lieber Leser,

auch wenn sich der Mythos hartnäckig zu halten scheint, Zwänge sind keine Seltenheit. Nicht nur in Form von alltäglichen belastenden Marotten, sondern auch als ausgebildetes Krankheitsbild sind Zwänge weit in unserer Gesellschaft verbreitet. Leider finden jedoch immer noch zu wenige Betroffene den Weg in die psychiatrischen oder psychotherapeutischen Praxen oder sie erhalten dort nicht die adäquate störungsspezifische Behandlung. In meiner täglichen Arbeit mit Menschen, die an Zwangsstörungen leiden, erlebe ich leider viel zu oft, was es bedeuten kann, wenn Menschen sich über viele Jahre schämen, ihr Leiden verstecken, keine Behandlung aufsuchen und sich ihre Krankheit im Verborgenen chronifiziert. In den meisten dieser Fälle führt dies zu immensen Belastungen für Betroffene und ihr direktes Umfeld. Manchmal zwingt es Betroffene gar zum kompletten Rückzug aus dem gesellschaftlichen Leben und sie vereinsamen und isolieren sich mehr und mehr. Diese Situation ist vor allem deshalb so bedauernswert, weil sich Zwänge heutzutage gut und meist sehr erfolgreich behandeln lassen, und dies vor allem, wenn eine störungsspezifische Behandlung möglichst früh stattfindet.

Nebst der fachgerechten Behandlung müssen wir daher gemeinsam gegen die Stigmatisierung dieser oft als skurril wahrgenommen Erkrankung ankämpfen. Sowohl Behandler und Experten als auch Betroffene, ehemalige Betroffene und Angehörige sollten offener über Zwänge (und ihre Behandelbarkeit) berichten, um möglichst viele Erkrankte zu ermutigen, ihre Scham zu überwinden und sich zu öffnen und über diese meist sehr quälende und lähmende Krankheit zu sprechen.

Zwänge werden zudem oftmals bagatellisiert (sowohl von Fachpersonen als auch von Betroffenen oder ihren Angehörigen). Dabei sollten wir nicht wegschauen, sie nicht herunterspielen oder hoffen, dass sie schon von alleine wieder weggehen werden. Vielmehr braucht es Einsicht und die volle Aufmerksamkeit – von allen Involvierten.

Die Überwindung der Scham und die Einsicht über die Erkrankung tragen meiner Erfahrung nach nämlich in sehr bedeutsamer Weise zu (anhaltend) erfolgreichen Therapien bei. Ich möchte der Autorin daher an dieser Stelle meine höchste Anerkennung und meinen großen persönlichen Respekt aussprechen. Wie Sie im Buch sicherlich noch lesen werden, hat sie es geschafft, die Scham zu überwinden, sich zu öffnen, Einsicht zu entwickeln und erfolgreich gegen ihre Zwänge anzukämpfen. Ich bin gleichzeitig zutiefst dankbar für dieses Werk, weil es hoffentlich viele betroffene Leserinnen und Leser ermutigen wird, sich zu öffnen und den Schritt in die Therapie zu suchen. So bin ich davon überzeugt, dass dieses Werk dazu beitragen wird, dass Therapeutinnen und Therapeuten in Zukunft Menschen helfen dürfen, die ihren Weg in die Therapie früher finden, als das heute oft der Fall ist.

Und nun wünsche ich Ihnen, liebe Leserin und lieber Leser, eine spannende und ermutigende Lektüre.

Dr. phil. Charles Benoy

Centre Hospitalier Neuro-Psychiatrique Luxemburg (CHNP)
und Universitäre Psychiatrische Kliniken Basel (UPK)
Psychologischer Psychotherapeut und Vorstandsmitglied
sowie Past-Präsident der Schweizerischen Gesellschaft
für Zwangsstörungen (SGZ)

Einleitung

Krank bin ich schon lange. Lange Zeit wusste ich das aber nicht. Oder, wenn ich ganz ehrlich bin, wusste ich es vielleicht doch – insgeheim –, wollte und konnte mir diese Tatsache jedoch nicht eingestehen.

Für andere Menschen, die sich in irgendeiner Weise unwohl fühlen, empfinde ich großes Mitgefühl. Ich möchte helfen. Bei mir selbst jedoch erlebe ich Krankheit als persönliche Schwäche, als etwas Fehlerhaftes. Ich suche nach Entscheidungen, die ich anders hätte treffen müssen. Diese Bewertung, diese andauernde Abwertung meiner eigenen Person geschieht meist unbewusst. Und dann kommt die Angst. Intensiv und übermächtig, schwer zu kontrollieren. Die Angst, nicht zu genügen. Die Angst, es falsch zu machen, falsch zu sein. Die Angst, andere zu belasten. Die Angst, mich zu verschulden. Die Angst, nicht liebenswert zu sein. Und schließlich die Angst, abgelehnt zu werden, allein zu sein.

Ich schämte mich für meine Krankheit, diesen so großen Makel. Schämte mich stark, war mein mieses Befinden doch gewiss meine eigene Schuld. Und so versuchte ich mit aller Kraft, meine Erkrankung zu verstecken. Bis vor Kurzem ist mir das meistens auch ganz gut gelungen. Jahrelang merkte niemand, wie es mir wirklich ging. Nicht mal meine engsten Vertrauten. Klar fiel meinen Eltern auf, dass es mir häufig nicht gut ging. Teilaspekte meines krankheitsbedingten Befindens artikulierte ich auch. Vieles jedoch blieb hinter der glänzenden Fassade verborgen. Ich verhielt mich so, wie es auch viele andere Menschen machen, die mit einer Krankheit umzugehen haben. Phasen des kontinuierlichen Aufpolierens meiner äußeren Fassade wechselten in zunehmender Frequenz mit Phasen völliger Erschöpfung und Leere. Es war eine Achterbahn der Empfindungen, bis ich meinte, nicht mehr weiterzukommen, zerrissen zu werden zwischen »Ich muss« und »Ich kann und ich mag (so) nicht mehr«.

Und da begann ich zu sprechen, zaghaft, vorsichtig. Gewährte bange, doch immerhin momentweise Einsicht. Einsicht hinter die hübsche

Fassade, in mein Inneres. Was hatte ich denn für eine Wahl? Ich war aufgelaufen – touché. Ich begann also zu sprechen, und ich spürte die Angst. Hatte stets den Türknauf in der Hand, war stets gewappnet, sie sogleich zu schließen, diese Türe, sollte es zu gefährlich werden in meinem Inneren. Hielt mit der anderen Hand beharrlich den Polierlappen fest, jederzeit bereit, die gewährte Einsicht zu verwehren, die Spuren des Einblicks wegzupolieren. Zuhauf habe ich Einsicht gewährt, um sie im nächsten Moment zu revidieren und auszumerzen. Und immerhin habe ich sie momentweise gewährt, denn jetzt kann ich sagen, dass genau dies mir die Möglichkeit eröffnete, einen neuen Weg zu gehen, jenen in Richtung Genesung. Ich möchte ehrlich sein: Ich habe das nicht aus Weisheit, Klugheit oder sonst was gemacht. Ich sah ganz einfach keine Alternative mehr.

Krankheit ist nach wie vor häufig ein Tabuthema. Wir sind bestrebt, den gesellschaftlichen Ansprüchen gerecht zu werden, bauen Fassaden, verlieren uns in Perfektion und übermäßiger Selbstoptimierung. Wir sprechen nicht über Schwächen, hüten uns davor, Ängste zu artikulieren. Vertrauen sie uns gewissermaßen noch nicht einmal selbst an. Mit der Folge: Wir fühlen uns allein. Anstatt uns auszutauschen, Erfahrungen und Erkenntnisse zu teilen und uns bereits damit gegenseitig zu helfen, halten die meisten von uns sich – genauso wie ich – versteckt. Wir schämen uns, trauen uns nicht, uns die Tatsachen einzugestehen, sie gar zu artikulieren. Und verhindern hierdurch leider oft, dass wir diejenige Unterstützung geben und bekommen, die andere genauso benötigen wie wir selbst. Durch andauernde (und meist gut gemeinte) Uneinsichtigkeit und Krankheitsgegenwehr nimmt die Krankheitssymptomatik beständig zu, die Erkrankung manifestiert sich zusehends im Leben des Betroffenen. So war das auch bei mir.

Spät, aber doch, durfte ich die Tür zum Pfad in Richtung Genesung entdecken. Dafür bin ich sehr dankbar! Schritt für Schritt gehe ich diesen neuen Weg, auch wenn das Ziel in weiter Ferne liegen mag, ich mühsame Etappen und Umwege von vornherein nicht ausschließen kann. Ich danke all jenen, die mich ein Stück des Weges begleiten, mir ab und an helfen, meinen Rucksack zu tragen. Ich möchte versuchen, mir helfen zu lassen. Habe verstanden, dass mir nahestehende Menschen liebend gerne meinen Lastenrucksack ein Stück weit schultern, anstatt mir beim Kaputtgehen zuzusehen und dann nicht nur meinen Rucksack, sondern auch noch mich auflesen und tragen zu müssen. Ins nächste Krankenhaus nämlich.

Auch wenn es für mich nach wie vor nicht einfach ist, die Krankheit zu akzeptieren, sie als Teil von mir anzunehmen, habe ich entschieden, meine ganz persönlichen Erfahrungen zu teilen. Und zwar die ganze Wahrheit. Aus einem einfachen Grund: Ich möchte helfen, die Zwangserkrankung frühzeitig(er) erkennen, einsehen, verstehen und akzeptieren zu können. Möchte helfen, einen gesundheitsfördernden Umgang mit der Erkrankung zu erlernen. Vielleicht können so lange Leidenswege abgekürzt und krankheitsbedingte soziale Spannungen abgefedert werden. Einen Versuch ist mir das allemal wert.

Lisa Rhomberg

1 In den Fängen des Zwangs

Ein ganz normaler Abend

Draußen ist es bereits dunkel. Schneeregen klatscht gegen die Fensterscheiben meiner Wohnung. Sogar den Wind höre ich sausen. Das ist wirklich ein Wetter, um es sich in den eigenen vier Wänden schön gemütlich zu machen. Die weiche Decke liegt auf dem Sofa, lädt ein zum Reinkuscheln. Da wird mir sicher fein warm. Und dann schaue ich entspannt einen Film an.

Soll ich noch bügeln? Oder vielleicht doch gleich staubsaugen und das Bad putzen? Ich könnte die Zeit doch nutzen, sinnvoll. Überhaupt, wie es hier wieder aussieht! Nicht nur am Boden erkenne ich vereinzelte Krümel. Auf dem Tisch liegt die Zeitung vom Vortag. Und der Küchenblock ist auch nicht sauber. Warum steht der Teller noch da? Stimmt, ich wollte die Geschirrspülmaschine ausräumen. Hätte ich halt einfach gleich machen sollen.

Aber zuerst kommt jetzt mal das leere Tablettenblister in den Müll. Sollte sowieso niemand zu sehen bekommen, was ich so alles einnehme. Sonst macht sich Mama nur wieder Sorgen. Wirkt doch eh nicht, das ganze Zeug, sagt sie. Gift sei das. Ja, des Öfteren denke ich mir das auch. Aber abrupt absetzen darf ich das Medikament auch nicht. Ich kenne das. Fährt man zu schnell runter, wird's noch schlimmer. Und was soll ich denn machen, wenn ich die Schmerzen fast nicht mehr ertragen kann?

Wo sind denn die Pillen? Komm schon, die müssen hier irgendwo sein. Welches Schmerzmittel könnte mir helfen? Das hier ist zu schwach, hat letztes Mal gar nicht geholfen. Lieber dieses hier? Bringt doch auch nichts. Oder, überleg doch mal genau, los, streng dich an. Was hat der Vertretungsarzt gesagt? Stimmt, das sei gut, ich solle aber mehr als die Höchstdosis schlucken, dann wirke es vielleicht besser. Ob da nichts passieren kann, habe ich gefragt. Nein, natürlich nicht.

Aber war der überhaupt in Kenntnis meiner Dauermedikation? Ach, keine Ahnung, wird wohl nichts passieren. Runter damit.

So, was wollte ich eben? Den leeren Blister wegwerfen. Ich ziehe die Müllschublade heraus. Das war ja klar. Der Plastikmüll ist voll. Den leere ich wohl am besten gleich. Und ich muss unbedingt aufschreiben, welche Tabletten ich eben geschluckt habe. Meine Gedanken beginnen zu kreisen: Wasser nachtrinken, bügeln, staubsaugen, Bad und Küche putzen, Tabletten notieren, Müll wegbringen, Wasser trinken, bügeln, staubsaugen, Bad und Küchenblock säubern, Tabletteneinnahme aufschreiben, Müll rausbringen, Wasser trinken, bügeln … bügeln …

Moment mal. Irgendwas habe ich doch vergessen. Ah ja, den leeren Blister mitnehmen und entsorgen. Staubsaugen, Bad putzen, bügeln, Bad putzen, Blister mitnehmen, ich darf das nicht vergessen. Irgendwas fehlt doch. Irgendwas wollte ich noch. Ich weiß es nicht mehr. Warum vergesse ich alles? Wie schwer kann es denn sein, sich die paar Sachen zu merken?

Ich komme zurück vom Müllwegbringen. Schau an, jetzt weiß ich wieder, was ich wollte. Die alten Zeitungen hätte ich auch entsorgen sollen. Was mach ich denn nun am besten als Nächstes? Was muss ich nochmal alles erledigen? Bügeln, ah ja, das Wasser, putzen, staubsaugen, putzen, staubsaugen, putzen, staubsaugen. Und die Tabletten notieren. Welche Reihenfolge ist die beste? Was muss ich tun? Ich weiß es nicht mehr. Irgendwas habe ich bestimmt schon vergessen. Das ist zu viel. Das alles erschlägt mich. Gibt's das, bin ich echt zu blöd, um die paar kleinen Haushaltssachen hinzukriegen?

Ich fühle die Aufregung. Erst langsam, dann zunehmend schneller steigt sie an. Mein Herz klopft. Meine Hände sind eiskalt. Innerlich glühe ich gleichzeitig, ein Gefühl, als explodierte ich bald. Auf der Stirn und im Nacken bilden Schweißperlen einen nasskalten Film. Ich schwitze kalt, ich schwitze stark. Ich schwitze? Ich schwitze! Oh nein, und das in dem schönen Pullover. Schnell, umziehen, schießt es mir durch den Kopf. Wenn ich den Pullover so oft wasche, wird er hässlich, so geht er kaputt. Und das für nichts. Ich meine, putzen kann ich doch echt in einem älteren Shirt. Ja, genau, so wäre es richtig.

Also öffne ich die Tür zum Schlafzimmer. Stehe da in dem kleinen Raum. Und fühle mich völlig verloren. Was wollte ich tun, was suche ich hier? Wollte ich nicht aufräumen und putzen? Aber doch nicht im Schlafzimmer. Mir wird schwindelig. Meine Hände zittern. Meine Knie sind butterweich. Was ist bloß los mit mir? Bügeln, putzen, Zeitungen wegbringen, Tabletten aufschreiben, putzen – Bad und Küche –, bügeln, staubsaugen, bügeln, bügeln, bügeln, saugen. Eigentlich heißt das staubsaugen, nicht saugen, man saugt ja den Staub. Also saugen, bügeln, ich meine staubsaugen, bügeln ... Bloß nichts vergessen. Mein Herz klopft immer heftiger. Mir ist schwindelig, alles dreht sich. Was passiert hier? Was passiert hier mit mir?

Nur wenn ich es schaffe, die Aufgaben – und zwar alle – in der ursprünglichen Reihenfolge ohne Fehler laut aufzusagen, muss ich nicht brechen und bekomme nicht noch mehr Kopfweh. Wenn ich die ursprüngliche Reihenfolge nicht einhalte, wird mir schlecht; wenn ich eine Aufgabe vergesse, bekomme ich noch stärkere Kopfschmerzen; wenn ich die Reihenfolge nicht einhalte und eine Aufgabe vergesse, dann wird mir schlecht und meine Kopfschmerzen werden immer stärker. Dieser Spruch kann nicht gebendet (=gebannt, annulliert) werden. Und nur wenn ich das richtig mache, kriege ich keinen epileptischen Anfall und meine Eltern verunglücken nicht.

Mein Herz klopft. Es klopft so stark. Das kann ich nicht nur spüren, nein, ich höre es auch schlagen, das meine ich jedenfalls. Mein Puls ist in die Höhe geschnellt, ich atme flach. Meine Hände schwitzen, zittern noch immer stark. Zum Schwindel gesellt sich Übelkeit. Mensch, reiß dich zusammen, schimpfe ich mich. Du bist wirklich selbst schuld, dass du dich immer noch mieser fühlst, wenn du dich nicht am Riemen reißt. Ich bin schuld. Ich bin schuld! Was habe ich verbrochen? Warum geht es mir so? Konzentration. Ich reiß mich zusammen. Ich muss das jetzt schaffen, sonst hört das nie auf, sonst wird es mir nie besser gehen.

Ich strenge mich also an, stehe nach wie vor am selben Fleck auf dem taupefarbenen Teppich in meinem Schlafzimmer, versuche angestrengt, mich zu besinnen. Wasser trinken, bügeln, staubsaugen. Moment, war Wasser trinken ursprünglich dabei? Ich glaube nicht. Gilt das als Fehler? Die Bedingungen, sie sind zu ungenau definiert.

Ene meine geendet, dieser Spruch von vorher sei gebendet.

Die Aufgabe, die Bedingungen bannen geht ja nicht. Darf ich nicht. Der Spruch kann nicht gebendet werden. Hat es nicht so geheißen? Was soll ich jetzt tun? Weitermachen? Neu anfangen? Wie ist es richtig? Was muss ich tun?

Nur wenn ich jetzt nochmal von vorne anfange und es beim ersten Neuversuch richtig mache, gilt die Unterbrechung gerade eben nicht als Fehler.

Langsam sage ich mir die Aufgaben vor. Laut. Und deutlich. Hochkonzentriert. Umziehen, Wasser nachtrinken, bügeln, staubsaugen, Bad und Küche putzen, Tabletteneinnahme notieren, Altpapier entsorgen. Puh. War das richtig? Ich glaube, das war richtig. Die richtige Reihenfolge. Aber ist sie auch sinnvoll? Ist sie effizient? Kann ich nicht manche Aufgaben schneller, parallel erledigen?

Nur wenn ich, noch bevor ich die Reihenfolge meiner Aufgaben bestimme, den Pullover richtig zusammenlege, hat Papa heute keinen Unfall und stirbt nicht.

Ich streife also den Pullover ab, halte ihn hoch, schüttle ihn aus, nehme mir fast zeitgleich ein altes Shirt aus dem Kleiderschrank. Ziehe es mir über. Und halte noch immer den Pullover in der Hand. Wie geht es weiter? Konzentration! Konzentration! Pullover zusammenlegen und in den Schrank legen. War das die Aufgabe? Das war sie doch nicht. Und außerdem, der muss doch auslüften. Ich lege den Pullover auf mein Bett. Ein Ärmelende lugt am Rand hervor. Was passiert, wie lautet sie, die böse Konsequenz, wenn ich den Pullover nicht richtig zusammenlege? Muss ich mich jetzt übergeben? Nein, diese Folge gehört hier nicht hin. Erfülle ich die Aufgabe nicht richtig, hat Papa einen Unfall. Und den kann ich abwenden, würde ich mich nur mal richtig konzentrieren und die Bedingung korrekt erfüllen. Meine Angst steigt. Ich zittere. So kann das nicht weitergehen. Es kann doch nicht sein, ein kausaler Zusammenhang von Pullover-Falten und Unfall besteht doch nicht. Ich bin mir bewusst, meine Gedanken spielen verrückt. Diese Anforderungen, die an mich gestellt sind, sie erscheinen mir unlogisch und fremd zugleich. Der Zusammenhang, diese seltsamen Bedingungen, sie stimmen nicht. Und dennoch habe ich Angst, fühle den Druck, intensiv und mächtig. Ich muss es schaffen. Papa darf nicht sterben. Ich darf nicht versagen. Ich muss mich unter Kontrolle halten. Und mich auf die Aufgabe konzentrieren.

Irgendwie schaffe ich es, mich aus der Starre zu lösen. Behutsam, ganz langsam hebe ich den linken Fuß an. Noch ein, zwei kleine Schritte, dann werde ich nahe genug am Bett stehen, um nach dem Pullover zu greifen. Ich hebe ihn hoch, halte ihn auf Augenhöhe, schüttle ihn erneut aus.

Wenn ich das Ausschütteln nur ein Mal mache, wird mir schlecht. Bei zweimaligem Schütteln bekomme ich einen epileptischen Anfall. Wenn ich es drei Mal mache, passiert beides. Und nur wenn ich den Pullover genau vier Mal ausschüttle, wird mir nicht schlecht und ich habe keinen epileptischen Anfall.

Eins, zwei, drei, vier. Und nun zusammenle... War das richtig? Ich habe den Pullover nach dem Ausschütteln nicht auf Augenhöhe gehalten. Nochmal von vorne. Eins, zwei, immer auf Augenhöhe bleiben, drei, ... oh nein, nochmal, nochmal von vorne. Jetzt war ich zu weit oben, über Augenhöhe. Eins, zwei, drei, vier. Und nun zusammenlegen. Besser noch einmal wiederholen, ein korrekter Durchlauf muss es sein. Vielleicht bin ich doch wieder nach oben verrutscht. Also, eins, zwei, drei, und vier. Geschüttelt. Auf Augenhöhe. Vier Mal. Jetzt: zusammenlegen, ordentlich, zackig. Behutsam lege ich den ausgeschüttelten Pullover auf mein Bett. Mit der Vorderseite nach unten breite ich ihn aus, streiche ihn glatt und beginne, die Ärmel einzuschlagen. Zuerst den rechten, dann den linken. Immerzu glattstreichen, nirgends darf eine Falte sein. Dann klappe ich den unteren Teil gerade über die obere Hälfte des Pullovers, drehe das kleine Päckchen um, biege den Rollkragen an der Naht nach unten um. Fertig. Papa wird keinen Unfall haben. Ich habe das richtig gemacht. Ich bin beruhigt.

Die Erleichterung hält nicht mal eine Minute an. Gerade, als ich die Anspannung loslasse, fällt mein Blick auf eine kleine Wollfluse. Ein kleiner schwarzer Punkt auf dem Bett neben dem Pullover, definitiv am falschen Ort.

Nur wenn ich den Staub jetzt wegwerfe, und zwar im Bad in den Mülleimer und nicht in der Küche, dann …

Moment, so geht das nicht. Wenn ich so weitermache, werde ich nie fertig. Wo war ich stehen geblieben? Ich kann meine Gedanken nicht mehr sortieren. Bin so erschöpft. Doch ich muss weitermachen. Mache ein paar kleine Schritte nach hinten, bis ich mich wieder an jener Stelle befinde, an der ich zuvor wie festgenagelt ausgeharrt habe. Fühlt sich an, als wäre ich ferngesteuert. Das ist einer meiner Automatismen. Diese Bewegung, zurück in die Position, in der ich zuletzt etwas gedacht habe. Es dauert nur ein paar Sekunden, bis sie tatsächlich wiederkommt, die Eingebung. Und die Sekunden fühlen sich wie Stunden an. Was soll ich tun, wenn mir die Aufgaben nicht mehr einfallen, wenn ich sie nicht erfüllen kann, wenn ich die Gefahren eigenständig verschulde? Ehe ich die Katastrophen weiterdenken kann, erinnere ich mich wieder: Ich soll die Reihenfolge meiner Aufgaben festlegen. Dann kann ich sie abarbeiten, eine nach der anderen, reihum, manche vielleicht parallel. Und so schnell ich kann. Dann bin ich fertig.

Wasser trinken und dabei die vorherige Tabletteneinnahme notieren. Altpapier entsorgen. Nach dem Altpapierentsorgen kommt aber das Saugen, das Staubsaugen. Das ist nämlich anstrengend, mit den hartnäckigen Verspannungen und den Schmerzen, und wohl geschickter, wenn ich das möglichst bald mache. Möglicherweise habe ich zu einem späteren Zeitpunkt keine Kraft mehr dafür. Und dann bügle ich die Wäsche, bevor ich Küche und Bad schrubben werde. Aber was, wenn lose Fäden oder Fussel sich beim Bügeln verselbständigen und zu Boden fallen? Gegebenenfalls müsste ich den Staubsauger erneut holen, um abermals zu saugen. Logischer Schluss: Staubsaugen gehört hinter das Bügeln. Küche und Bad können hintangereiht bleiben.

Fehler! Schon wieder. Wenn ich die Küche schrubbe, und mir vielleicht das Salz runterfällt – das könnte schon passieren bei meinen zitternden Händen –, muss ich danach erneut staubsaugen, sonst bleibt das Salz am Boden liegen. Und dann geht der Parkettboden kaputt. Und ich bin schuld. Dabei will ich doch dankbar sein und aufpassen auf die schöne Wohnung. Wieder steigt die Unruhe, mein Herz schlägt heftig. Ich bin erschöpft, kaputt. Wie kann man nur so schwach sein? So unnütz? Und alles kaputt machen, es nicht mal auf die Reihe kriegen, sich um die eigene Wohnung zu kümmern, den Boden zu pflegen, das bisschen Haushalt zu erledigen? Versager! Ich bin ein Versager.

Zum Schluss werde ich staubsaugen. So kann ich mit den Aufgaben fertig werden. Und nur dann muss ich nicht brechen, bekomme nicht noch mehr Kopfweh und keinen epileptischen Anfall. Unbewusst ziehe ich die Augenbrauen zusammen, meine Lippen sind fest aufeinandergepresst. Mein Nacken und die Schultern schmerzen. Ich balle die Hände zu Fäusten, weiß treten die Knöchel hervor. Ich darf das nicht vermasseln. Sonst geht es mir nie besser. Ich verkrampfe noch mehr, beginne zu schwanken, mir wird schwarz vor Augen. Reflexartig hebe ich die linke Hand, stütze mich ab auf dem Küchenblock. Mein Herz klopft wie wild. Ich höre den Erinnerungston meines iPhones. Das Display leuchtet auf, überlappende Kalendereinträge sind eingeblendet. Mein Herz rast noch schneller, ich ringe nach Luft. Das Fass droht endgültig überzulaufen. Ich bin überfordert. Es könnte dringend sein, wichtig. Vielleicht muss ich heute noch etwas erledigen, von dem, das da steht. Sonst würde ich wohl kaum Erinnerungen mit Hinweistönen speichern.

Noch mit dem iPhone in der Hand wühle ich in der Schublade, scanne die Zettel, suchend nach der Medikamentendokumentationsliste. Arztrechnungen, Apothekenrechnungen, handgekritzelte Notizen zur letzten Brillenverschreibung … Die Liste, auf der ich alle Medikamenteneinnahmen festhalte, muss vollständig bleiben.

Schließlich finde ich das Blatt, kritzle zittrig und kraftlos das Datum und die Doppeleinnahme des Schmerzmittels drauf. Ich lege den Stift weg, nehme ein halbvolles Glas Wasser in die Hand und setze zum Trinken an. Während ich schlucke, schiebe ich die Schublade zu. Gut. Erledigt. Konzentrieren. Weitermachen. Noch immer leuchtet das Display des Mobiltelefons. Ich lese die überfälligen Kalendereinträge. Physiotherapie-Übungen machen steht da. Bei Gota wollte ich mich heute unbedingt melden, nachfragen, ob es ihr besser geht. Meine Freundin anschreiben. Es ist mir ein großes Anliegen, ihr anzubieten, ihr beim Umzug zu helfen. Irgendwie werde ich das schon schaffen. Ich muss das schaffen, trotz meiner Schmerzen. Was steht da noch? Keinen Zucker essen! Und ich muss Notizen machen für die Termine beim Neurologen und Nervenfacharzt. Was muss ich fragen, was muss ich erwähnen? Ich darf nichts vergessen, muss den Termin gut nutzen.

Nichts vergessen, rasch weitermachen, mich zusammenreißen, mich anstrengen und abarbeiten. Die Gedanken kreisen, ich zittere, fühle mich schwindelig und schwach. Wie machen das denn die anderen? Es ist, als gäbe es keinerlei Filter in meinem Kopf, der unwichtige Dinge von Wichtigem trennt. Zu mir sickert alles durch. Priorisierung, Eliminierung – Fehlanzeige! Alles ist wichtig. Alles muss ich machen. Und zwar optimal. Die Aufgaben rasten ein in meinem Kopf, bilden eine Art Playlist, die sämtliche To-dos abspielt. Wieder, immer wieder. Wieder, und noch mal von Neuem. Schnell. Und immer schneller. Ich stehe noch immer zwischen Küchenblock und Schublade, bin erschöpft, schweißgebadet. Fühle mich elend. Und habe noch nicht mal damit begonnen, die tatsächlichen Aufgaben abzuarbeiten.

So geht das nicht. Meine Knie zittern, sie beugen sich. Ich sacke zusammen. Lande unsanft auf dem Boden. Spüre die kalten Schweißperlen, die sich langsam ihren Weg von der Stirn über die Wangen entlang der Gesichtskontur bahnen. Meine Augen brennen. Tränen sammeln sich, ich höre mich schluchzen. Ein Wimmern vor Schmerz, ein Wimmern aus Verzweiflung, aus Erschöpfung und Machtlosigkeit. Was soll ich nur tun? Ich kann nicht mehr. Und ich mag auch nicht mehr. Wird das denn jemals wieder besser? Was habe ich falsch gemacht? Was habe ich verbrochen? Momentweise spüre ich einen

Hauch von Wut. Warum geht es mir so? Die Wut wird abgelöst, das Unverständnis, die Ratlosigkeit führen mich in eine tiefe Leere. Da scheint nichts mehr in mir zu sein außer einem schwarzen Loch.

Mein Blick fällt auf mein Handy. Mama. Ich rufe Mama an. Allein schaffe ich das nicht. Ich entsperre das Mobiltelefon, rufe die Kontaktliste auf. Der Kontakteintrag »Mama« sticht mir sofort ins Auge.

Darf ich das? Bringt das was? Was soll sie denn tun? Ich bin der Versager, ich muss das selbst schaffen. Genügt es denn nicht, wenn es mir so geht? Ich will Mama nicht belasten. Nein, das machst du jetzt nicht, sage ich mir, wieder und wieder. Ich atme durch, versuche mich zu beruhigen. Dann taste ich nach dem Griff der Schublade und ziehe mich vorsichtig hoch. Zettel. Zettel, Zettel, Zettel, Zettel, Reihenfolge, Schmerzen, Zettel, Reihenfolge, Reihenfolge. Die Worte kreisen, rasen durch meinen Kopf, und ich bemühe mich, strenge mich an, um nach Zettel und Stift zu greifen. Ich lege das Mobiltelefon neben dem Blatt Papier ab. Beginne zu notieren. Eilig. Hochkonzentriert. Und doch muss ich drei Mal von vorne anfangen. Reihe die Aufgaben, streiche die Ziffern wieder durch. Beginne erneut, bis sie mir sinnvoll, möglichst effizient erscheint, die Reihenfolge der sämtlichen To-dos. Ich greife nach einem weiteren Blatt Papier, übertrage die Punkte in der festgelegten Reihenfolge:

- Altpapier runterbringen
- Bügeln
- Bad und Küche putzen, wegen möglichen neuen Schmutzes unbedingt vor dem Staubsaugen erledigen
- Staubsaugen, danach Staubsauger wegräumen, davor noch den Behälter leeren
- Termin Neurologe vorbereiten
- Erinnerung für morgigen Termin beim Nervenfacharzt speichern – Fragen bzgl. Medikation
- Übungen Physiotherapeut
- Bei Gota melden – Wie geht es dir?
- !! Umzug Wochenende – Hilfe anbieten
- keinen Zucker essen

Ich betrachte die Liste, fühle mich erschöpft, zugleich jedoch erleichtert, zumindest ganz kurz. Ich habe es geschafft. Jetzt kann ich endlich die Liste abarbeiten, damit auch sicher nichts passiert. Vielleicht wäre es auch gar nicht nötig, das alles heute noch zu tun. Warum bitte sollte mir schlecht werden, wenn ich die Aufgaben nicht heute noch erledige? Völlig unlogisch eigentlich. Das weiß ich selbst auch.

Und dennoch wage ich es nicht, mich den Gedanken, den gedanklichen Aufträgen zu widersetzen. Traue mich nicht, die etwaigen Katastrophen zu riskieren, sie womöglich gar zu provozieren. Meine Angst ist zu groß, ich bin zu schwach. Denn, was ist, wenn er doch besteht, dieser Zusammenhang zwischen Auftragserfüllung und unliebsamer Konsequenz?

Liste. Abarbeiten. Fehlerfrei. Liste. Liste. Perfekt. Funktionieren. Schuld. Liste. Keine Fehler. Müll. Staubsaugen. Kotzen. Epileptischer Anfall. Schmerzen. Selbst schuld. Dumm. Funktionieren. Abarbeiten. Müll. Müll. Umzug. Neurologe. Nervenfacharzt. Medikamente. Umstellen? Nachtschweiß. Übelkeit. Gewichtszunahme. Zittern. Zittern. Schwindelig. Wechselwirkungen. Arzttermin. Erinnerung. Handylisten. Listen. Notizen. Sertralin. Hochdosis. Hochdosis. Hochdosis. Bauchspeicheldrüse. Übelkeit. Hochdosis. Histamin. Hochdosis Sertralin. Milligramm. Neuroleptika. Antiepileptikum. Schmerzmittel. Vitamine. Sertralin. Sertralin. Kreis. Kreis, Fleck. Kreis. Kreis. Kreis. Kreis, Fleck. Kreis. Kreis. Kreis. Kreis. Kreis. Vier Mal wiederholen. Ab jetzt. Kreis. Kreis, Fleck. Kreis. Kreis. Kreis. Kreis, Fleck. Kreis. Kreis. Kreis. Kreis. Kreis. Kreis. Kreis, Fleck. Kreis. Kreis. Kreis. Kreis, Fleck. Kreis. Kreis. Kreis. Kreis. Kreis. Kreis. Kreis, Fleck. Kreis. Kreis. Kreis. Kreis, Fleck. Kreis. Kreis. Kreis. Kreis. Kreis. Kreis. Kreis, Fleck. Kreis. Kreis. Kreis. Kreis, Fleck. Kreis. Kreis. Kreis. Kreis. Kreis.

Von vorne nach hinten, vier Mal wiederholen, einmal Ersatz, davor das Wort niederschreiben, auf einen leeren Zettel, und dann mit dem Zeigefinger, mit dem rechten Zeigefinger, komplett berühren. Inklusive Satzzeichen. Inklusive Punkt. Dabei darf ich nicht blinzeln. Sonst muss ich von vorne beginnen. Und zwar ganz von vorne. Also wieder Wort niederschreiben, dann mit dem rechten Zeigefinger vollständig berühren, inklusive Satzzeichen, Augen offenlassen, und vier Mal Kreis, Fleck anwenden.

Die Begriffe kreisen, wiederholen sich ständig. Endlos spuken sie in meinem Kopf, drehen sich. Rotieren. Und finden keinen Ausweg.

Ich greife nach dem Kugelschreiber, nehme ein neues Blatt. Langsam kritzle ich das Wort auf die weiße Fläche: Sertralin. Ich beginne, führe die Aufgabe aus. Kreis. Kreis, Fleck. Kreis ... arbeite ich mich Buchstabe für Buchstabe durch diese eine Medikamentenbezeichnung, vier Mal in Folge, wie eben gefordert.

Die Regel ist: Um jeden durchgängigen Buchstaben des niedergeschriebenen Wortes »Sertralin« ist gedanklich ein Kreis zu legen. Weist ein Buchstabe einen eingeschlossenen Raum auf, wie beispielsweise ein »e« oder »a«, muss es »Kreis, Fleck« heißen. Besteht ein Buchstabe, wie zum Beispiel ein in Kleinbuchstaben geschriebenes »i«, aus zwei Elementen, nämlich dem Strich und dem darübergesetzten Punkt, so sind diese Buchstabenteile selbstverständlich auch als zwei Teile zu behandeln. Das kleingekritzelte »i« erhält folglich die Symbole »Kreis, Kreis«. Einen Kreis für den Strich, einen Kreis für den Punkt. So ist es richtig. So ist die Logik.

Meine Atmung ist flach, mein Herz klopft wild, die Augen sind weit aufgerissen. Alles geschieht automatisch, läuft einfach so mit mir ab. Wer steuert mich, wer lenkt mich, wer gibt die Befehle? Jeden Buchstaben muss ich mit dem Zeigefinger bedecken, komplett bedecken. Vollständig. Ich spüre meine Aufregung, Anspannung, die große Angst. Angst, etwas falsch zu machen. Schuld am Elend, am eigenen Elend zu sein. Auch alle anderen zu belasten. Last. Last. Last. Ich bin eine Last. Reiß dich zusammen, fährt es mir durch den Kopf. Krank. Krank. Störung. Krankheit. Krank. Krankheit. Ich muss sie besiegen. Ich darf nicht krank sein. Ich muss funktionieren. Die anderen können das auch. Und dann mache ich weiter. Langsam senke ich die Hand, immer weiter sinkt sie hinab, bis meine Fingerkuppe das Papier berührt. An der genau richtigen Stelle. Über dem »S«. Über dem ersten Buchstaben des Wortes »Sertralin«.

Ich spüre den Druck. Spüre die Enge in meiner Brust. Und fühle die Angst. Ich muss das schaffen. Halte den Finger auf das »S« gepresst. Mein eigentliches Vorhaben, die ursprüngliche Aufgabe, die Hausarbeitsliste abzuarbeiten, ist zu diesem Zeitpunkt längst in den Hintergrund geraten. Ich bin verhaftet, hänge an dieser simplen Zwischenstation fest. Hänge ich fest? Bleibe ich stecken? Ich muss weitermachen. Millimeter für Millimeter schiebe ich den rechten Zeigefinger in Richtung des nächsten Buchstabens. Schreite voran. Buchstabe für Buchstabe. Wie lange das dauert? Ich weiß es nicht. Kurz vor Schluss lässt meine Anspannung etwas nach. Gleich bin ich fertig. Gleich habe ich es geschafft. Nur noch der letzte Buchstabe. »n« abdecken, und den Schlusspunkt. Bis dato ohne Fehler. Ohne Fehler? Ich erschrecke erneut, die Angst schnellt hoch, meine Anspannung steigt. Ich spüre nur noch einen einzigen Impuls. Stark, vereinnnahmend, bestimmend ist er: Ich muss von vorne beginnen, weil ich nicht sicher bin, ob der Durchlauf fehlerfrei war.

Ganz von vorne beginnen? Nur die Berührung wiederholen? Mein Kopf rotiert. Mir ist übel. Muss ich mich übergeben? Jetzt? Kotzen? Mein Herz klopft wild, mein Puls schnellt stark in die Höhe. Ich spüre den kalten Schweiß, der mir langsam den Rücken runterläuft. Schnell. Weitermachen.

Ene mene geendet, dieser Spruch, den ich vorher gemacht habe, dass ein Fehlversuch nicht gebendet werden kann, sei gebendet.

Ich beginne erneut. Von vorne, von ganz vorne. Denke folgsam die Aufgabe durch. Buchstabe für Buchstabe führe ich die Kreis-Kreis-Fleck-Zuordnung aus. Bis zum Ende. Bis zum Ende, bis zu dem Punkt, da ich der Bedingung entspreche. Ich muss sie erfüllen.

Ich muss weitermachen, bevor die Unsicherheit erneut überhandnimmt. Bevor sie erneut über mir einbricht, mich zum wiederholten Neustart zwingt. Ich weiß nicht, wie lange ich dastehe, mit butterweichen Knien, nassgeschwitzt. Zumindest erreiche ich den letzten Buchstaben des Begriffs »Sertralin«. Just in dem Moment, als ich unter meinem Zeigefinger die fest eingedrückte Kontur des »n« spüren kann, fällt mein Blick auf die Liste. Ich zucke zusammen. Bin überwältigt. So viele Punkte stehen da drauf. Punkte, die ich allesamt abarbeiten muss. Wie soll ich das nur alles schaffen? Beinahe schweife ich ab. Gerade noch gelingt es mir, meinen Finger zu kontrollieren. Ihn weiterzuführen, mit seiner Kuppe abschließend den Punkt, das Satzzeichen zu bedecken. Geschafft. Aufgabe erledigt. Und wieder, sofort melden sich Zweifel an. Habe ich alles korrekt gemacht?

Es sind der spontane Blick auf die Aufgabenliste, die Vielzahl an Aufgaben, die diese Unsicherheit und den damit verbundenen Wiederholungszwang irgendwie zur Seite schieben. Es ist, als würde ich weitergeschubst, fremdgesteuert. Wer lenkt mich, wer hat mein Steuer in der Hand?

Bügeln. Wäsche. Bügeln. Bügeln. Altpapier. Altpapier. Treppe. Treppe. Schuhe. Jacke. Erkältung. Schuhe. Altpapier. Entsorgen. Tragen. Übungen. Listen. Bügeln. Saugen. Putzen. Wäsche. Putzen. Bügeln. Saugen. Staubsaugen. Staubsaugen. Putzen. Wäsche. Putzen. Ich höre die Wörter. Laut und eindringlich schrillen sie in meinem Kopf. Kann mein Kopf nicht einfach still sein? Mein Kopf schmerzt. Ich fasse mir in den Nacken, an die Schultern, taste Knorpel tiefer Verspannungen und drücke hinein. Das tut weh. Vorsichtig versuche ich die Verhärtungen auszustreichen. Mit dem Zeigefinger fahre ich den Schmerzstrahl entlang, langsam hinauf, am Hals entlang in Richtung Kopfansatz. Bemerke weitere Knötchen. Knötchen kommt einer Untertreibung gleich. Große Knoten sind das. Was kann das sein? Lymphknoten. Myogelosen. Myogelosen. Verhärtungen. Spannung. Stress. Krank. Krank. Krankheit. Meine Schuld. Myogelosen. Lymphknoten. Lymphknoten. Lymphsystem. Wieder schießen Begriffe durch meinen Kopf. Sie rasen, und kreisen, in meiner Denke, in einer Art Loop. Ich muss das stoppen. Warum geht das denn nicht? Liste. Liste. Aufgaben. Aufgaben. Lymphknoten. Liste. Handynotiz. Erinnerungen. Lymphsystem. Myogelosen. Spritzen. Infiltration. Perskindol. Öl. Öl. Öl. Öl. Magnesiumöl. Staubsaugen.

Alles dreht sich. Meine Knie sind weich. Bald zieht es mir den Boden unter den Füßen endgültig weg. Noch immer starre ich auf die Liste. Versuche mich zu konzentrieren. Muss den Inhalt begreifen, muss die

Punkte verstehen. Liste. Punkte. Liste. Liste. Punkt 1. Altpapier runterbringen. Altpapier. Altpapier. Papiermüll. Liste. Kugelschreiber. Liste. Altpapier. Müll. Altpapier. Papier. Die Wörter jagen durch meinen Kopf. Immer schneller. Immer lauter. Ich höre ein Rauschen. Meine Ohren pfeifen. Ab und an gesellt sich ein hochfrequentes Piepen dazu. Ist das ein Spektakel!

Und dann beginnt mein rechtes Ohr zu schlagen. Tief im Inneren des Gehörganges verspüre ich die Schläge, als klatsche jemand ständig mit flacher Hand gegen mein Ohr. Mir ist schwindelig. Ich stütze mich auf der Küchenplatte ab. Versuche, meine Beine zu kontrollieren, die Knie vom Einknicken abzuhalten. Ich darf nicht umkippen. Ich muss das schaffen. Trotz Festhalten beginne ich zu schwanken.

Was ist los? Was passiert hier mit mir? Ich weiß es nicht. Weiß nicht, wie lange ich da so stehe. Und dann macht es klick. Ein kurzer Klick in meinem Kopf. Es ist, als würde ich aufwachen. War ich denn weg? Ich spüre einen Impuls. Stark. Mächtig. Fühlt sich an wie ein Ziehen, erlösend und zielgerichtet. Ich folge dem Drang. Ferngesteuert tappe ich ins Bad.

Eskalation

Da stehe ich nun. In dem kleinen, feinen Badezimmer. Der Platz ist begrenzt, und doch kann ich nahe an den Spiegel herantreten, um mich selbst genau zu betrachten. Dazu muss ich mich mittig in die kleine Lücke zwischen Waschbecken und Toilette schieben oder ganz rechts in die Lücke zwischen Klobrille und Badezimmerwand. Will ich mein Gesicht ganz von Nahem sehen, stehe ich immer im rechten Winkel zum Spiegel. Den Oberkörper muss ich gegendrehen, damit ich mich frontal betrachten kann.

Genau hierher, genau in diese Position wurde ich gezogen. Gezogen von diesem komischen Drang. Und ehe ich mich versehen kann, hebe ich meine linke Hand. Langsam, sehr langsam bewegt sie sich nach oben, wie in Zeitlupe. Das Signal für diese Bewegung kommt nicht von mir, jedenfalls nicht bewusst. Wer lenkt mich, wer ist mein Kapitän?

Wer hat das Steuer in der Hand? Meine Finger berühren den quadratischen Lichtschalter. Ich fühle die grobe Struktur der weißen Beschichtung, die glatte Oberfläche von Klebestreifen, die ich eigens angebracht habe. Sie sollen mich davon abhalten, den Lichtschalter umzulegen. Doch es kommt anders. Und es geht schnell. Meine Finger drücken auf die untere Hälfte des Schalters. Und ich spüre den Widerstand. Begreife, ich darf den Schalter nicht umlegen. Möchte meine Finger lösen, die Hand an meinen Körper ziehen. Doch ich kann nicht, der Drang ist zu stark.

Ich höre das Knistern, die Klebestreifen lösen sich. Der Schalter ist umgelegt. Die Leuchtstoffröhren zünden, ein paar Mal blitzt es kurz auf, ehe sie konstant den Spiegelbereich hell ausleuchten. Warum habe ich das gemacht? Warum habe ich auf den Schalter gedrückt? Ich weiß doch, dass das nicht gut ist, nicht gut ist für mich.

Die Schultern hochgezogen, die Ellenbogen auf dem schmalen Spiegelsims abgestützt, führe ich meinen Kopf nun nah an den Spiegel heran. Ganz nah. Jetzt geht es los. Stelle für Stelle meiner Gesichtshaut wird gescannt, geprüft im grellen Licht, visuell und haptisch mit den Fingern. Hier und da erblicke ich Mitesser, ab und an ertaste ich sie. Jede Unreinheit ist sofort zu behandeln. Links und rechts muss ich einen Fingernagel ansetzen, dann beginne ich zu quetschen. Das tut weh, richtig weh. Ich will aufhören. Und mache dennoch weiter. Weiter und weiter. Noch während ich die (vorerst) letzte Hautstelle bearbeite, wandert mein Blick gen Ausgangspunkt. Nach dem Finish ist vor dem Finish. Und siehe da, schon wieder erkenne ich da was, das definitiv einer Behandlung bedarf. An einer zuvor behandelten Stelle hat sich neben der typischen Rötung auch Flüssigkeit gesammelt. Wegkratzen. Ausdrücken. Das darf nicht sein. Dann kontrolliere ich weiter, röntge erneut die nächste Hautpartie. Die letzte Partie das zweite Mal begutachtend, bin ich noch lange nicht fertig. Schon wieder wandert mein Blick zurück zum Ausgangspunkt, und wieder starte ich in einen neuen Durchlauf.

Runde für Runde steigt meine Fokussierung. Abgesehen von der Inspektions- und Behandlungsarbeit nehme ich kaum noch etwas wahr.

Zu konzentriert, zu beschäftigt bin ich. Blickkontrolle, abtasten. Feststellen. Bearbeiten. Bearbeiten. Und weiter. Blickkontrolle, abtasten. Und weiter …

Ich spüre den Schweiß. Kalt steht er mir auf der Stirn. Ich fühle mich ausgelaugt, völlig am Ende. Ich spüre den Schwindel, die Wellen der Übelkeit. Mache weiter, ausdauernd. Runde um Runde. Zwischendurch gelingt mir das Durchschieben eines bewussten Gedankens, wenngleich auch nur von minimaler Dauer: Aufhören! Doch ehe die Aufforderung bei mir ankommt, ehe ich sie begreifen kann, bin ich bereits wieder abgedriftet. Bin verloren in der Übung, gefangen in den Aufgaben, quäle mich selbst. Mein Herz rast. Ich bin völlig durchnässt, mir ist kalt. Eiskalt. Kaltnasse Schweißperlen bilden sich überall auf meiner Haut. Am ganzen Körper.

Ich kann kaum noch atmen, beuge mich vor, schnappe nach Luft. Führe meine Hände ans Waschbecken heran, und halte mich fest. Ich betrachte mein eigenes Spiegelbild. Eingehend. Das bin ich. Meine Atmung verlangsamt sich, die Pulsfrequenz sinkt. Ich werde ruhiger. Tief schaue ich mir in meine müden Augen, untermalt von dunklen Augenringen. Was ist hier los? Was geht hier vor sich? Bin das wirklich ich? Aufhören! – ermahne ich mich wieder. Sanfter. Ruhiger. Sanfter und ruhiger als zuvor. Wie eine Hilfestellung, wie ein Angebot mutet mir das an. Ich verzehre mich danach, möchte es annehmen, unbedingt. Ich muss einfach nur rausgehen, mich rausbewegen aus dieser Situation, aus diesem Badezimmer. Ein simpler Schritt, bloß eine Bewegung. Und da beginne ich mich zu bewegen. Setze einen Schritt. Doch das ist nicht die Richtung, in die ich gehen soll.

Krank. Kaputt. Kaputt. Aufhören. Einfach rausgehen. Schädigung. Stress. Schmerz. Übelkeit. Unfall. Unfall. Schuld. Schuld. Pflicht. Schuld. Meine Schuld. Mein Fehler. Ich bin einfach unfähig. Nervenbahn. Liste. Aufgabenliste. Zeitverschwendung. Meine Schuld. Krankheit. Versager! Nichtsnutz.

Die Gedanken sind zurück. Sie drehen sich im Kreis, rasant, chaotisch, völlig durcheinander. Stoßen zusammen, prallen zurück. Sie füllen mich aus, sie nehmen mich ein. Sie lenken mich ab, von meiner Absicht. Überlagern mein Vorhaben, sie bestimmen mich. Das ist nicht die Richtung, in die ich mich bewegen wollte, das ist nicht der Schritt, den ich setzen wollte. Setze ich den Schritt wirklich selbst? Ich bin mir nicht sicher. Wer hat mich angeleitet, mich nach links zu bewegen, anstatt aus dem Badezimmer hinauszugehen? Irgendwas zieht mich, irgendwas leitet mich. Irgendwer bestimmt mein Tun.

Und schon hebe ich die linke Hand, wie fremdgesteuert. Ich berühre das Kästchen, das auf der Ablage vor mir steht. Ich ziehe die Schublade auf und greife hinein. Und greife zu. Automatisch. Seltsam, es geschieht einfach mit mir.

Fest liegt die Pinzette in meiner Hand, eingeklemmt zwischen Zeigefinger und Daumen.

Handylisten. Aufgabenliste. Übelkeit. Epilepsie. Epileptischer Anfall. Unfall. Tod. Sterben. Schuld. Perfektion. Fehler. Krank. Aufhören. Ausführen. Schmerz. Übelkeit. Übergeben. Brechen. Kotzen. Punkt 1. Müll. Saugen. Staubsaugen. Staubsaugen heißt das richtigerweise. Produktiv sein. Abarbeiten. Effizient und effektiv. Effektivität. Die richtigen Dinge tun. Effizienz. Die Dinge richtig tun. Produktivität. Output. Optimal. Arbeiten. Ausführen. Schmerzen. Unfall. Unfall. Schuld. Ich bin schuld. Unfähigkeit. Fehler. Korrekte Ausführung. Funktionieren. Abarbeiten. Meine Fehler, meine Schuld. Noch immer rauschen die Begriffe durch meinen Kopf. In hohem Tempo, zunehmend schnell, zunehmend laut. Haut ab, lasst mich in Ruhe, schimpfe ich gedanklich vor mich hin. Davon sind sie nicht beeindruckt, kreisen einfach weiter. Prallen zusammen. Und rasen erneut.

Mein Kopf zerspringt gleich. Da ist kein Filter, da prasselt alles auf mich ein. Da ist kein Schutzschild, da fehlt eine Wand. Abertausende von Reizen dringen ungefiltert in meinen Schädel ein. Alles erscheint wichtig. Alles zählt. Alles hat Priorität. Das geht doch gar nicht. Error! Widerspruch! Völlig falsch.

Und plötzlich, plötzlich ist es still. Mucksmäuschenstill. Ich werde geführt, ich werde gelenkt. Funktioniere einfach, werde gesteuert. Im grellen Licht kann ich jede Pore erkennen. Wieder beginne ich, scanne kleinste Hautpartien, systematisch, und mit starrem Blick. Ich bin auf der Suche nach kleinstem Haarflaum. Ich entdecke ein Härchen, links über der Lippe. Ziehe die Haut mit meinen Fingern glatt. Führe dann die Pinzette, mein Hilfsmittel, genau an die Stelle heran. Ich muss es fassen, festklemmen. Es darf nicht entwischen, muss rausgezogen werden, das falsch positionierte Haar.

Eine Behandlung gilt erst als vollständig vollbracht, als erfolgreich beendet, wenn sie einer Abschlusskontrolle standhält, das Härchen in der Pinzette nachgeprüft ist. Ich untersuche, bearbeite, prüfe. Stelle für Stelle, stets in derselben Abfolge. Ich verliere mich im Tun, gehe regelrecht auf darin. Wenigstens ist es so still. Ganz still. Und trotzdem empfinde ich Anstrengung, starke Anstrengung. Ich bin erschöpft.

Ich spüre den Schmerz, eingehend, stechend, als stieße jemand ein Messer durch meinen Kopf. Es tut weh. Ich atme schnell. Gleich werde ich hyperventilieren. Ich spüre den Pulsschlag, am Hals und im Kopf. Eiskalte Schauder laufen mir schwallartig den Rücken hinab. Ich schwitze nasskalt, am ganzen Körper habe ich Gänsehaut. Ich beginne erneut zu zittern, die Knie sind butterweich. Mir ist schlecht. Wirklich schlecht. Ich bin so erschöpft.

Indes mache ich gehorsam weiter, und starte wieder von vorn. Mir ist so schlecht. Ich bin so erschöpft. Ich kann doch nicht mehr. Hör einfach auf. Geh hinaus. Wie übel muss es mir denn noch werden, dass ich aufhören kann? Ich will mich nicht verletzen. Und mache dennoch weiter. Wie lange das dauert? Ich weiß es nicht. Ich bin verloren, im Badezimmer, in dieser scheußlichen Situation. Überall im Gesicht sind mittlerweile Rötungen zu sehen, kleinste Verletzungen, vom Quetschen, vom Zupfen. Manche brennen, die sind wohl entzündet, andere sondern transparente Flüssigkeit ab. Wieder ein Anlass, um weiterzuarbeiten. Obwohl ich nicht will! Ich will das doch gar nicht, warum mache ich das? Die roten Flecken werden größer und größer, an manchen Stellen sind blutige Krusten. Es tut weh. Und mir ist schlecht. Und trotzdem, immer noch mache ich weiter. Zumindest ist es noch immer still. Still, bis auf das rauschende Geräusch in meinen Ohren.

Meine Kraft schwindet, ich kann kaum noch stehen. Ich bin kaputt. Defekt. Ich kann nicht mehr. Und mag auch nicht mehr. Mag so nicht mehr. Das ist doch kein Leben. Das macht keinen Spaß.

Langsam, ganz langsam sacke ich zusammen. Mein Körper scheint zu erschlaffen. So, als hätten sich Skelett und Muskulatur vollständig aufgelöst. Ich bin leer, komplett leer. Sitze einfach nur da. Lange.

Und dann kommt der Augenblick, in dem sich die Apathie aufzulösen beginnt. Ich vernehme wieder etwas, ich spüre was. Spüre plötzlich etwas Warmes, Nasses. Wasser, das sich in meinen Augen sammelt. Und dann schwappt sie über, die Flüssigkeit. Tritt über meine Lidränder, läuft aus den Augen, kullert als dicke Tränen über meine Wangen. Da beginne ich zu schluchzen. Leise. Ich höre das Wimmern. Es kommt von mir. Ich bin aufgelöst, erschüttert. Tiefe Traurigkeit nimmt mich ein. So fest, dass sie die innere Leere ablöst, überlagert. Und so traurig sitze ich einfach nur da.

Irgendwann später bemerke ich, wie sie schwindet. Und mit der Traurigkeit vergeht auch das Schluchzen. Noch immer ist es still, ganz still. Doch es bleibt nicht still, nicht lange bleibt es so still, so ruhig.

Ich spüre die Hektik, ich vernehme das Chaos. Höre die Schreie. Laute Rufe erfüllen meinen Kopf. Sie sind wieder da! Die Schreie, die Rufe, das laute Wirrwarr. Ich bin erfüllt, spüre nun nichts als Groll, als Zorn und Wut. Mein Puls schnellt hoch, ich atme schnell. Mir ist heiß, ich meine zu glühen, schwitze erneut. Wieder strömen mir Tränen über die Wangen. Mein Weinen, es ist längst kein Schluchzen mehr. Jetzt weine ich heftig, wiederholt muss ich mich krümmen, beuge mich diesem Mix aus Verzweiflung und Zorn. Hasse die Machtlosigkeit. Will die Kontrolle zurück, will selbst bestimmen! Wo ist mein Wille, wo meine Kraft?

Mittlerweile habe ich mich wenigstens wieder aufgerichtet. Habe noch immer die Pinzette in der Hand. Halte sie fest mit aller Kraft, während ich versuche, mich zur Wehr zu setzen, gegen das Wirrwarr in meinem Kopf. Handylisten. Aufgabenliste. Übelkeit. Epileptischer Anfall. Epilepsie. Epilepsie. Amygdala. Amygdala. Amygdala. Amygdala. Cortex. Präfrontaler Cortex. Mononukleose. Einsamkeit. Krankheit. Einsam. Allein. Schmerzen. Schmerzen. Allein. Schmerzen. Einsam. Abarbeiten. Effizienz und Effektivität. Nichtsnutz. Versager. Unproduktivität. Unproduktiv. Meine Schuld. Schuld. Schuld. Selbst schuld.

Lärm füllt meinen Kopf, Laute wirbeln umher. Hört auf! Ich flehe und weine, muss mich wiederholt krümmen, um mich dann mühsam wieder aufzurichten. Meine Kraft schwindet. Und dann, ganz plötzlich, wird es wieder ganz still.

Ich finde mich an altbekannter Stelle wieder, in meinem Badezimmer. Meine Ellenbogen liegen auf dem gefliesten Spiegelsims. Den Kopf abgestützt auf der linken Hand setzt meine rechte Hand bereits an, um die Gesichtsbehandlung von Neuem zu starten.

Scannen, bearbeiten, kontrollieren. Scannen, bearbeiten, kontrollieren. Es ist still. Ungewöhnlich still. Angenehm still. Die Schreie in meinem Kopf scheinen verstummt. Ich bin angestrengt. So ausgelaugt, kaputt. Ich kann nicht mehr. Ungeachtet dessen mache ich weiter. Scannen, bearbeiten, kontrollieren. Unaufhörlich zieht sich das hin.

Meine Kraft ist versiegt, mein Körper bebt. Als wäre ich unterzuckert, als würde ich bald das Bewusstsein verlieren. Anstatt zur nächsten Hautpartie überzugehen, starre ich mein Spiegelbild an. Mein Blick haftet an meinen eigenen Augen. Leer, ein bisschen fragend blicke ich mich selbst an.

So stehe ich da, mein eigenes Spiegelbild betrachtend, regungslos in den Spiegel starrend. Versuche zu verstehen, was in dieser Person mir gegenüber, was in mir selbst vor sich geht. Ich kann nichts greifen, kann nichts erfassen. Sehe nur Leere, teilnahmslose Leere in einer regungslosen Gestalt.

Was geschieht hier? Was mache ich da? Dann spüre ich den Lidschlag, einmal, zweimal, ich scheine aufzuwachen.

Das bringt doch nichts. Sinnlos ist das, was ich hier aufführe. Ich will das nicht tun. Das muss ich auch nicht. Ich tu mir nur weh, ich höre jetzt auf. Ich geh einfach, genau, ich geh einfach raus.

Ehe ich meinen Entschluss zu Ende denken und umsetzen kann, sind die Schreie zurück. So laut, so wirr sind sie in meinem Kopf. Sie überrollen mich, wälzen mich nieder. Drängen sich in den Vordergrund, verdrängen alles andere. Nur sie sind noch da, die chaotischen Rufe, das laute Geschrei. Abermals beginne ich zu weinen, weine, weil ich die Laute nicht stoppen kann. Warum sind sie so stark? Was habe ich getan? Was habe ich verbrochen? Wofür werde ich bestraft? Ich halte sie nicht aus, diese lauten Schreie. Sie zwingen mich in die Knie. Drücken mich zu Boden. Aus, vorbei. Ich habe verloren! Ich habe versagt!

Ich bin am Ende, bin einfach kaputt. Defekt. Krank. Ich bin krank. Ganz einfach krank. Ich kann nicht mehr. Und ich mag auch nicht mehr. Langsam sehe ich das ein. Langsam muss ich es einsehen. Was habe ich für eine Wahl?

Irgendwas stimmt nicht. Irgendwas lenkt mich, warum tue ich das? Will ich mir schaden? Ich will mir gewiss nicht selbst schaden. Ich bin krank. Krank. Einfach nur krank. Während ich mir das selbst so vorsage, beginne ich, mich langsam zu beruhigen. Ich bemerke, dass ich aufgehört habe zu weinen, vernehme, wie es leiser wird in meinem Kopf, ruhiger. Die wirren Laute verstummen allmählich, machen Platz. Platz für bewusste Gedanken.

Ich bin krank. Ich sehe der Tatsache ins Auge. Immerhin versuche ich das. Dass etwas nicht stimmt merke ich schon lange. Wenn ich zurückdenke, kämpfe ich schon seit Jahren, strample eifrig, sauge mich aus, bündle meine letzte Kraft, um mich über Wasser zu halten. Um den zehrenden Schmerzen, ihrem Sog zu entkommen. Wann es mir das letzte Mal wirklich gut ging? Ich weiß es nicht.

Ich bin ruhig, ungewöhnlich ruhig. So ruhig war ich schon lange nicht mehr. Begreife langsam, was sich hier abspielt. Zumindest ansatzweise. So kann es nicht weitergehen, das ist mir bewusst. Jahrelang habe ich meine Augen verschlossen. Immer wieder habe ich versucht, alles »ganz normal zu machen«, »normal zu sein«, »normal zu funktionieren«. Habe versucht, »normal zu studieren«, »normal auszugehen«, »normal in den Urlaub zu fliegen«. Und habe es auch geschafft, all dies zu tun. Bloß mit einer kleinen und doch so bedeutenden Abweichung:

Ich konnte vermeintlich Normales nicht normal tun. Weil ich Normales nicht normal empfand. Mein Erleben deckte sich selten mit meinen Vorstellungen. Ich war enttäuscht, beinahe jedes einzelne Mal, egal welcher »normalen«, auch noch so schönen Aktion ich nachging.

Schöne beziehungsweise freudig belegte Momente waren für mich selten ein Genuss. Sie galten wohl als schön, für mich waren sie bloß vermeintlich schön. Ständig hatte ich Schmerzen, zunehmend intensiv, zunehmend häufig, zunehmend unkontrollierbar. Ich musste mich von den Schmerzen ablenken, sonst gewännen sie Überhand. Das durfte nicht sein, das durfte nicht passieren. Also wählte ich eine andere Strategie. Wählte ich sie? Sie ergab sich von selbst. Immerzu musste ich mich beschäftigen. Musste den Fokus verschieben. Weg von den Schmerzen, weg von meinem Unwohlsein. Doch damit legte ich den Fokus auch ständig weg vom Jetzt. Immerzu hielt ich mich beschäftigt, lenkte mich ab, ohne zu realisieren, dass ich mir mit dem Wegdrücken vom Schmerzempfinden gleichzeitig jegliche angenehme Empfindung verwehrte.

Zunächst gingen mir verschiedene Ablenkungsmanöver relativ einfach von der Hand, strengten mich nicht sonderlich an. Kleine Tätigkeiten genügten, um die Schmerzwahrnehmung zu reduzieren, teilweise sogar auszuschalten. Doch mit der Zeit wurden die Schmerzen stärker, drängten zunehmend in den Vordergrund, bedurften anderer Manöver, anstrengend und zeitraubend, zehrend, ja wirklich zermürbend waren die. Und doch waren sie nötig. Um jeden Preis hatte ich die Schmerzen niederzuhalten, wollte verhindern, dass sie das Steuerrad übernahmen. Ich wäre nicht mehr Kapitän auf meinem eigenen Boot. Wäre gefangen, auf meinem eigenen Kahn. Nie wollte ich über mich bestimmen lassen. War stets auf der Hut, höchst aufmerksam, bemüht, die Kontrolle zu behalten. Paradoxerweise ist genau das Gegenteil passiert.

Ich bin nicht mehr Kapitän auf meinem Boot. Nicht mehr. Längst nicht mehr, um genau zu sein. Kapitän ist ein anderer. Mein Kapitän heißt Zwang.

Zu Beginn unserer Bekanntschaft war er kein ungern gesehener Gast. Er war einfach da, leistete mir Gesellschaft, schien hilfsbereit und weise zu sein. Bei jedem Gewitter, in (vermeintlich) stürmischen Phasen, wusste er mich zu beruhigen, ermöglichte mir, die Kontrolle zu behalten. Im Alter von zehn, zwölf Jahren stellte der Zwang sich lediglich hinter mich. Half mir, das Steuerrad zu kontrollieren. Er gab mir Tipps, ich befolgte sie. Und wurde ruhiger. Auf neuerliche Unruhe folgten neuerliche Tipps, Anweisungen, und wieder war ich beruhigt, immerhin kurzzeitig. Unser Kontakt häufte sich, immer häufiger leistete mir der Zwang Gesellschaft. Obgleich ich merkte, dass er mich irgendwie zu nerven begann, war ich doch gleichzeitig froh um seine Anwesenheit. Zu oft brauten sich Stürme, Gewitter zusammen, zu oft wäre ich allein verloren, aufgeschmissen gewesen. Zumindest habe ich das gemeint. Die Stürme häuften sich, wurden heftiger. Der Zwang versprach mir Beruhigung, hielt seine Versprechen ein. Stand mir treu bei, um in furchteinflößenden Situationen die Kontrolle zu behalten, sie wiederzuerlangen.

Ich bemerkte nicht, wie rasch sich meine Ängste ausbreiteten. Überall witterte ich Gefahren, selbst bei schönstem Wetter, bei ruhiger See. Und immer war er zur Stelle, dieser Geselle mit dem Namen Zwang. Ich bemerkte nicht, wie er mich langsam beiseitedrängte, wie er sich hinters Steuerrad schob, wie er allmählich die Position des Kapitäns übernahm, stets großzügig, hilfsbereit, signalisierte er beständig Hilfe, tat, als wollte er mich so gern entlasten. Gab Tipps, wies mich an, dies und jenes zu tun, öfter und öfter, um jedwede Gefahr abzuwenden. Und immer gehorchte ich, jedes einzelne Mal. Zu groß war meine Angst vor dem Katastropheneintritt. Ich führte Anweisung für Anweisung durch, höchst präzise, so rasch ich konnte. So war ich am sichersten, am ruhigsten. Einfach immer abarbeiten. Immer weniger spürte ich dabei. Lange Zeit fiel mir das nicht mal auf.

Doch irgendwann bemerkte ich die steigende Anspannung, die zunehmende Erschöpfung, die tiefe Leere. Und ich begann mich zu fragen: Was geht hier vor sich? Wer ist diese Person, wer ist der Kapitän? Warum lenkt er mein Boot? Mein Boot! Ist er tatsächlich ein Freund? Ich kenne ihn nicht richtig. Eingeladen habe ich ihn nicht.

Ich erkenne, der Zwang ist mein Kapitän, er ist nicht mein Freund.

Noch immer sitze ich auf dem Boden. Noch immer bin ich ruhig. Und fasse einen Entschluss. Morgen gehe ich zum Arzt. Mir geht es schlecht. Ich kann nicht mehr weiter. So mag ich nicht mehr. Ich will mein Steuerrad zurück! Irgendjemand soll mir helfen. Allein schaffe ich das nicht. Ich fühle mich ein klein wenig erleichtert, bin froh, den Tatsachen ins Auge zu blicken, anstatt mein Befinden eisern zu verleugnen. Es zu verleugnen vor mir selbst. Es souverän zu verstecken vor all den anderen. Mein Entschluss steht fest. Ich gehe zum Arzt. Ich hole mir Hilfe.

Ich male mir den bevorstehenden Arztbesuch aus. Spüre die keimende Nervosität. Ist das tatsächlich eine gute Idee? Ist ein Arztbesuch wirklich nötig? Mache ich mich kränker, als ich es tatsächlich bin? Möglicherweise ist das normal, sich ab und an unwohl zu fühlen, kaputt, gestresst, ängstlich zu sein. Vielleicht wäre es besser, mich einfach zusammenzureißen, endlich in die Gänge zu kommen. Ich muss einfach nur weitermachen, normal arbeiten und mich in der Freizeit erholen. Ich muss Sport machen, will Freundschaften pflegen. Halt einfach ein normales Leben führen. Dann wird sicher alles besser. Dann bin ich abgelenkt, habe Aufgaben, sinnvolle Aufgaben, wende Gelerntes an, nutze hoffentlich meine Fähigkeiten. Erfreue mich mitunter an Erfolgserlebnissen. Kann auf Konzerte gehen und Freunde treffen, mit der Familie lachen, reisen, aktiv sein. Und vielleicht sogar jemanden kennenlernen, einen Partner, jemanden, dem ich meine Liebe schenken darf. Jemanden, der mich in den Arm nimmt, der mich einfach mag, mich so mag, wie ich bin. Jemanden, mit dem ich lachen und ausgelassene Momente erleben kann. Jemanden, mit dem ich alles teilen kann. Und der mich so gerne in seiner Nähe hat wie ich ihn in meiner. Jemanden, mit dem ich gemeinsam einschlafen und gemeinsam aufwachen darf. Das ist es, was ich mir wünsche, was ich mir so sehr wünsche.

Meine Gedanken springen zurück. Wieder und wieder versuche ich, eine Entscheidung zu treffen, beim Entschluss zu bleiben oder ihn umzukehren, nicht hinzugehen zum Arzt.

Meine Aufregung steigt. Meine Anspannung auch. Meine Zweifel nehmen zu. Ich spüre Scham. Was soll ich tun? Wieder und wieder stelle ich mir beide Alternativen vor. Welche ist die richtige? Ich drehe mich im Kreis. Irgendwann begreife ich das. Ich muss das stoppen. Muss aufhören. Ich fange mich, kann meine Gedanken bremsen, zwinge mich zur Konzentration. Auf einmal geht das. Auf einmal scheint es einfach zu sein. Ich verschiebe die Entscheidung, vertage sie auf morgen. Sehe, wie es mir morgen geht. Und mache dann weiter. »Normal«. Oder gehe zum Arzt. Heute muss ich das nicht wissen. Morgen ist auch noch ein Tag, morgen mache ich das. Und so beruhige ich mich.

Ich stütze mich am Boden ab, hieve mich hoch. Stehe auf und bewege mich raus, raus aus dem Badezimmer.

5.30 Uhr. Ich wache auf. Bin gerädert, zugleich hellwach. So, als wäre ich angeknipst worden. Ich weiß sofort, was ansteht. Bin sofort fokussiert, rechne mir aus, wie viel Zeit mir bleibt. Um 7.30 Uhr öffnet der Arzt. Es bleiben mir also zwei Stunden für die Entscheidung. Dann muss ich es wissen. Immer wieder blicke ich auf den Wecker, sehe zu, wie die Zeit verstreicht. Wäge ab, überlege konzentriert, um die Entscheidung zu finden. Eine Entscheidung, die im Moment, da ich sie fälle, bereits wieder in Frage gestellt ist. Immer wieder.

7.05 Uhr. Ich schleppe mich ins Badezimmer, für den Fall, dass ich zum Arzt gehen will. Dann muss ich nämlich in 15 Minuten los. Eilig führe ich die Morgenrituale durch. Ein Handgriff nach dem anderen, in derselben Reihenfolge wie jeden Tag. Seife, drei Pumpstöße. Hände waschen. Sauberes Handtuch. Gesichtslotion. Gesicht waschen. Augen fest zukneifen, rechtes Auge fünf Mal waschen, von innen nach außen. Linkes Auge, dasselbe Prozedere. Neues Gesichtshandtuch. Abtrocknen. Schublade öffnen. Tagescreme greifen. Auftragen, einmassieren. Seife. Hände waschen. Sauberes Handtuch. Schublade. Zahnbürstenaufsatz. Zahnbürste. Zahnpasta. Zähne putzen. Seife. Linke Hand waschen. Zahnbürstenkopf abnehmen. Wegräumen. Zahnbürste waschen. Separates Handtuch. Abtrocknen. Abstellen. Ladestation. Seife. Hände waschen. Handtuch. Mund ausspülen. Gesichtshandtuch.

Abtrocknen. Creme nachtragen, abgewaschene Stellen erneut eincremen. Seife. Hände waschen. Bürste.

7.17 Uhr. Oh Schreck. Ich weiß es nicht. Weiß nicht, ob ich hingehen soll. Und ziehe mir doch die Schuhe an. 7.29 Uhr. Ich fahre um die Kurve, biege ein in die Straße, erblicke die Praxis. Stelle den Mini ab. Öffne die Tür. Ich bin nervös, mir ist schlecht. Nach wie vor bin ich unsicher, ob das gut ist, was ich da tue. Soll ich besser wieder gehen? Ich habe Angst. Bleibe trotzdem, ist doch bloß ein Gespräch.

8.15 Uhr. Ich werde aufgerufen. Aufgeregt sitze ich in Untersuchungszimmer 1. Warte auf den Herrn Doktor. Gleich ist es soweit. Gleich muss ich mir die Blöße geben. Mir wird schon jetzt heiß, Schweiß perlt auf meiner Stirn, meine Handflächen sind feucht. Was soll ich sagen? Bin ich krank, oder mache ich mich kränker, als ich es tatsächlich bin?

20 Minuten später stehe ich auf. Bedanke mich beim Arzt. Und gehe hinaus. Schnappe nach Luft. Öffne die Tür und steige in mein Auto. Sitze da. Mein Blick haftet fest an dem grünen Zettel, den mir der Arzt mitgegeben hat. Ich weiß nicht, wie mir zumute ist. Innere Leere, Teilnahmslosigkeit, sie wechseln sich ab mit Traurigkeit, mit Schuld und Scham. Ich bin falsch.

Überweisungsschein in die Fachklinik für Psychosomatik und Psychotherapie. Was habe ich getan?

Zu Hause angekommen rufe ich meine Eltern an. Unter Tränen gestehe ich, wo ich eben gewesen bin. Ich bin zum Arzt gegangen. Ich schäme mich, fühle mich schuldig, ihnen das anzutun. Sie zu belasten. Dabei wünsche ich mir nichts sehnlicher als das genaue Gegenteil. Wünsche mir so sehr, ihnen eine gute Tochter zu sein, eine, die funktioniert, die brilliert, die ihnen Freude bereitet. Eine, auf die sie stolz sein können. Indes bin ich anstrengend, gewiss bloß Last, eine Pflicht. Eine unangenehme Zeitgenossin. Eine Tochter, für die sie sich wahrscheinlich schämen müssen. Weinend starre ich auf mein Telefon in der einen Hand, auf den Zettel in der anderen. War das richtig? Was habe ich getan?

Aber, Fakt ist, ich kann den Schmerz nicht mehr ertragen. Ich halte das nicht mehr aus. Alles ist anstrengend, jeder Reiz ist mir zu viel. Ich weiß nicht, wie es mir gelingen soll weiterzumachen, weiter zu funktionieren. Ich kann nicht mehr. Punkt. Ich nehme an, es war diese Angst, die so riesige Furcht, die vor der Ausweglosigkeit, die mich irgendwie zum Arzt geleitet hat. Immer öfter werde ich heimgesucht, von diesem einen Gedanken. Furchteinflößend, schrecklich drängt er sich mir auf. Zwingt mich, ihn wahrzunehmen. Der Gedanke an die Brücke. Ich kenne sie genau. Ich will das nicht denken, ich will daran nicht denken. Wer zwingt mich? Woher kommen die Gedanken? Ich habe Angst.

Ich weiß jetzt: Ich bin krank. Schon sehr lange. Lange wusste ich das nicht. Jetzt bin ich in den richtigen Händen. Bekomme die Hilfe, die ich brauche, die notwendig ist, um aus der Krankheit herauszugehen. Schritt für Schritt. Das ist ein längerer Prozess. Daran kann ich nichts ändern. Was ich tun kann, ist Hilfe zulassen, die Tatsache des Erkranktseins einsehen, akzeptieren, radikal. Einsicht, Akzeptanz, sie bilden die Basis, um das Blatt zu wenden. Und dafür will ich ehrlich alles tun.

Skizze meines Krankheitssystems

Damals war ich sechs Jahre alt. Seit einigen Monaten ging ich zur Schule. Ich war stolz, schon so groß zu sein. Ich fand rasch Anschluss, freundete mich mit einem Mädchen aus der Nachbarschaft an. Nachmittag um Nachmittag verbrachten wir gemeinsam, spielten, gingen Gassi mit ihrem Hund, durften Reitunterricht nehmen und stellten so allerlei an.

Dann kam dieser Tag. Er war anders, anders als die anderen. Bereits in der Schule war ich ungewöhnlich müde, nicht so fröhlich wie sonst. Ich hatte einen Druck im Kopf, dumpf, deutlich zu spüren. Wie eine Haube legte er sich über meinen Kopf, fühlte sich an wie ein Drücken von außen, wie ein Ziehen von innen zugleich. Auch beim Mittagessen spürte ich den Schmerz, war offenbar sehr ruhig. Meine Mama fragte mich, ob alles in Ordnung wäre, ob etwas nicht stimme. Alles okay, und ich aß lustlos weiter.

Nach dem Essen ging ich auf mein Zimmer. Keine zehn Minuten später hörte ich Papa meinen Namen rufen. Meine Freundin wollte mich sprechen, sie war am Telefon. Ich wollte nicht. Ich riefe zurück. Schon stand Papa in meiner Zimmertür. Wollte wissen, was los war. Irgendwas stimmte doch nicht, ich hätte noch nie meine Freundin zurückgewiesen. Nein, es war nichts vorgefallen, nein, ich hatte keinen Streit. Mama kam hinzu. Ob mir was weh täte? Die Beine angezogen, saß ich auf meinem Bett. Ich senkte den Blick, eine dicke Träne kullerte über meine Wange. Ich weinte, leise, kaum hörbar. Meine Eltern nahmen mich in den Arm. Wo es mir weh täte, fragten sie erneut. »Am Kopf«, stieß ich zwischen zwei Schluchzern hervor. Papa griff an meine Stirn, ich hätte kein Fieber, krank wäre ich nicht. Vermutlich seien das einfache Kopfschmerzen, vielleicht vom Wetter, die gingen sicher bald vorbei. Mama reichte mir eine weiße Tablette, dazu ein Glas Wasser. Runterspülen. Damit gingen die Schmerzen gewiss bald zurück.

So hat sie angefangen, meine Krankheitsgeschichte. Mit einfachen Kopfschmerzen. Vor 26 Jahren. Die Schmerzen gingen vorbei. Die Schmerzen kamen wieder. Zu Beginn sporadisch, dann zunehmend häufig. An einem spezifischen Auslöser festzumachen waren sie nicht. Meine Eltern nahmen die Schmerzen ernst, erkundigten sich des Öfteren nach meinem Befinden, merkten mir die Kopfschmerzen regelrecht an. Ich wollte dann nicht spielen, wollte meine Freunde nicht sehen. Ich war müde, verkroch mich, wollte allein sein. Wollte, dass die Schmerzen aufhören. Sie hörten auf. Relativ unbeirrt spielte ich wieder, erlebte fröhliche Stunden, genoss die Familienurlaube und Ausflüge, das Spielen im Freien. Doch die Schmerzen kamen wieder, hörten auf, kamen wieder, hörten auf. Und kamen wieder. Was war das? Warum schmerzte mein Kopf? Ich wurde zunehmend unsicher, bekam Angst. Eine Angst, die größer wurde. Mit jedem Schmerzerlebnis wuchs sie an.

Es war mein Geburtstag. Mein achter Geburtstag. Zum Frühstück gab es gedeckten Apfelkuchen. Mit Streuseln. Das war mein Lieblingskuchen. In der Schule wurde mir gratuliert. Am Nachmittag kam Oma vorbei. Onkel und Tanten wollten abends nach der Judostunde kommen, mein Kindergeburtstag war fürs Wochenende geplant. Ich platzte fast vor Vorfreude, konnte es kaum erwarten. Es war kurz vor 17.00 Uhr. Mama drückte mir meine Sporttasche in die Hand, Oma stand schon in der Tür. Sie wollte mich und meine Freundin an der Sporthalle absetzen. Judounterricht.

Nach dem Aufwärmen setzten wir die Schulterwurfübungen der letzten Stunde fort. Es klappte schon gut, wir hatten Spaß. Meine Freundin und ich saßen auf der blauen Matte, als mir plötzlich ganz kalt wurde. Sie war bereits aufgestanden, bereit, die Übung zu wiederholen. Ich hingegen saß noch immer da. Ich fror. Begann gleichzeitig zu schwitzen. Schwitzte stark. Meine Freundin forderte mich auf aufzustehen, nannte mich neckisch Faulpelz. Als ich das dritte Mal nicht antwortete, sah sie mich fragend an. Merkte, irgendetwas stimmte nicht. So war ich sonst nicht. Sie bemerkte den Schweiß, der kalt an meiner Stirn perlte. Sie erkannte, dass ich fror, denn ich zitterte, hatte Gänsehaut, die Härchen an meinem Arm waren aufgestellt. Ihr Ausdruck wandelte sich, schlagartig. Sorge stand ihr ins Gesicht geschrieben.

Sie kniete neben mir, immer wieder sprach sie mich an. Ich hörte die Stimme, ich hörte die Fragen, und doch war alles so weit entfernt, so weit weg von mir. Ich konnte nicht sprechen, konnte nicht antworten. Was ich spürte, fühlte sich an wie eine riesige Welle. Sie türmte sich auf, kam aus dem Nichts, rollte auf mich zu, sog mich an, um schließlich über mir einzubrechen. Eine Welle aus Übelkeit ergoss sich über mich, mit enormer Kraft. Sie riss mich mit, diese Flut, die mich völlig überwältigte. Mir war so schlecht, mir war eiskalt, ich schwitzte so stark. Immer wieder wurde mir schwarz vor Augen. Mein Herz pochte, ich hatte Angst. Was war los mit mir?

Nachdem ich vorsichtig zwei Schluck Saft getrunken hatte, die mir der Lehrer gebracht hatte, schien mein Kreislauf wieder auf Trab zu kommen. Ich fühlte mich zwar alles andere als wohl, wenigstens aber fand ich meine Stimme wieder. Mir wäre schlecht, ich wollte nach Hause, am liebsten gleich.

Die Mama meiner Freundin half mir aufzustehen, legte mir ihre Strickjacke um und brachte mich zum Auto. Ich durfte vorne sitzen. Die Luft zog durchs offene Fenster herein. Ich konzentrierte mich, versuchte still zu sitzen. Mir war so schlecht. Ich hatte Angst.

Meine Eltern mussten das Auto gehört haben, kamen zur Tür heraus. Meine kleine Schwester drängte sich zwischen den beiden nach vorn. Alle waren bester Laune. Ihr Lachen legte sich, ihre Freude verschwand, sobald sie mich sahen. Sie erkannten mein Unwohlsein. Ich lag auf dem Sofa, versuchte ganz ruhig zu sein. Mama kochte Tee, Papa saß neben mir, streichelte meinen Kopf. Es würde gleich besser werden, ganz bestimmt. Ich schloss die Augen, war froh um den Zuspruch, dankbar für jedes so sanft gesprochene Wort. Papas Stimme beruhigte mich. Ging die Übelkeit zurück, wurde es tatsächlich besser? Schon war er da, der Moment, der mich vom Gegenteil überzeugte. Schlagartig musste ich schaudern, kalter Schweiß bildete einen Film auf meiner Stirn. Speichel sammelte sich in meinem Mund, und dann, wie von der Tarantel gestochen, sprang ich auf, drängte dabei Papas Hand beiseite, und stürzte in Richtung Gartentür. Ich brauchte Luft, frische Luft. Mir war so schlecht. Ich wollte nicht brechen. Wie sehr ich es hasste, mich zu übergeben. Mehr als alles andere auf der Welt.

Ich schaffte es bis zur Tür. Ich schaffte es nicht mehr, sie zu öffnen. Mit meiner kleinen Kinderhand am Griff beugte sich mein Körper vornüber. Ich konnte es nicht zurückhalten, ich konnte mich nicht wehren. Ich zog an der Tür, wollte das Wohnzimmer nicht verschmutzen. Doch ich kotzte bereits. Kotzte auf den Boden, kotzte alles voll. Ununterbrochen musste ich würgen. Ich hatte Angst. Mein Herz klopfte wild, ich bekam kaum Luft, schwallartig kamen mir Mittagessen und Kuchen hoch. Sanft schob Papa mich in Richtung Küche. Wieder und wieder musste ich würgen, wieder und wieder übergab ich mich. Hinterließ Spuren, am Boden, überall. Kotzte und weinte gleichzeitig, so eklig, so schrecklich empfand ich mich. Mama eilte mit einer Schüssel herbei, rettete so den Küchenboden. Endlich stand ich vor dem Waschbecken. Ich hielt mich am Rand des Waschbeckens fest, hielt mich fest um nicht umzukippen, so weich waren meine Knie, so schlecht, so schwindelig, so schwach fühlte ich mich. Unaufhörlich drehte sich mir mein kleiner Magen um, endlos dauerte das fort. Ich meinte zu ersticken, meinte tatsächlich, ich würde sterben. Ich hatte solche Angst, unbeschreiblich große Angst.

Irgendwann, nach langer Zeit, ließ der Brechreiz endlich nach. Ich war leer, vermutlich war ich völlig leer. Die Angst hielt an. War es vorbei? Ich war mir unsicher, fühlte mich machtlos, ausgelaugt und kraftlos zugleich. Wusste noch immer nicht, was los war. Konnte nichts tun, konnte kaum stehen. Vernahm bloß, wie schlecht ich mich fühlte, so unfähig, so dermaßen falsch. Ich schämte mich. Für meine Hilflosigkeit, für den Schmutz, den ich verursacht hatte. Schämte mich und fühlte mich schuldig.

Mama half mir aus der nassgeschwitzten Sportkleidung, auch sie war vollgekotzt. Und noch immer war mir schlecht. So schlecht. Im frischen Pyjama trug mich Papa zum Sofa. Da lag ich dann, völlig erschöpft. Konnte bloß zusehen, wie meine Eltern den Boden reinigten. Ich wollte helfen, wollte das selbst tun. Doch das konnte ich nicht, konnte weder aufstehen noch mich bewegen. Bald schlief ich ein.

Ich erwachte, da war der nächste Vormittag bereits angebrochen. Ich öffnete meine Augen und erinnerte mich sofort. An meinen Geburtstagsabend. So sehr ich ihn herbeigesehnt hatte, so sehr verabscheute ich ihn jetzt. Verabscheute selbst die Erinnerung daran. Wieder überkam mich die Angst, wieder war ich erfüllt, von diesem grausamen Schuldgefühl und dieser hässlichen Scham. Merkte dann, mir war nicht mehr schlecht. Die Übelkeit war gegangen. Was blieb war die Angst.

Die Geburtstagserinnerungen verblassten mit der Zeit. Alltag kehrte ein, wir gingen zur Schule, die Nachmittage waren zum Spielen da. Wir verbrachten Zeit im Hallenbad, im Freien, gingen wandern, in den Skikurs, bauten Iglus und Schanzen. Wir scherzten, wir lachten. Da war sie weg, ich spürte sie nicht, diese komische Angst. Viel zu beschäftigt war ich, viel zu sehr abgelenkt.

Es war ein ganz normaler Tag. Mama weckte uns, Papa saß schon am Frühstückstisch. Nach Knusper-Schoko für mich und Cornflakes-Kakao-Milch für meine Schwester waren wir startklar, bereit für die Schule. Ich ging in die vierte Klasse.

Vor aufgeschlagenen Heften saßen wir da. Wir hatten Mathe. Alle Kinder hörten zu, keiner blödelte, niemand sprach. Nur meine Lehrerin, die uns etwas Neues erklärte.

»Ich muss aufs Klo!«, hörte ich es laut durch die Klasse hallen. Ich hob meinen Blick, wem gehörte die Stimme? Wer hatte es so eilig? So eilig, dass einfach herausgerufen wurde? Da sah ich es stehen, das sonst so ruhige Mädchen. Sie war richtig blass, ein bisschen gelb im Gesicht. Meine Lehrerin drehte sich von der Tafel um, da sprach das Mädchen schon weiter. Ihr wäre so schlecht. Auf einmal wäre ihr so schlecht.

Da war sie wieder. Plötzlich, ganz deutlich, ganz intensiv. Sie, diese komische Angst. Die ich schon fast vergessen hatte. Dem Mädchen war schlecht. Musste sie brechen? Meine Hände zitterten, mein Herz klopfte schnell. Meine Freundin war aufgesprungen, eilte nach vorne, um den Papierkorb zu holen. Sie wollte helfen, handelte blitzschnell. Ich hingegen saß da, bewegte mich nicht. Ich begann zu schwitzen, zitterte, am ganzen Körper. Mir war schwindelig. Ich war wie gelähmt. Ich hatte solche Angst. Und wollte doch dem armen Mädchen so gerne helfen. Warum konnte ich mich nicht bewegen? Was war los?

Um mich herum wuselte es. Die Lehrerin stand neben dem Mädchen. Hielt ihre Haare, während sie wiederholt schauderte, heimgesucht von diesen Wellen der Übelkeit. Wiederholt beugte sie sich vornüber, jedes Mal verschwand ihr Gesicht in dem Eimer. Wieder und wieder musste sie würgen. Laut, eindringlich, furchteinflößend nahm ich die Geräusche wahr. Unterdessen stand ein Junge am Fenster, öffnete es rasch. Frische Luft zog herein. Zwei andere Kinder verließen eilig den Raum. Ich hörte, wie sie die Treppe runtersprangen, hörte ihr aufgeregtes Rufen, als sie im Sekretariat um Hilfe baten. Und ich saß noch immer unverändert da. Zitternd, sonst regungslos, einzig die Ohren hielt ich mir zu. Ich musste die Würgegeräusche ausschalten, so schrecklich waren sie für mich. Ich konnte sie nicht ertragen. Ich hatte Angst, hatte solche Angst.

Ich fühlte mich weit weg, seltsam distanziert, nicht wirklich dabei. Ich merkte meine Anspannung, die Nervosität, spürte meine Hilflosigkeit, diese starke Machtlosigkeit. Ich war wie gelähmt. Und fühlte mich zunehmend mies, ausgeliefert, je länger die Situation andauerte. Und dann war da noch etwas. Sowas wie Schuld, wie Scham. Weil ich nicht half, während all die anderen sprangen und taten, saß ich einfach nur da. Völlig unfähig, total fehl am Platz. Ich fühlte mich schuldig. Und schämte mich.

Ein paar Tage vergingen. Es waren gewöhnliche Tage. Dennoch erinnere ich mich an sie. An aufblitzende Bilder des Mädchens, blass, würgend, und auch an die Geräusche, die so furchtbar waren. Vor allem erinnere ich mich an die anhaltende Angst. Zwischendurch war ich abgelenkt, mehrmals täglich jedoch drängte sie in den Vordergrund. Dann spürte ich ihn wieder, den beschleunigten Puls, ebenso meine zitternden Hände, die nassgeschwitzt waren. Die Tage vergingen. Was blieb war die Angst.

Es war ein paar Tage später. Ich erschrak, als ich das Mädchen in der Schule wiedersah. Das Mädchen, das die letzten Tage zu Hause geblieben war. Sie tauchten schon wieder auf, diese furchtbaren Geräusche, diese Bilder des würgenden Mädchens, des Gewusels im Klassenraum, des Papierkorbs, des geöffneten Fensters. Das Mädchen war wieder da. Wieso intensivierte das meine Angst?

Der Unterricht begann. Ich konnte ihm nicht folgen. Ich musste ständig hinüber zu dem Mädchen schauen. Ihre Bewegungen, ihr Tun genau verfolgen. So, als wäre sie gefährlich. War sie das?

Ich erschrak, als mein Name aufgerufen wurde. Das Mädchen hatte die Tafelaufgabe gelöst, nun war ich an der Reihe. Freundlich lächelnd hielt sie mir die Kreide entgegen. Die Angst flammte auf, abrupt blieb ich stehen. Wovor fürchtete ich mich? Es war nicht die Aufgabe. Ich konnte sie lösen, das wusste ich. Ich zwang mich, mich zu bewegen, nach vorne, Schritt für Schritt. Näherte mich der Tafel. Und damit dem Mädchen. Dem Mädchen, das mich freundlich anlächelte. Sie kam in meine Richtung, das ließ mich umgehend stehenbleiben. Ich wollte umkehren, aber das durfte ich nicht. Konnte nicht weglaufen, mich nicht komisch verhalten, was würden die anderen denken von mir? Wie versteinert stand ich da. Das Mädchen machte mir Angst. Sie machte mir tatsächlich Angst. Warum?

Schließlich stand das Mädchen direkt vor mir, blickte mir in die Augen, hatte noch immer diesen freundlichen Gesichtsausdruck. Sie schien nicht zu bemerken, dass ich sie fürchtete. In dem Moment, als sie den letzten Schritt setzte, um letztlich stehenzubleiben, direkt vor mir, löste sich meine Starre. Ich trat einen Schritt zur Seite, dann einen zweiten, machte einen Bogen um das Mädchen herum. So groß wie möglich, so groß, dass ich an der Schulbank zweier Mitschüler anstieß. Ich wandte den Blick nach vorne. Fühlte mich schrecklich, schämte mich für dieses seltsame Ausweichmanöver, dem ich mich, warum auch immer, irgendwie nicht widersetzen konnte. Schnurstracks lief ich zur Tafel, griff nach der roten Kreide und begann zu schreiben. Die Angst war verflogen. Ich war konzentriert, löste die Aufgabe, sicher, gekonnt. Und so rasch, dass ich bereits fertig war, als ich gefragt wurde, warum ich die rote Kreide verwendete. Ja, warum? Meine Antwort blieb aus. Ich sagte nichts. Schaute die Lehrerin indessen groß an. Ich konnte nichts sagen, ich wusste nicht was.

Ich nahm wieder Platz, der Unterricht setzte fort. Statt ihm zu folgen, spielte ich die Situation gedanklich unzählige Male durch. Ich versuchte den Ursprung meiner Angst zu ergründen. Was befürchtete ich, wieso hatte ich mich so verhalten? Was ich mir zusammenreimte, taugte wohl als Erklärung, gleichzeitig schien es so völlig weit hergeholt. Immer wieder kamen mir Bilder des würgenden Mädchens in den Sinn. Ich sah sie so deutlich, ausgeliefert, so hilflos. Spürte auch meine eigene Hilflosigkeit wieder, meine Machtlosigkeit, als ich wie angewurzelt auf meinem Stuhl im Klassenzimmer saß, als ich an meinem Geburtstag in einer ähnlichen Situation gewesen war. Ich meinte zu erkennen: Ich fürchtete nicht das Mädchen, sondern dieses abscheuliche Würgegefühl, diesen totalen Kontrollverlust, dieses schreckliche Ausgeliefertsein. Ich hatte es selbst erlebt. Und es war schlimm. Ich meinte zu sterben. Das durfte nicht erneut passieren, das hielte ich nicht nochmal aus. Mein Kopf rechnete eifrig, berechnete die optimale Strategie. Selbstverständlich nicht bewusst. Vielmehr rechnete es einfach automatisch in mir. Mein Kopf tat das irgendwie eigenmächtig.

Dem Unterricht fernbleiben konnte ich nicht. Was ich tun konnte, war, mich zu distanzieren. Ich durfte das Mädchen keinesfalls berühren. Durfte nichts berühren, was sie berührt hatte. Keine Luft erwischen, die möglicherweise Bakterien, abscheuliche Würgebakterien enthielt. Gleichzeitig galt es, Auffälligkeiten zu vermeiden. Ich wollte nicht komisch wirken. Das Risiko war zu hoch. Ich hatte Angst. Und kam mir doch gleichsam so blöd, so komisch vor, spürte, wie absurd diese Angst war, wie absurd auch mein Tun. Die anderen machten so was doch auch nicht. Doch ich konnte nicht anders. Zu groß, zu übermächtig war meine Angst.

Allmählich kehrte Alltag ein. Meine Gedanken an diese für mich so schreckliche Woche schwanden. Die Angst vor Übelkeit trat in den Hintergrund. Meine Schwester und ich begannen die Tage zu zählen. Noch neun Mal schlafen, dann war er da, der Zeugnistag. Noch zehn Mal schlafen bis zum Skiurlaub. Mit der Familie. Und mit Onkel, Tante und meinen Cousins. Alle waren voller Vorfreude. Auch ich. Immerhin phasenweise. Denn wieder und wieder spürte ich Angst, subtil, und doch vernehmbar. Sie durchkreuzte meine Vorfreude. Was ist, wenn ich dann Kopfweh habe, was ist, wenn der Schmerz in den Ferien kommt? Was ist, wenn mir schlecht wird, wenn ich mich übergeben muss? Ich hatte Angst. Und wollte sie nicht haben. Sie war mir im Weg. Ich musste sie loswerden, irgendwie.

Das war der Anfang. Der zweite Anfang, nach dem Kopfschmerz und der Übelkeit. Er war da, begegnete mir jungfräulich, dieser spezielle Gedanke. Ein Einfall, der mir ermöglichte, wieder Herrin der Lage zu werden, der mir half, meine Angst zu besiegen. So sonderbar er anmutete, so hilfreich schien er zu sein.

Ich musste die Angst kontrollieren. Die Angst, und auch die Angst vor der Angst. Da war diese Idee, dieser Gedankengang. Er fesselte meine Aufmerksamkeit. Und ich folgte ihnen einfach, den sich aneinanderreihenden Gedanken. Gedanken, die aufeinander abgestimmt waren, Gedanken, die offensichtlich zusammengehörten. Und wenn ich ihnen folgte, wurde ich ruhiger, die Angst ließ nach. Verrückt. Die Angst ging weg, sie war vergangen. Ich war ruhig. Fühlte mich sicher, fühlte mich stark. Ich hatte sie unter Kontrolle gebracht, die Situation, die Angst, sogar die Angst vor der Angst. Wenn ich zurückdenke, weiß ich, wie froh, wie erleichtert ich war. Es gab ein Mittel, es gab einen Weg. Etwas, das mir ermöglichte, die Angst in Schach zu halten, mich von ihr nicht erdrücken zu lassen.

Was ich tun musste, war nicht mal schwierig. Es waren bloß Kleinigkeiten, Banalitäten. Diese kleinen Aktionen, die ich zu setzen hatte, die quasi gefordert wurden, verlangt vom Gedankengang, sie waren simpel zu erfüllen, wenig mühsam, nicht wirklich unangenehm für mich. In jedem Fall weit angenehmer, weit weniger anstrengend, als diese Ängste zu ertragen, als ihnen ausgeliefert zu bleiben. So war das. Wenigstens damals, wenigstens anfangs.

Wenn ich mit dem linken Fuß auf dieses Blatt trete, kriege ich Kopfweh. Wenn ich mit dem rechten Fuß auf den Stein trete, muss ich brechen. Wenn ich auf den Gullydeckel trete, passiert beides. Und wenn ich mit geschlossenen Beinen drüberspringe, passiert nichts.

Das war er, dieser eine Gedankengang. Logisch aufgebaut, konkret. Einfach zu befolgen. War es tatsächlich mein Gedankengang? Hatte ich ihn konstruiert? Jedenfalls war er vielversprechend, schien doch einfach und hilfreich zu sein.

Ich konzentrierte mich. Konzentrierte mich stark, um bloß keinen Fehler zu machen. Ich drückte mich ab, weg vom Boden, die Beine geschlossen. Flog nach vorne. Kam auf, mit geschlossenen Beinen, auf dem harten Asphalt. Es war dieser Moment, in dem meine Anspannung nachließ, in dem ich sie spürte, die Erleichterung. Ich hatte ihn nicht berührt, den gefährlich konnotierten Deckel, hatte ihn übersprungen, mit geschlossenen Beinen. Aufgabe erledigt, es würde nichts passieren. Ich bekäme kein Kopfweh, müsste nicht brechen.

Das ist der erste derartige Gedankengang, an den ich mich erinnere, die erste derartige Situation, die ich noch weiß. Damals war ich zehn Jahre alt.

Die Erleichterung hielt an, meine Angst war verdrängt. Vorerst. Denn sie kam wieder, erfüllte mich erneut. Sie zeigte sich dann, wenn etwas Besonderes anstand, tauchte auf immer dann, wenn sie mir überaus ungelegen war. Vorfreude spürte ich immer seltener. Wohl kannte ich das Gefühl, schön, so erfüllend und herzerwärmend. Bloß war es bei mir häufig getrübt, gar überlagert. Von Besorgnis, von Angst, intensiv, begleitet von so vielen Fragen. Fragen, die da lauteten: »Was ist, wenn …?«

Ich weiß noch genau, ich war irritiert, fühlte mich komisch, irgendwie falsch. Es war etwas anders. War anders bei mir als bei den anderen. Ich wollte mich freuen, freute mich auch. Doch meine freudige Erwartung war nicht pur, nicht rein. Ich war so zerrissen, zwischen Freude und Angst. Warum hatte ich Angst? Ich empfand sie als komisch. Ich sprach sie nie aus.

Bemühte mich, hielt mir eisern vor, wie absurd sie doch war. Es war doch cool, in Urlaub zu fahren. Es wird schon gut gehen, versuchte ich mir einzureden. Tapfer, wieder und wieder. Es half nicht. Die Angst ließ nicht ab. Ich wurde weder ruhiger noch zuversichtlicher. Allerdings war ich ehrgeizig, in vielerlei Hinsicht. Setzte ich mir etwas in den Kopf, kam ich so schnell nicht davon ab. Dementsprechend probierte ich weiter, probierte, sie zu überlisten, diese komische Angst. Versuchte, mir den Urlaub auszumalen, rief mir angstfreie, schöne Momente vergangener Urlaube in den Sinn.

Auch die Erinnerungen drängten die Angst bestenfalls kurzweilig zur Seite. Richtig ab ließ sie nicht. Ich konnte sie spüren, meine bescheuerte Angst. Ich hatte Angst! Angst vor dem Urlaub. Konnte das möglich sein? Ich fürchtete, dass ich Kopfweh bekäme, ich mich übergeben müsste, bei der Anreise oder sogar am Meer. Ich hatte Angst! Angst vor dieser Hilflosigkeit, an die ich mich noch zu genau erinnere. Angst vor dem Ausgeliefertsein. Angst, die Situation nicht bestimmen, sie nicht lenken, nicht kontrollieren zu können. Ich fürchtete mich vor dieser Machtlosigkeit. Vor allem hatte ich Angst, meiner Familie den Urlaub zu verderben. Ich hatte Angst. Und selbst das machte mir Angst. Ich hatte Angst vor der Angst!

Was war los? Irgendetwas stimmte nicht mit mir. Keiner sonst hatte Angst. Meine Schlussfolgerung: Offensichtlich bin ich falsch. Ich war bedrückt. Nicht bloß ich nahm das wahr. Auch meine Eltern bemerkten: Ich war verändert, verhielt mich anders. Anders als früher, anders als die anderen. Sie wollten wissen, was los war mit mir. So oft ich die Frage hörte, so oft war ich bestätigt. Bestätigt in meiner Empfindung, ich wäre irgendwie falsch. Ich wollte nicht falsch sein, wollte sein wie die anderen. Eben »normal«. Nicht anders, nicht falsch. Niemand durfte das merken, dass bei mir etwas falsch lief, dass etwas nicht stimmte. Wieso hatte ich Angst, wenn die anderen Freude empfanden? Was würden sie denken, all die anderen? Würden sie weggehen, mich verlassen, wenn sie das merkten? Ich spürte Angst, neuartig, immer mehr. Ich musste bleiben, so wie ich war, musste bleiben, wie sie mich kannten, auch wenn ich derzeit tatsächlich anders war. So anders würde ich mich gewiss nicht zeigen, würde mich stattdessen einfach normal verhalten. Zu groß war das Risiko, bewertet zu werden, abgewertet. Ich konnte das nicht riskieren. Ich wollte sie nicht verlieren, meine Freunde, meine Familie.

Das war der Zeitpunkt, an dem ich mit dem Fassadenbauen begann. Es gab mein – vermeintlich – normales Ich. Es gab auch den ängstlichen Teil, das ängstliche Ich, das ab und an zum Vorschein kam, das es abzuschirmen galt. Es durfte nicht sein! Es war doch falsch. Dank der Fassade blieb meine Außenwirkung unverändert, also »normal«. Doch mein ängstlicher Teil muckte immer mehr auf. Er drängte nach außen, beulte meine Fassade aus, stemmte sich dagegen, beharrlich und stark. Meine Fassade durfte nicht bröckeln, gar einstürzen, fallen. Also wehrte ich mich, hielt meine Mauer aufrecht um jeden Preis. Das strengte mich an, zehrte mich regelrecht aus. Warum ließ ich nicht los, gab unter keinen

Umständen auf? Niemand sollte ihn sehen, meinen ängstlichen Teil. Sie musste bestehen, meine Fassade! Ich hatte Angst.

Das war der Anfang meiner vom Leid durchzogenen Zeit. Mittlerweile sind mehr als 20 Jahre verstrichen. Jahre, in denen sich die Erkrankung langsam einschlich. Zunächst streifte sie mich ab und an, ließ mir längere Pausen, ehe sie wieder zum Vorschein kam. Doch meine Schmerzen wurden intensiver, traten häufiger auf im Laufe der Zeit. Damit einhergehend stieg diese hässliche Angst. Und eben sie galt es im Zaum zu halten. Wie konnte das gehen?

Es ging, gab es doch vielerlei Möglichkeiten. Möglichkeiten, Anforderungen, die ich zu erfüllen hatte. Anforderungen, Aufträge, stets gleichartig im Aufbau, stets wechselnd im Bezugsobjekt: Ich sollte gewisse Stellen auf dem Boden betreten, andere Flächen waren um jeden Preis zu umgehen. Ich musste mich in verlangter Anzahl in definierter Richtung, also gegen den oder im Uhrzeigersinn drehen, wenn ich mich nicht übergeben, wenn ich keine Kopfschmerzen bekommen wollte. Ich durfte mal dies, mal jenes nicht essen, musste folgsam diverse Reihenfolgen beim Essen einhalten. Die wurden mir gedanklich bei jeder Mahlzeit angesagt: zuerst ein bisschen Fleisch, erst dann Gemüse und anschließend den Reis, als Letztes die Sauce. So musste es sein. Mal war es diese, mal eine andere Abfolge. Die Abfolge an sich spielte weniger eine Rolle, was zählte, war die strikte Einhaltung der bestimmten Reihenfolge. Kleidung erhielt plötzlich Bedeutung, ich hatte aufzupassen, musste mir merken, welches Kleidungsstück an welchem Tag Übelkeit, welches Schmerzen, welches Übelkeit und Schmerzen, welches indessen nichts dergleichen auslösen würde. Mal durfte ich die blaue Hose auf keinen Fall anziehen, mal nicht den roten Pullover. Dienstags bloß nicht das Kleid. Und immerzu spürte ich die Angst, ich wollte nicht brechen, wollte keine Kopfschmerzen herbeiführen. Ich bemühte mich, hielt mich an, mir die Anweisungen zu merken. Konzentrierte mich, musste mich unbedingt korrekt verhalten. Sonst war ich schuld, selbst schuld, würde sie selbst verursachen, die Katastrophen, selbst, durch mein Fehlverhalten. Ich hatte Angst.

Und sie breitete sich aus, diese komische Angst. Nahm mich mehr und mehr ein. Sie war stark, überwältigend. Verlangte korrektes Verhalten, ließ mich am korrekten Verhalten sofort wieder zweifeln, die Ausführungen wiederholt wiederholen. Selbst durch die Wiederholung der Wiederholung vermochte ich meine Unsicherheit nicht abzulegen. Ich schaffte es nicht, mich zu beruhigen, ganz im Gegenteil, mit jeder einzelnen Wiederholung stieg meine Unsicherheit, stieg meine Angst. Eine Angst, die ständig neue Bezugsrahmen fand. Die permanent neue Dinge betraf. Ich fürchtete mich vor fehlerhafter Abendhygiene, vor Spinnen, die überall lauern konnten. Vor Hautausschlägen, wie jenem am Dekolleté, der erstmalig im Jugendalter im Sommerurlaub aufgetreten war. Ich empfand ihn als schmerzhaft, vor allem als unrein, befand ihn für eklig, abstoßend, als eigene Unzulänglichkeit. Musste seine Entwicklung inspizieren, sie ständig kontrollieren. Musste aufpassen, mit welchen Materialien ich ihn in Berührung brachte. Keinesfalls durfte Dreck draufkommen. Ich musste ihn abwaschen, penibelst reinigen. Kratzte die kleinen Bläschen auf, kratzte mich blutig, überall. Natürlich wurde er dadurch nicht besser, stattdessen breitete sich dieser eklige Ausschlag immer weiter aus. Und natürlich wurde so die Angst nicht weniger. Denn trotz all der Vorsicht und des betriebenen Aufwandes war es mir offenbar unmöglich, seinen Fortschritt zu stoppen. Ich war machtlos, hässlich und abstoßend zugleich.

Und die Erfahrung zog Spuren: Es ergaben sich Waschrituale, ganze Duschabläufe, die es penibel einzuhalten galt. Die mich für lange Zeitspannen beschäftigten, mich regelrecht festhielten im Badezimmer. Bei offenem Fenster hörte ich die anderen draußen, hörte ihr freudiges Beisammensein. Ich hätte auch mitmachen können. Eigentlich. Einige Male wurde ich beim Namen gerufen. Ich hätte bloß rausgehen müssen. Doch genau das konnte ich nicht. Ich wurde aufgehalten, von diesem komischen Drang. Dem Drang, mich fehlerfrei, korrekt zu verhalten, entsprechend den Aufträgen, entsprechend den Vorgaben. Und immer häufiger war ich unsicher ob des korrekten Duschablaufs, mal wurde ich durch gewisse Handgriffe – falsche Handgriffe! – erneut beschmutzt, mal passte die Anzahl der durchgeführten Vorgänge nicht. Auch dies war ein Wiederholungsgrund, selbst wenn ich mir der fehlerfreien Durchführung relativ sicher war. Ich war so genervt, so dermaßen angestrengt, wollte mich wehren, das Badezimmer verlassen. Ich war nicht verrückt, begriff mein komisches Tun. Wollte mich widersetzen. Versuchte, dem Trieb standzuhalten. Doch die Angst, die Katastrophe eigens herbeizuführen, war zu stark, sie hielt mich fest. Ich konnte nicht anders, durfte erst aus dem Badezimmer gehen, wenn ich richtig geduscht war. Allzu häufig war das freudige Beisammensein bereits vorbei, wenn ich nach draußen kam. Und während mein besonnener Teil gleichzeitig dieses Parallelddenken ausführte, raffiniert agierte, um sie zu verstecken, all die aufgedrängten Wiederholungstaten, dehnte sich die Angst mehr und mehr in meinem Leben aus.

Ich fürchtete mich vor meinen Kontaktlinsen, befürchtete Schmutz, der womöglich ins Auge kam. Hatte Angst vor inkorrekten Handgriffen: Hatte ich die Linsen richtig in den Behälter eingelegt, war eine Linse möglicherweise herausgefallen, der Behälter umgekippt? Fürchtete mich selbst vor dem Kofferpacken. Eingepacktes war mit Katastropheneintritten bzw. -vermeidungen konnotiert. Ich kontrollierte gemäß strikten Standards, wieder und wieder. Und wiederholt die Wiederholung wiederholend. Passte überhaupt und immerzu ganz genau auf. Und kam trotz alledem nicht aus der Anspannung heraus. Stattdessen wuchs sie mit jedem Kontrollieren weiter an. So lange, bis ich irgendwann gefühlt alles fürchtete. Ich hatte Angst, die Bankomatkarte oder sonstige Tascheninhalte zu verlieren, befürchtete, Geldscheine könnten aus meiner Geldbörse fallen. Ich hatte Angst, im Laden etwas zu vergessen, auch, dass ich mit dem Fahrrad stürzen oder mich mit nassen Haaren erkälten könnte. Ich hatte Angst, dass mein Körper plötzlich zu zucken beginnt, dass ich einen epileptischen Anfall bekomme, was wohl wenig verwunderlich wäre, bei diesem andauernden Stress. Und überhaupt hatte ich ständig Angst zu versagen. Und das, obwohl ich bisher stets gute, meist sogar ausgezeichnete Leistungen erbrachte. Bereits in der Schule, später im Studium. Ich betrieb dafür nicht mal außerordentlichen Aufwand, ich war lediglich konsequent, was meine Vorbereitung betraf. Ich wusste rational, ich kann gut lernen, logisch, analytisch denken. Und trotz dieses Wissens hatte ich immerzu Angst. Angst, mit einer Frage konfrontiert zu werden, ob deren Antwort ich mir unsicher war. Ich fürchtete, vor der Klasse, vor Freunden, vor meinen Eltern, gar vor mir selbst etwas Falsches, etwas Peinliches zu sagen, als blöd oder dumm angesehen zu werden. Ich spürte sie deutlich, die Angst. Und spürte sie immer häufiger, diese beschissene Angst.

Ich musste sie dämpfen, wenigstens zeitweilig. Entwickelte verschiedene Techniken zur Angstreduktion. Beispielsweise wiederholte ich am Prüfungsvortag den gesamten Lernstoff in bestimmter Anzahl. Musste das Skript dann unter Umständen genau zwei Mal durchlernen, auch wenn ich im ersten Durchlauf keinen einzigen Fehler gemacht, keinen einzigen Aussetzer hatte. So war die Vorgabe, das war die Regel. In anderen Fällen musste ich Sätze in vorgegebener Anzahl wiederholt durchlesen, mal leise, mal laut. Musste gewisse Sätze im Lernmaterial suchen und finden, Sätze, die auf einen mir vorgegebenen Buchstaben endeten, die ein und dasselbe Wort in vorgegebener Anzahl enthielten, also drei Sätze mit je drei weiblichen Artikeln, oder Sätze, die nur eine gewisse Wortanzahl führten. All das, all die aufgetragenen Aufgaben, Handlungen, hatte ich fehlerlos auszuführen. Meinte ich, das nicht geschafft zu haben, war der Spruch magisch zu bannen, und folglich die Prozedur zu wiederholen. Fehlerfrei dieses Mal, versteht sich. Unter Umständen wurde dabei der Schwierigkeitsgrad erhöht. Dann war die genannte Aufgabe zum Beispiel in doppelter Anzahl, fehlerfrei, sowie innerhalb einer vorgegebenen Zeitspanne zu erfüllen. Mit dem Zusatz, dass dieser Spruch nicht mehr gebannt werden konnte. Folge: Die Angst stieg noch mehr, ich wurde nervös, gestresst, beständig gestresster. Obschon ich das bemerkte, konnte ich mich kaum widersetzen, so stark war der Impuls, war der Drang zu gehorchen.

Immer wieder schaltete sich zwischenzeitlich mein Verstand ein, ließ mich die tatsächliche Absurdität derartiger Gedankenkonstrukte erkennen, genauso die Unlogik eines scheinbar kausalen Zusammenhangs. Da war kein Zusammenhang, kein tatsächlicher, zwischen definierter Handlung und Gefahreneintritt. Immer wieder versuchte ich, der Angst, dem Zwang nicht nachzugeben. Versuchte das eisern. Versuchte, mir beim Lernen begreiflich zu machen, wie viel wertvolle Lernzeit ich verschwendete aufgrund meines seltsamen Tuns. Teilweise gelang es mir so auszusteigen, das Regelwerk des Zwangs wenigstens zeitweilig zu verlassen. Dieses Dagegenhalten kostete mich jedoch enorm viel Kraft. Und ich brachte sie auf, was hatte ich für eine Wahl? Irgendwie musste ich weiterlernen, tat das so lange, bis ich sie wieder spürte, diese bestimmende Angst, die wieder aufflammte. Und wieder erhielt ich mit ihr eine Aufgabe, um sie zu dämpfen, herunterzufahren, diese neuerliche Angst.

Die Aufgaben wurden anspruchsvoller, waren schwieriger zu erledigen, beanspruchten zunehmend mehr Zeit. Sie zu erfüllen wurde fortlaufend mühsamer. Es dauerte länger, bedurfte größerer Anstrengung, ein mindestens akzeptables Gefühl zu erlangen, die Angst herunterzuregulieren und dieses Gefühl wenigstens so lange zu bewahren, dass ich den Übergang zu einer neuen Aktivität schaffte. Immer öfter musste ich die Prozeduren, die Kontrollen wiederholen, zu groß war meine Unsicherheit ob der fehlerfreien Durchführung einer Aufgabe, zu groß die Ungewissheit ob der Abwendung der konnotierten Gefahr. Auch Belangloses löste ein unsagbar starkes Angstgefühl aus, bedeutete mir einen bevorstehenden Weltuntergang. Noch schlimmer war: Es schien in meiner Hand zu liegen, die Welt zu retten, die drohende (vermeintliche!) Katastrophe zu verhindern. Ich hatte Angst. Ich musste es richtig tun, musste mich richtig verhalten, sonst war es meine Schuld.

Die Ängste weiteten sich weiter aus. Betrafen bald sogar die Zwangshandlungen selbst, genau jene Handlungen, die ich gehorsam ausführte, um der Angst zu entkommen. Die Angst war nicht mehr abzuschwächen, jedem Angstabwehrversuch entsprang neue Angst, mit einer jeden gesetzten Zwangshandlung wurde die Angst potenziert. Was zu Erkrankungsbeginn funktioniert hatte, klappte nicht mehr, meine Angst wuchs immer weiter an. Es sind diese den Angstabwehr- bzw. Zwangshandlungen entspringenden Ängste, welche die Komplexität der Zwangserkrankung zeigen. Hatte ich beim Nachkontrollieren etwas falsch gemacht? Ich wiederholte die Kontrolle, und traf nicht auf Beruhigung, sondern auf neue Angst. Hatte ich mich bei der Wiederholung der Nachkontrolle falsch verhalten? Ich konnte den Druck kaum noch ertragen. Assoziierte mit dieser vermeintlichen eigenen Fehlerhaftigkeit, meiner Unzulänglichkeit die größte aller großen Gefahren: Wenn ich etwas falsch mache, den Erwartungen nicht entspreche, wenn ich versage, dann werde ich nicht gemocht. So kann mich niemand lieben. So wird man sich von mir abwenden. Das darf nicht geschehen! Ich muss funktionieren, muss einfach alles richtig machen. Muss mich korrekt, perfekt verhalten. Muss alles dafür geben, denn jegliche Beziehungen sind immer in Gefahr!

Ein Mensch ist ein soziales Wesen. Ein Mensch braucht Beziehungen. Manche mehr, manche weniger. Doch jeder braucht soziale Kontakte, braucht körperliche Nähe, um zu überleben. Für mich haben Beziehungen einen sehr hohen Stellenwert. Familie, Freundschaften sind für mich mit das Wertvollste im Leben. Für mich tragen sie maßgebend zu Lebenssinn, Lebensinhalt, Lebensfreude bei. Ich will mich um andere kümmern, Zeit gemeinsam verbringen, will meinen Beitrag zur Gemeinschaft leisten, anderen eine Freude sein. Ich will dazugehören, mag nicht allein sein. Gemeinsame schöne Momente, Momente der Ausgelassenheit, des Frohsinns, geteilte Abenteuer, Momente tiefen Vertrauens, füreinander da sein, jemandem helfen, jemandem eine Freude bereiten, tiefsinnige Gespräche, spannende Diskussionen, schallendes Gelächter, geteilte Freuden, geteilte Tränen, sind es nicht die Verbindungen, die gemeinsamen Augenblicke, die das Leben lebenswert machen?

Mit Fortschreiten der Krankheit breiteten sich neben den Ängsten konsequenterweise auch die an mich gestellten Anforderungen zur Angstabwehr aus. Mehr und mehr, bald ständig musste ich den unterschiedlichsten Anweisungen gehorchen, um mögliche Katastrophen irgendwie abzuwenden, die Angst möglichst niedrig zu halten. Und dann, irgendwann, kam der Zeitpunkt, an dem die Krankheit sich vollständig über mich legte. Egal was ich tat, egal wie sehr ich mich dem Auftrag unterwarf, wie sehr ich mich konzentrierte, bemühte, und egal wie penibel, wie perfekt ich ihn ausführte, es war nie genug, reichte nie aus. Sie ging nicht zurück, meine komische Angst. Ließ sich nicht mehr herunterfahren, regulieren, ganz im Gegenteil, jede Absicherungshandlung mündete in neuerlicher Angst. Ich begann zu wiederholen. Wiederholte die Wiederholung, und auch die wiederholte Wiederholung, so lange, bis eben dieser Zwang durch eine nächste Anweisung ersetzt wurde. Kurzum, Angst und Zwang explodierten, nährten sich selbst. Die Krankheit eskalierte. Ich war verloren, fühlte mich machtlos, ausgeliefert. Ich hatte Angst. Und wurde abwärts gedreht, auf der Spirale des Zwangs. Die Spirale schien endlos, der Zwang unermüdlich zu sein. Er schubste mich weiter, schubste mich tiefer und tiefer. Mir war schon so schwindelig, doch ich konnte nicht aussteigen, war gefangen im Zwang.

Fundament meiner sämtlichen Angstausprägungen ist die Angst etwas falsch zu machen, falsch zu sein. Sie ist immer da, ist immer präsent. Nicht explizit greifbar, eher subtil dominant. Sie schwingt überall mit, bei jedem Handgriff, bei jeder Überlegung. Bin ich genau genug, perfekt genug? Kann ich denn überhaupt genügen, gut genug sein? Ich befürchte permanent, für andere nicht lieb genug zu sein, nicht großzügig genug, nicht aufmerksam genug, nicht interessiert genug, nicht intelligent genug, nicht empathisch genug, nicht feinfühlig genug, nicht zuvorkommend genug, nicht lustig genug, nicht humorvoll genug, nicht locker genug, nicht spontan genug, nicht flexibel genug, nicht hilfsbereit genug, nicht schnell genug, nicht produktiv genug, nicht belastbar genug, nicht durchhaltend genug, nicht sauber genug, nicht hübsch genug, nicht sportlich genug, nicht dünn genug, nicht vorsichtig genug. Und diese ständige Furcht, sie treibt mich an. Unaufhörlich muss ich mich anstrengen, um bloß irgendwie gemocht, geliebt, geduldet zu sein. Denn ich fürchte beständig, nicht willkommen, nicht ertragen zu sein. Ich fürchte, dass sie mich ablehnen, sich von mir abwenden, all die anderen. Ich habe solche Angst, dass ich allein bin, allein bleibe. Und ganz besonders, dass ich das alles selbst verschulde.

Ich hatte Angst, strengte mich also an. Bemühte mich, wollte alles richtig machen, musste alles richtig tun. Musste funktionieren, immer, überall. In jeder Beziehung, an jedem Ort, zu jeder Zeit. Vergaß meine Wünsche, verkannte eigene Bedürfnisse oder trampelte einfach drüber. Im Ausbildungskontext beispielsweise arbeitete ich brav, lernte fleißig, ließ nie ein Kapitel, nicht einen Absatz, ließ keine Aufgabe, kein kleines Stoffgebiet aus. Ein Nicht-Wollen gab es bei mir nicht, eisern, beständig ignorierte ich ein solches Gefühl. Erlaubte mir weder es wahrzunehmen noch durfte ich erwägen, was ich lieber getan hätte. Ich hatte zu lernen. So war die Regel. Und so verhielt ich mich.

Meine Leistungsansprüche galten nicht nur in Bezug auf meine Ausbildung. Mindestens genauso hoch waren sie im Privatbereich. Ich musste mich stets fehlerfrei verhalten, strengte mich folglich selbst in der Freizeit, im Kreise von Freunden und Familie an. War aufmerksam, zuvorkommend, hilfsbereit. War um das Wohl der anderen bemüht. Und keinesfalls durfte einer merken, dass ich angestrengt war, ich musste doch locker, angenehm sein. Ich will nicht sagen, dieses Kümmern ums Wohlergehen meiner Lieben war mir bloß anstrengend, eine Last. Tatsächlich ist die Freude an der Freude anderer eine der wenigen Freuden, die ich überhaupt noch als solche spüren kann. Wohl aber anstrengend ist das beständige Mitschwingen einer so starken Angst. Denn egal wie gut ich es machte, wie perfektionistisch ich etwas tat, ich erntete nicht die ersehnten Früchte meiner Bemühungen, wurde nicht ruhiger, war stattdessen mehr und mehr angespannt. Es war nie genug! Was tags zuvor noch als ordentlich, zulässig, wenigstens als angemessen durchging, reichte am nächsten Tag bei Weitem nicht mehr aus. Ruhe, Entspannung kannte ich schon lange nicht mehr. Sie ging nicht mehr weg, diese bescheuerte Angst. Ich musste sie besänftigen, um jeden Preis. Pausen gab es nicht, bedeuteten nichts als verschwendete Zeit. Ich zehrte mich aus, um bloß zu funktionieren. Doch wie war es richtig, was war zu tun? Und wie konnte ich es richtig tun, wenn ich noch nicht mal wusste, was richtig war?

Ich machte weiter, die Ambivalenzen zerrissen mich bald. Der Zwang drängte mich, hielt mich paradoxerweise doch eigenmächtig auf. Ich trieb gen Wahnsinn, bemerkte das auch. Ich hasste sie ehrlich, die Zerrissenheit, und mit ihr diese meine so grausame Angst. Meine Kraft war versiegt, nicht aber die Verpflichtung gegenüber dem Diktat der Angst. Ich kam nicht aus, machte weiter, opferte mich vollends auf.

Immerzu hoffend, die Angst wäre bald satt. Immerzu hoffend, sie ließe dann ab. Konnte ich sie loswerden? Würde sie gehen, irgendwann?

Das Regelwerk meines Zwangs ist heute weit breiter, vielschichtiger, als bisher ausgeführt. Anordnungen betreffen mittlerweile nahezu jeden Handgriff, jede Aktivität, die ich in Angriff nehme. Unabhängig davon, was ich gerade im Begriff bin zu tun, produziert mein Kopf irgendwie automatisch diese zermürbenden Zwangsgedanken. Das beginnt schon beim Aufstehen: Ich muss die Fenster in vorgegebener Reihenfolge öffnen, um zu lüften, muss Fussel, die ich am Boden sehe, aufheben, muss vor dem Frühstück genau fünf Schluck warmes Wasser trinken. Muss die Tabletten einnehmen, bevor ich die Zeitung aus dem Briefkasten hole. Und muss das Joghurt mit Biomüsli vorbereiten, darf dabei mit dem Löffel weder die Außenfläche des Joghurtbechers noch die möglicherweise nicht sichtbar verschmutzte Arbeitsplatte berühren. Ich muss darauf achten, den Löffel nicht abzuschlecken, darf keinesfalls mit benutztem Löffel, auch nicht mit dem mit Wasser gespülten, nassen Löffel in den Joghurtbecher eintauchen. Das restliche Joghurt hat rein zu bleiben ... So zieht sich das fort, den ganzen Tag, selbst in der Nacht. Und das, obwohl – von außen betrachtet – wenig Anlass besteht, dass es mir geht, wie es mir geht. Ich bin mir meiner eigentlich höchst zufriedenstellenden Situation ganz bewusst. Mir stehen viele Türen, zahlreiche Möglichkeiten offen. Ich bin frei, kann, ja müsste eigentlich doch glücklich sein. Ich habe die liebevollsten Eltern der Welt. Mit keinem anderen würde ich tauschen wollen. Ich bin dankbar für die vertrauten Beziehungen zu Familie und Freunden. Ich weiß zu schätzen, dass ich gut lernen, komplexe Sachverhalte mindestens meistens verstehen kann. Ich sehe die Gabe zu Konsequenz, Disziplin, Ehrgeiz und Eigenmotivation nicht als selbstverständlich. Ich bin nicht hässlich, muss nicht jeden Euro zwei Mal umdrehen, darf dank meiner Eltern in einer wohligen Wohnung wohnen. Ich konnte viele fremde Länder bereisen. Ich bin frei. Ich habe großes Glück. Ich weiß das. Mir müsste es blendend gehen, und doch geht es mir ehrlich gesagt verdammt schlecht.

Irgendwas stimmt nicht. Ich bin einfach falsch!

Lange Zeit habe ich das geglaubt, fühlte mich falsch, einfach bloß falsch. Selbst dieser Tage ist mir dieses Gefühl nicht unbekannt. Heute besteht jedoch ein bedeutender Unterschied. Ich verstehe: Ich bin nicht falsch. Ich bin gar nicht frei. Ich bin gefangen in diesem System des Zwangs. Ich bin gefangen, in einem engen, einem inneren Gefängnis, in meinem inneren Gefängnis, in mir selbst, denn ich bin krank. Es muss mir nicht gut gehen. Ich bin gar nicht falsch, bin gar nicht schuld. Ich bin krank. Ich kann nichts dafür.

Ich habe verstanden: Der Zwang macht mir was vor. Er ist gar nicht hilfreich, verschafft mir keine Ruhe. Im Gegenteil, der Zwang entfacht beständig neue Angst in mir, zehrt mich immer mehr aus. Denn wer schreit denn noch immer, trotz eines anderen offensichtlichen Leids? Er hat sich verraten, und ich habe verstanden, im letzten Moment. Beinahe war es zu spät.

2 Erkenntnisse und Verständnis der Zwangserkrankung

Heute weiß ich: Ich bin krank. Und ich weiß auch: Der Zwang verspricht, was er nicht halten kann. Er ist kein Freund, sondern ein Feind, stachelt beständig neue Ängste an, nährt sich selbst. Die Zwangserkrankung baut eine hohe Eigendynamik auf. Treibt ihr Unwesen, so lange, bis die Krankheit als solche erkannt wird, bis Betroffene die richtige Behandlung erhalten.

Ich hatte mich bereits vor Jahren den unterschiedlichsten Behandlungen unterzogen, vor allem mit schmerz- und psychotherapeutischem Charakter. Doch auch in der Psychotherapie lag der Fokus lange fast ausschließlich auf meiner Kopfschmerzsymptomatik. Dieser Fokus war sicherlich nicht falsch, denn der Kopfschmerz war ursächlich und ist noch heute der wesentliche Trigger für die in mir liegende Anspannung, für meine mittlerweile generalisierte Angst und damit für die Zwangserkrankung. Doch dieser Fokus allein half mir nicht.

Lange Zeit wusste ich gar nicht, dass ich – neben den chronischen Kopfschmerzen – an einer Zwangsstörung erkrankt war. Obwohl ich, und meine Eltern mit mir, viele Ärzte konsultierte, wurde mein vollumfängliches Krankheitsbild schlichtweg zu lange nicht festgestellt. Irgendwann fiel das Wort Zwangserkrankung im Zusammenhang mit meinem Unwohlbefinden dann doch. Endlich wurde diese Diagnose gestellt. Endlich, nach ungefähr 15 Jahren. Jahre über Jahre hatten die Zwänge Zeit gehabt, sich behutsam einzuschleichen, sich auszubreiten, bis sie mich beinahe erdrückten, nahezu erstickten. Es liegt mir fern, hier Schuldzuschreibungen vorzunehmen. Ganz im Gegenteil, stets war, noch heute bin ich zutiefst davon überzeugt, dass jeder Arzt, jeder Therapeut mich nach bestem Wissen und Gewissen behandelte. Und trotzdem, trotz der seit Kindheit bestehenden Kopfschmerzen, der ausgeprägten Sensibilität, der früh aufgetretenen Schlafstörungen, des Leistungsdrangs, Perfektionsstrebens und eines überaus ausgeprägten Ehrgeizes, wurden mir so lange nicht die richtigen Fragen gestellt. Die Fragen, anhand deren Beantwortung die Zwangserkrankung wohl weit früher festzustellen gewesen wäre.

Irgendwann fing ich an, in Gesprächen mit Experten über meine seltsamen Ängste zu sprechen. Vorsichtig, zögerlich artikulierte ich die in angstbesetzten Situationen auftretenden Gedanken, die ich mit Beispielen ausführte, um sie meinem Gegenüber begreiflich zu machen. Ich erklärte, was mein Kopf sich zusammenreimte, wie er geistreich für so viele Handgriffe Anweisungen gab, deren Einhaltung oder Nichteinhaltung eine wünschenswerte oder eben verabscheute Konsequenz nach sich zog. Erwähnte auch, betonte wiederholt, ich wäre mir bewusst, wie unrealistisch, gar befremdlich solche Bedingungsgedanken waren, und wie ich dennoch stets gezwungen war, eine jede Bedingung zu erfüllen.

Mich zu offenbaren war mir peinlich, ich schämte mich stark. Indes, ich hatte keine Wahl, ich musste beginnen zu sprechen, musste mein Leid, meine Gedankenwelt wenigstens auszugsweise jemandem anvertrauen. Ich spürte wohl deutlich, dass etwas nicht stimmte, und war dennoch nicht fähig, mich mit meiner Ratio in Eigenregie diesen komischen Anforderungen zu widersetzen.

Da tauchte er auf, der Begriff des Zwangs, doch selbst dann erhielt ich aus heutiger Sicht noch immer nicht die auf die Zwangserkrankung ausgerichtete, wirksame, für mich hilfreiche Behandlung.

Heute sind mir die tragenden Säulen in der Behandlung der Zwangserkrankung bekannt. Die Behandlung, die ich seit einigen Monaten bekomme, ist die angemessene, die einzig wirksame. Seither habe ich tatsächlich das Gefühl, mir wird geholfen, mein Zwangssystem zu verlassen. Schritt für Schritt bewege ich mich aus meinem inneren Käfig heraus. In intensiver Begleitung, psychotherapeutisch und psychiatrisch-medikamentös unterstützt, ganz langsam, und mit Rückschritten, die es wohl immer gibt, kann ich endlich etwas bewegen. Ich bin unsagbar dankbar für diese intensive Begleitung, die ich durch meine Therapeutin für Kognitive Verhaltenstherapie und den Facharzt für Psychiatrie erfahren darf. Komplettiert wird dieses Behandlungspaket durch eine Schmerztherapie bei einem Kopfschmerzspezialisten aus dem Fachgebiet der Neurologie.

Wäre er verkürzbar gewesen, dieser überaus lange, so zehrende Leidensweg? Sind sie tatsächlich nötig, diese Momente der Krankheitseskalation, fürchterlich und zugleich doch irgendwie wertvoll hinsichtlich der Diagnosestellung?

Mittlerweile sind Zwangserkrankungen gut bekannt. Trotz der Erkenntnisse werden sie jedoch nach wie vor häufig jahrelang nicht erkannt bzw. richtig behandelt. Es wird von einem durchschnittlichen Zeitraum von sieben bis zehn Jahren ausgegangen, ehe eine Zwangserkrankung als solche diagnostiziert wird, ehe entsprechende Behandlungsmaßnahmen eingeleitet werden.[1] Dementsprechend hoch ist der Leidensdruck der Betroffenen. Die Diagnose erschwerende Aspekte sind der charakteristische Krankheitsverlauf, der eine ansteigende, wellenartige Kurve zeichnet, die das sich insgesamt verschärfende Leid mit kurzweiligen Unterbrechungen beschreibt. Auch ist es typisch, dass Betroffene die Symptome der Krankheit, das zwanghafte Wahrnehmen, Denken, Verhalten verstecken, gekonnt verstecken, sie mitunter gar verleugnen. Vor anderen, vor sich selbst. Gerade weil sie die Absurdität ihres zwanghaften Denkens und Tuns selbst deutlich erkennen. Und sich dafür schämen.

In den letzten Jahren ist bereits einiges im Sinne der Aufklärung über die Zwangserkrankung geschehen. Und trotzdem bin ich überzeugt, sie bedarf weiterer, weitreichenderer, umfassenderer Thematisierung. Nur so können eine frühzeitige(re) Diagnose, Akzeptanz und zügig eingeleitete wirksamkeitserprobte Behandlungsmaßnahmen einen langen Leidensweg abkürzen. Weitere Thematisierung, weitere Aufklärung, mehr Verständnis und Akzeptanz der Zwangserkrankung können abwertende Haltungen gegenüber Erkrankten verringern und so deren Schuld- und Schamgefühle genauso wie krankheitsbedingte soziale Spannungen abfedern.

Vor diesem Hintergrund habe ich beschlossen, meine eigenen Erfahrungen mit der Zwangserkrankung zu teilen. Als Betroffene möchte ich die weitere Enttabuisierung psychischer Erkrankungen unterstützen. Ich hoffe, mit meinen teils sehr intimen Schilderungen einen wertvollen Beitrag zu leisten: Das Erleben von Zwängen soll nachvollziehbar(er) werden, die Tücken der Krankheit begreiflich(er), und wirksame Behandlungsmaßnahmen bekannt(er) und verständlich(er). Dabei nehme ich nicht für mich in Anspruch, allgemein Expertin zu sein – das sind andere, speziell ausgebildete Menschen. Ich kann und will nur schildern, was ich lernen durfte, um mit den unschönen Erfahrungen umzugehen und mich schrittweise aus den Fängen des Zwangs zu befreien.

Zwang – was ist das?

Einen Zwang empfinde ich als starken Drang, als einen Impuls beziehungsweise inneren Druck. Dann bin ich angehalten, etwas Bestimmtes zu denken oder zu tun, mich auf bestimmte Weise zu verhalten. Ausgelöst wird ein solcher Drang durch verschiedenste Unsicherheiten. Er taucht auf in den unterschiedlichsten Situationen. Es sind zumeist banale Situationen, Alltagssituationen, denn mittlerweile wittere ich überall und jederzeit Gefahren.

Ich glaube, wir alle kennen derartige Empfindungen. Zum Beispiel, wenn wir uns unsicher sind, ob wir die Haus- oder Wohnungstür in der Eile tatsächlich abgeschlossen haben. Wir spüren den Drang zurückzugehen, um nachzusehen. Oder wir befürchten, wir haben vergessen, den Backofen, die Herdplatte auszuschalten, haben uns die Hände oder Kleidung beim Arzt- oder Apothekenbesuch mit Bakterien, Viren beschmutzt. Wir verspüren den Drang, die Hände oder Kleidung schnellstmöglich zu reinigen. Derartige Befürchtungen, derartige Verhaltensweisen sind nicht in jedem Fall krankheitswertig. Vielmehr handelt es sich bei derlei Empfindungen und Tun gewissermaßen um gewöhnliche Kontrollhandlungen.

Nun stellt sich die Frage nach der Differenzierbarkeit. Welche Art von Gedanken und Handlungen dürfen wir als »gewöhnlich« stehen lassen? Und wie erkennen wir die Grenze zwischen üblichen Kontrollen und Zwängen?

Der Grat zwischen gewöhnlichen Kontrollhandlungen und Zwängen ist schmal. Lässt sich eine Befürchtung, eine gewisse Angst durch eine einmalige Absicherungshandlung besänftigen, dürfen wir gemäß meiner Erfahrung davon ausgehen, dass es sich dabei um »normale« Unsicherheiten und deren Absicherung handelt. Einmal zurückzugehen, um die Tür bzw. Herdplatte zu überprüfen, ist ebenso wenig außergewöhnlich, wie einmal sorgfältig die Hände zu waschen. Bedeutend ist, dass die Angst sowie die damit einhergehende Kontroll- bzw. Absicherungshandlung keinen einschränkenden, die Lebensführung des Betroffenen wesentlich beeinträchtigenden Charakter aufweisen.

Bei einer alltäglichen Kontrollhandlung ist es uns also möglich, uns angesichts einer eventuellen Gefahr relativ rasch selbst zu beruhigen. Die ausgeführte Handlung zur eigenen Beruhigung bedarf keines großen Aufwandes. Sie wird vielmehr ziemlich beiläufig ausgeführt. Sie schränkt uns nicht wirklich ein, beeinträchtigt uns nicht wesentlich. Die Unsicherheit, die Angst lassen relativ rasch nach, sind weder überaus zehrend noch halten sie uns besonders lange von unserem Tagesgeschäft ab.

Anders sieht es aus, wenn Unsicherheiten, Ängste und damit verbundene Zwangshandlungen derart präsent sind, dass sie stark einschränkenden, die Lebensqualität stark beeinträchtigenden Charakter haben. Wir Zwangserkrankte wittern beinahe überall Gefahren (Anm.: Pathologische Ängste können generalisiert oder auf gewisse Lebensbereiche begrenzt sein). Uns genügt die bloße Vorstellung einer möglichen Gefahr, um übermäßig beunruhigt zu sein. Dazu kommt, dass wir uns kaum aus dieser Unruhe lösen können. Die Angst will nicht zurückgehen, auch nicht, wenn wir mehrmals kontrollieren, ob die Herdplatte tatsächlich ausgeschaltet ist, auch nicht, wenn wir unsere Hände mehrmals mit Seife waschen. Wieder und wieder führen wir die Absicherungshandlung aus, jedes Mal von Neuem hoffend, die Angst, die innere Unruhe endlich abmildern, das endlose Wiederholen der so anstrengenden Zwangshandlungen endlich beenden zu können. Uns ist klar, die Herdplatte ist aus. Uns ist klar, mittlerweile sind die Hände mehr als sauber. Nach mehrmaligem Einseifen, nach mehrmaligem Waschen unter schmerzhaft heißem Wasser kann dies logischerweise gar nicht anders sein. Rational ist uns das klar. Emotional ist das anders, Beruhigung stellt sich trotzdem nicht ein. Also kontrollieren wir, reinigen erneut, und mit jeder Wiederholung nimmt die Beunruhigung ironischerweise eher zu als ab.

Die Anzahl der Wiederholungen und deren jeweiliges Andauern hängen von verschiedenen Faktoren ab. Die gegebene Situation, die eigene Verfassung und insbesondere die drohende Gefahr, die meist bloß eine vermeintliche ist, bestimmen, wie oft die entsprechende Absicherungshandlung durchzuführen ist. Es kann Minuten, es kann auch Stunden dauern, ehe wir den gezwungenermaßen zu wiederholenden Ritualen entkommen können. Wir sind stark beeinträchtigt in unserer Lebensführung. Wir verzeichnen hohe Einbußen in unserer Lebensqualität. Der gravierende Unterschied zwischen gesunden und krankheitsbedingten Handlungsweisen ist das durch diese Handlungen bewirkte Maß an empfundener Beeinträchtigung. Insbesondere, weil der Übergang von gewöhnlichem zu pathologischem Maß sich schleichend vollzieht, sind genaueres Hinsehen sowie gegebenenfalls die Inanspruchnahme von professioneller Hilfe unbedingt angebracht.

Es gibt verschiedene Ausprägungen von Zwängen. Teilweise treten sie speziell, häufig auch gemischt auf. Mir sind mittlerweile – bedauerlicherweise – die meisten Formen des Zwangs bekannt. Ich habe sowohl Zwangsgedanken als auch Zwangshandlungen erlebt. Zu Letzteren gehören u. a. Kontroll-, Zähl- und Waschzwänge.

Im Rahmen der Behandlung sollen Patienten ihre Ängste erkennen und begreifen. Sie sollen lernen, diese auszuhalten, anstatt zu versuchen, sie durch Zwänge abzumildern. Außerdem sollen Patienten die Zusammenhangslosigkeit zwischen der (vermeintlich) drohenden Gefahr und der Zwangshandlung derart verinnerlichen, dass ihnen das Bewusstsein der tatsächlichen Absurdität des eigenen Verhaltens beim Herausgehen aus der Erkrankung hilft.

Auf die Therapiebausteine, die mir von meiner Therapeutin angeboten werden, mit deren Unterstützung es mir möglich ist, ein weiteres Fortschreiten der Zwangserkrankung (mindestens phasenweise) aufzuhalten, die zu (immerhin zeitweiliger) Erleichterung führen, werde ich später detailliert zu sprechen kommen. Zunächst ist es mein Anliegen, den Zwang und seine Ausprägungen als solche zu erläutern. Denn erst ein wirkliches Verstehen der Krankheit – der eigenen Zwangserkrankung oder jener eines Mitmenschen – erlaubt ein Erkennen, ein Einsehen von Dramatik, Schwere und Ernsthaftigkeit dieser Indikation, erlaubt ein Annehmen, ein Akzeptieren des Betroffenseins. Und genau diese radikale Krankheitsakzeptanz stellt die Basis für eine schrittweise Befindlichkeitsbesserung dar.

Ausprägungen des Zwangs

Die Zwangserkrankung zeigt sich in verschiedenen Ausprägungen. Wir unterscheiden generell Zwangsgedanken und Zwangshandlungen, wobei Letztere sich u. a. gliedern in Kontroll-, Zähl- und Waschzwänge. Zwangsgedanken und -handlungen können in reiner Form auftreten, zeigen sich zumeist jedoch gemischt. Ich selbst habe im Kontext der sich bei mir bereits im Kindesalter einschleichenden Erkrankung deren verschiedene Ausgestaltungen erlebt.

Persönliches Beispiel zur Differenzierung der Zwänge

Ich habe bereits meinen ersten zwanghaften Gedankengang und das zugehörige Verhalten dargelegt. Dieses Beispiel greife ich hier auf und ergänze es um diverse zu späteren Zeitpunkten hinzukommende krankheitstypische Gedanken und Handlungen. Ich schildere also eine tatsächliche Zwangssituation in ihrer ganzen Komplexität, genauso, wie sie sich im Laufe der Zeit entwickelt hat.

Wenn ich mit dem linken Fuß auf dieses Blatt trete, kriege ich Kopfweh. Wenn ich mit dem rechten Fuß auf den Stein trete, muss ich brechen. Wenn ich auf den Gullydeckel trete, kriege ich Kopfweh und muss brechen. Und wenn ich mit geschlossenen Beinen drüberspringe, passiert nichts.

Ich konzentriere mich. Ich achte darauf, meinen linken Fuß nicht auf das Blatt zu setzen, mit meinem rechten Fuß keinesfalls auf den Stein zu treten. Vor dem Gullydeckel bleibe ich kurz stehen, stelle beide Füße eng nebeneinander. Ich gehe etwas in die Knie, hole Schwung mit meinen Armen und – hops – drücke mich mit beiden Füßen gleichzeitig nach vorne oben vom Boden ab. Zack – ich komme auf. Ich richte den Blick nach unten, sehe meine Füße, die weißen Sneakers. Ich erkenne einen kleinen Streifen Asphalt zwischen Deckelrand und Schuhsohle. Ich sehe das genau, sehe das ganz genau. Und trotzdem spüre ich diese Unsicherheit, mächtig, vereinnahmend. Fühle starke Zweifel, bin nicht überzeugt, mir, meinen Augen auch wirklich vertrauen zu können.

Vielleicht bin ich doch auf dem Gullydeckel gelandet. Dann kriege ich jetzt Kopfweh, muss mich gleich übergeben. Vielleicht stehen meine Füße ein klein wenig auf dem Gullydeckel. Vielleicht berühre ich ihn doch?

Stocksteif stehe ich da, genau an der Stelle, an der ich eben gelandet bin. Blicke noch immer nach unten, sehe ihn noch immer genau, den Streifen Asphalt zwischen Gullydeckel und Sneakers. Doch ich kann keinen Schritt weitergehen. Stehe regungslos da. Obwohl ich es eilig habe.

Eigentlich habe ich es eilig. Eigentlich fängt die Schule bald an. Vielleicht stehe ich auf dem Gullydeckel. Vielleicht berühre ich ihn doch? Dann kriege ich Kopfweh, dann muss ich brechen.

Ich kann mich nicht einen Millimeter von der Stelle bewegen. Ich blicke nach unten, versuche zu erspähen, ob der erhoffte Abstand, dieser kleine Flecken Asphalt, tatsächlich vorhanden, nicht lediglich eingebildet ist. Ich sehe den Streifen, ganz genau. Fühle mich noch immer so unsicher, wage nicht zu blinzeln. Ich darf keinen Fehler machen. Ich will kein Kopfweh. Ich will mich nicht übergeben.

Ich beuge meine Knie, lasse mich langsam nieder, verharre in der Hocke, beständig darauf achtend, meine Füße keinesfalls zu bewegen. Ich stütze mich mit den Händen auf dem Asphalt ab. Drehe mich leicht, ertaste mit einer Hand meine Ferse, meinen Schuh. Greife noch etwas weiter zurück, fühle den stählernen Gullydeckel. Langsam ziehe ich meine Finger in Richtung rechter Schuh. Ich kann mich nicht täuschen, so eindeutig verschieden fühlen sich Deckel, Asphalt und Schuhsohle an. Ich wiederhole den Vorgang, nun konzentriere ich mich auf den linken Schuh. Da ist ein Abstand, ich kann mich nicht täuschen, rational ist mir das bewusst.

Trotzdem stellt sich kein vertrauenswürdiges Gefühl bei mir ein. Ich bin mir nicht sicher, ob da tatsächlich ein Abstand ist. Ich kann sie nicht ertragen, diese starke Unsicherheit. Ich kontrolliere erneut, optisch, dann haptisch, mehrfach. Mir ist klar, das ist völlig absurd. Da ist kein Zusammenhang zwischen Schmerzen, Übelkeit und irgendwelchen Schrittfolgen, Trittstellen, zwischen was auch immer. Das weiß ich genau, doch ich kann mir nicht helfen, ich habe Angst. Ich will kein Kopfweh, ich will mich nicht übergeben. Ich darf keinen Fehler machen, kein Risiko eingehen.

Ich muss doch zur Schule. Ich versuche es ein weiteres Mal, noch immer hoffend, mich endlich so sicher zu fühlen, dass ich weitergehen kann. Die Hoffnung vergeht, die Unsicherheit bleibt.

Ene mene geendet, dieser Spruch sei gebendet. Ich kriege kein Kopfweh und muss nicht brechen, wenn ich alles nochmal von vorne mache und ich dieses Mal alles richtig, eindeutig, ganz sicher ohne Fehler mache.

Ich bin erleichtert ob dieser neuen Chance. Konzentriere mich stark. Ich beuge die Knie, hole Schwung, springe mit beiden Beinen über den Gullydeckel, lande dahinter auf dem Asphalt. Ich bin etwas weiter gesprungen als zuletzt, der Asphaltstreifen zwischen Deckel und Schuhen ist wirklich breit. Ich sehe das genau, kann den Abstand erkennen, kann ihn fühlen, als ich ihn in der Hocke prüfe. Ganz sicher bin ich mir noch immer nicht. Aber sicher genug, um endlich in Richtung Schule weitergehen zu können.

Es dauert nicht lange, da komme ich an. Stehe vor dem Haupteingang, lege meine Finger an den Türgriff und drücke die schwere Türe auf. Erhasche dabei einen Blick auf meine extrem schmutzigen Finger, und während ich das Gebäude betrete, beginnt das kräftezehrende Gedankenspiel in meinem Kopf erneut.

Nur wenn ich meine stark verschmutzten Hände vier Mal einseife, gründlich abspüle, den Wasserhahn dann zudrehe und die Hände abtrockne, mit keinem Mal Ersatz[2]*, kriege ich kein Kopfweh und muss nicht brechen. Dieser Spruch kann nicht gebendet werden.*

So sehr ich mich bemühe, diese zermürbenden Gedanken nicht zu beachten, ich kann das nicht steuern, sie beißen sich fest, rasten ein in meinem Kopf. Ich bin machtlos, fühle mich fremdbestimmt. Ich bewege mich nicht in Richtung Klassenzimmer, sondern zur Mädchentoilette. Ich will das doch gar nicht. Ich bin doch eh schon zu spät. Ich spüre mein Herz wild schlagen, kann mich kaum mehr halten auf meinen zittrigen Beinen. Ich finde mich wieder vor dem Waschbecken. Gründlich seife ich meine Hände ein und auch das fühlt sich seltsam an. So, als machte das nicht ich. Eher so, als bewegten sich meine Hände von selbst. Ich spüle sie ab. Eigentlich spülen eher sie sich ab, drehen dann den Wasserhahn zu, greifen nach dem Handpapier. Trocknen sich ab. Eins. Meine Hände beginnen den Waschvorgang erneut. Meine Hände, meine Finger bewegen sich mechanisch, ganz von allein. Zwei. Drei. Vier. Fertig. Fertig! Endlich.

Ich spüre kurze Erleichterung, kann verschnaufen. Fühle sie zurückkehren, meine Fähigkeit, mich selbst zu lenken. Ich mache rasch kehrt, greife den Türknauf, will endlich in den Unterricht gehen. Doch ehe ich die Türe aufdrücken kann, werde ich erneut von Unsicherheit überrollt. Wie eine Welle schwappt sie über mich. Ich habe Angst. Und wieder entgleitet mir die Fähigkeit, die Situation zu lenken, mein Handeln selbst zu bestimmen. Habe ich mich getäuscht, mich verzählt? Die Hände bloß drei Mal gereinigt? Womöglich den Wasserhahn zwischendurch nicht abgedreht? Der Spruch kann nicht gebendet werden! Fehler! Was soll ich tun? Meine Gedanken rotieren, ich zittere stark. Spüre Angst, nichts als Angst, Verzweiflung, Ausweglosigkeit. Was nun? Was tun? Streng dich doch wenigstens einmal an!

Ene mene geendet, dieser Spruch, dass der eigentliche Spruch nicht gebendet werden kann, sei gebendet. Ene mene geendet, der eigentliche Spruch sei gebendet.

Konzentration! Noch einen Fehler kannst du dir nicht erlauben, höre ich meine innere Stimme mahnen. Höre sie laut, streng, so abschätzig tönen.

Nur wenn ich es bei diesem Mal schaffe, meine stark verschmutzten Hände wirklich genau vier Mal und ohne Fehler einzuseifen, ehe ich sie gründlich abspüle, den Wasserhahn schließe und erst dann meine Hände abtrockne, kriege ich kein Kopfweh und muss nicht brechen. Und nur dann schaffe ich es, ins Klassenzimmer zu gehen, und nur so haben meine Eltern keinen Unfall. Der Spruch kann unter keinem Umstand mehr gebendet werden.

Rrrrrring Rrrriiiiing Riiiiiing! Die Schulglocke klingelt! Wie spät kann es schon sein? Ich erschrecke so stark, dass ich wie wachgerüttelt bin. Ich spüre diesen komischen Drang zwar noch. Habe noch immer das Gefühl, meine Hände wiederholt waschen zu müssen. Doch irgendwas ist anders, der Drang ist schwächer. Ich fühle mich komisch, empfinde die ganze Situation irgendwie als ziemlich absurd. Die fordernden Gedanken verblassen, der Waschdrang lässt nach. Ich greife nach dem Türgriff, drücke die schwere Tür auf. Dieses Mal schaffe ich es, trete hinaus, bewege mich eiligen Schrittes in den Pausenhof, schließe mich möglichst unbemerkt den anderen Kindern an.

Ich bin müde.

Zwangsgedanken und magisches Denken

Zwangsgedanken sind drängende Gedanken. Wir wollen uns mit den betreffenden Themen gar nicht auseinandersetzen. Doch genau das geschieht. Denn Zwangsgedanken drängen sich einfach auf. Sie warten nicht darauf, verlangt, herbeigesehnt, bewusst in unsere Köpfe, in unsere Wahrnehmung geholt zu werden. Zwangsgedanken tauchen selbstständig auf.

Kennzeichnend ist außerdem, dass Zwangsgedanken, sobald sie da sind, viel Raum und Aufmerksamkeit beanspruchen, sich festsetzen, quasi einrasten. Sie lassen uns nicht mehr los. Bloß unter größter Anstrengung, mit höchster Konzentration und Konsequenz vermögen wir vielleicht, sie nach langer, langer Zeit abzuschütteln. Wenn überhaupt. Sie sind derart mächtig, derart präsent, dass sie uns ausfüllen, uns völlig vereinnahmen, andere Gedanken überdecken, unsere Empfindungen schlichtweg erdrücken. Was wir noch spüren, ist Machtlosigkeit. Wir fühlen uns der Situation, den Gedanken ausgeliefert.

Zwangsgedanken sind keine angenehmen Gesellen, sind vielmehr unangenehmen, zehrenden, zermürbenden Charakters, wenngleich sie häufig für lange, sehr lange Zeitspannen ihr wahres Gesicht verstecken. Besonders in der Initialphase der Erkrankung erscheinen sie uns Betroffenen geradezu hilfreich.

Doch letztlich sind Zwangsgedanken unangenehmer Natur. Sie beziehen sich auf vermeintliche Gefahren, drohende Katastrophen, kommen als Befürchtungs-, Unsicherheits-, bzw. Angstgedanken zum Ausdruck. Manche Erkrankte befürchten, die eigenen Kinder beim Gemüseschneiden zu verletzen, dem eigenen Partner in irgendeiner Weise zu schaden. Andere meinen, sich durch geringste Schmutzmengen, herumschwirrende Viren, Bakterien oder Pilze mit schwersten Krankheiten zu infizieren. Und wieder andere werden bestimmt von Ängsten, die sich auf das Eintreten verabscheuter Situationen oder verhassten Befindens, wie beispielsweise Schmerzerleben, beziehen.

Zwangsgedanken können in Reinform bestehen, d. h., es bleibt ausschließlich bei den Gedanken. Befürchtungen, Angstgedanken bestimmen die Wahrnehmung, das Bewusstsein der Betroffenen. Sie spüren Furcht, Nervosität, fühlen sich womöglich gefährlich und leben ständig in Angst.

Weit häufiger, so auch bei mir, treten Zwangsgedanken jedoch in Kombination mit Zwangshandlungen auf. Ist das so, besteht ein Zwangsgedanke quasi aus zwei Teilen. Die Befürchtungs- bzw. Angstgedanken sind um Bedingungsgedanken ergänzt. Der Zwangsgedanke stellt genauso wie bei der Reinform eine vermeintliche Katastrophe in

Aussicht. Kennzeichnend für die Mischform ist die Erweiterung um eine spezifische Bedingung, wobei deren Erfüllung den Katastropheneintritt zu verhindern vorgibt. Zwangsgedanken und -handlungen gemischt spiegeln also eine Art magischen Denkens wider. Wir Erkrankte vernehmen die Bedingung als Anordnung, die exakte, fehlerlose, perfekte Erfüllung verspricht Beruhigung bzw. Angstreduktion.

Diese Aussicht fassen wir Zwangserkrankte wie eine uns zugetragene Chance auf: Wenn wir uns korrekt, fehlerfrei, eben wie gefordert verhalten, können wir die drohende Katastrophe durch unser eigenes Handeln abwehren. Die Gefahrenabwendung liegt in unserer eigenen Hand. Und gerade deshalb erscheinen uns zweiteilige Zwangsgedanken zunächst als so hilfreich, weit mehr als belastend. Was kurzfristig eventuell funktionieren mag, kehrt sich auf längere Sicht jedoch ins Gegenteil um. Denn der Zwang ist ein Gaukler, verspricht, was er in keiner Weise halten kann.

Im Beispiel ist der Zwangsgedanke zweiteiliger Natur. Ich erhalte Katastrophengedanken und ergänzende Bedingungsgedanken. Die Bedingung klärt mich auf, wohin ich treten darf, welche Stellen zu vermeiden sind. Der Zwang legt das Verhindern des Katastropheneintritts damit hypothetisch in meine Hände.

Auch die beschriebenen Zweifel ob der Fehlerfreiheit, der Korrektheit und Perfektion meines Verhaltens sind den Zwangsgedanken zuzuordnen. Gerade in der wieder und wieder aufkeimenden Unsicherheit, den Gullydeckel vielleicht doch berührt zu haben, drückt sich der drängende Charakter, das für Zwangsgedanken typische Gedankeneinrasten aus. Egal was wir tun, egal wie sehr wir uns anstrengen, wir werden die Zwangsgedanken schwer, kaum, zuweilen gar nicht los.

So baut sich der Zwang im Beispiel weiter aus. Die anfänglichen Zwangsgedanken halten mich an, mich entsprechend ihrer Vorgaben zu verhalten. Ich tue mein Bestes, gebe alles, alles was ich geben kann. Und doch spüre ich starke Zweifel, Unsicherheiten, bin weder überzeugt noch beruhigt, mich perfekt, fehlerfrei an die Bedingungen gehalten zu haben. Also bin ich gedrängt, die Ausführungen zu wiederholen, konzentriere mich noch mehr, strenge mich noch mehr an. Und irgendwann entspringen selbst den Angstabwehrhandlungen neue Zwangsgedanken, wie der folgende Händewaschzwang mit Unfallbezug.

Das ständige Aufkeimen neuartiger, andersartiger Zwangsgedanken, während ich damit beschäftigt bin, den an mich gestellten Anforderungen möglichst perfekt zu entsprechen, zeigt deutlich die eine wesentliche Charakteristik des Zwangs: Er verspricht uns Betroffenen Angstreduktion, schürt jedoch unablässig neue Angst. Und deren Kontrolle, Abwehr bzw. Abmilderung bedarf zusehends größerer Mühen.

Das für die Mischform von Zwangsgedanken und -handlungen typische magische Denken entspricht dem angenommenen Zusammenhang von gewissem Verhalten und Katastropheneintritt bzw. -abwehr. Angenommen in dem Sinn, dass dieser mögliche Zusammenhang handlungsleitend ist, auch wenn seine Absurdität durchaus erkannt wird.

Wir wissen von Zwangsgedanken, die eine Zwangshandlung einleiten, um irgendeine (vermeintliche) negative Konsequenz abzuwenden. Es gibt Zwangsgedanken, die zu Handlungen auffordern, die wenigstens einigermaßen logisch mit der (vermeintlich) drohenden Konsequenz in Zusammenhang stehen. Zum Beispiel, wenn ich mir beim Kochen nach jedem Griff in den Kühlschrank, nach jedem Berühren einer Verpackung, eines ungewaschenen Gemüses etc. die Hände einseifen und unter heißem Wasser abspülen muss, um die Gefahr des Krankwerdens abzuwenden, der Infektion mit Bakterien oder Viren gewissenhaft vorzubeugen. Natürlich ist diese Reinlichkeit übertrieben, natürlich weichen diese Handlungen vom gewöhnlichen Maß ab. Immerhin jedoch ist die Kausalität zwischen Hygiene und Krankheit irgendwie erklärbar.

Und dann gibt es Zwangsgedanken, die uns eine Kausalität zwischen unserem eigenen Verhalten und dem Eintritt einer gewissen Katastrophe suggerieren, die beim besten Willen weder logisch zu erläutern noch rational nachzuvollziehen ist. Ein Beispiel wäre die Abwehr eines Verkehrsunfalles durch mehrfaches Händewaschen in definierter Weise. Dieser Zusammenhang ist offensichtlich völlig absurd.

Genauso offensichtlich absurd ist das magische Denken beispielsweise hier:

Ene mene geendet, dieser Spruch sei gebendet. *Ich kriege kein Kopfweh und muss nicht brechen, wenn ich alles nochmal von Neuem mache, und dieses Mal alles richtig, eindeutig, ganz sicher ohne Fehler mache.*

Nur wenn ich meine stark verschmutzten Hände vier Mal einseife, gründlich abspüle, den Wasserhahn dann zudrehe und die Hände abtrockne, mit keinem Mal Ersatz, kriege ich kein Kopfweh und muss nicht brechen. ***Dieser Spruch kann nicht gebendet werden.***

Mit der abschließenden Phrase wird die Scheinkausalität fehlerhafter Auftragsausführung sicherheitshalber magisch aufgehoben. Das für Zwangserkrankte typische magische Denken unterstellt einerseits Zusammenhänge, die tatsächlich nicht bestehen, andererseits ermöglicht es, gewisse Zwangsaufträge außer Kraft zu setzen, zu annullieren (= »benden«) oder durch neue Anweisungen zu ersetzen.

Auftragsannullierungen, gegebenenfalls in Verbindung mit Auftragsänderungen, ergeben sich bei mir insbesondere dann, wenn der ursprüngliche Zwangsauftrag Aspekte enthält, die ich in keiner Weise zu beeinflussen oder zu kontrollieren vermag. Ein solcher Auftrag kann zum Beispiel sein: *Ich muss noch auf die Toilette gehen, mir die Hände drei Mal waschen, wobei nach jedem Mal Waschen der Wasserhahn zugedreht und die Hände vollständig abzutrocknen sind, und muss das Badezimmer wieder verlassen haben, bevor Papas Auto in die Hauseinfahrt einbiegt, bevor Mama das nächste Wort sagt, bevor mein Mobiltelefon eine neue Kurznachricht empfängt.* Diesen Vorgaben zu entsprechen steht nicht in meiner Macht. Bei derartigen Aufträgen ist bzw. war daher meine Unsicherheit besonders stark.

Schlussendlich ist es immer eine starke Unsicherheit, die zu magischem Denken führt. Prinzipiell sind Zwangsgedanken und Zwangshandlungen Versuche, eine angstbehaftete Situation zu kontrollieren, insofern Angstabwehrmechanismen.

Zwangshandlungen

Zwangshandlungen sind Verhaltensweisen, die den Eintritt einer gefürchteten Katastrophe abwenden sollen und bzw. oder der Reduktion innerer Anspannung dienen. Zwangshandlungen sind ritualisierte und übertriebene Verhaltensweisen. Der betriebene Aufwand zur Abwehr (vermeintlicher) Katastrophen bzw. zur Beruhigung ist unverhältnismäßig hoch. Die Rituale dienen nicht mehr der Erfüllung einer sinnvollen Aufgabe.

Je stärker ich den Eintritt einer Katastrophe fürchte, desto penibler führe ich den Zwangsauftrag aus und desto stärker zweifle ich gleichzeitig an der Fehlerlosigkeit der Ausführung. Typisch ist, dass die Unsicherheit ob der Korrektheit der eigenen Handlungen mit fortschreitender Erkrankungsdauer tendenziell zunimmt. Während zu Beginn der Zwangserkrankung die einmalige Ausführung eines Zwangsauftrages in den meisten Fällen hinsichtlich (temporärer) Beruhigung ausreicht, kommt es im fortgeschrittenen Krankheitsstadium immer öfter zum mehrfachen Wiederholen ein und derselben Auftragsausführung.

Häufig geht einer Zwangshandlung ein Zwangsgedanke voraus: Er gibt uns vor, wie wir uns zu verhalten haben, um die befürchtete Katastrophe zu verhindern. Sobald wir uns von ihm antreiben lassen, sind diese Verhaltensweisen als Zwangshandlungen einzuordnen.

Zwänge folgen dann dieser Logik: **Katastrophengedanken – Bedingungsgedanken – Zwangshandlungen.** Die Gedanken enthalten Formulierungen, an welchen diese Zwangslogik eindeutig festgemacht werden kann, wie **»Wenn ..., dann ...«** oder **»Nur wenn ..., dann ...«**.

»Wenn ...« leitet die uns aufgezwungene Handlung ein, »dann ...« legt die von unserem Verhalten (vermeintlich!) abhängende Konsequenz (drohende eintretende bzw. abgewendete Katastrophe) dar. Wird ein Zwang mit der Formulierung »Nur wenn ...« eingeleitet, sind die einzelnen vermeintlich katastrophenauslösenden Verhaltensweisen nicht ausformuliert. Insofern haben wir es hier mit einer Verkürzung zu tun. Die Formulierung erscheint pointierter, uns wird sogleich vorgegeben, wie wir uns zur Katastrophenabwehr zu verhalten haben.

Nehmen wir wieder mein Beispiel zur Verdeutlichung:

***Wenn** ich mit dem linken Fuß auf dieses Blatt trete, (**dann**) kriege ich Kopfweh. Wenn ich mit dem rechten Fuß auf den Stein trete, (**dann**) muss ich brechen. **Wenn** ich auf den Gullydeckel trete, (**dann**) kriege ich Kopfweh und muss brechen. Und **wenn** ich mit geschlossenen Beinen drüberspringe, (**dann**) passiert nichts.*

***Nur wenn** ich meine stark verschmutzten Hände vier Mal einseife, gründlich abspüle, den Wasserhahn dann zudrehe und die Hände abtrockne, mit keinem Mal Ersatz, (**dann**) kriege ich kein Kopfweh und muss nicht brechen.*

Es kommt jedoch auch vor, dass der Katastrophengedanke als solcher gar nicht bewusst wahrgenommen wird. Der Zwangsgedanke wird einfach übersprungen. Ein starkes, wenngleich diffuses Gefühl von Unsicherheit, Unbehagen, Aufregung vermag uns derart anzutreiben, dass wir uns sogleich in der Ausführung einer Zwangshandlung wiederfinden. In solchen Fällen wissen wir nicht um die Konsequenz, d. h. die drohende Katastrophe, haben nicht die Wahl zwischen katastrophenprovozierendem und katastrophenabwehrendem Verhalten. Wir begreifen einzig den an uns gestellten Auftrag, an dessen Erfüllung wir uns sogleich mit aller Kraft machen. Egal wie bizarr, wie sonderbar und absurd uns die angetragenen Handlungen erscheinen, uns ist sonnenklar: Wir müssen die Anordnung ausführen. Wir müssen den Auftrag erfüllen. Koste es, was es wolle! Hier folgt der Zwang einer leicht veränderten Struktur: **Auftragsgedanken – Zwangshandlungen.** Zugehörige Formulierungen lauten auf **»Ich muss …«**.

***Ich muss** mit geschlossenen Beinen über den Gullydeckel springen.*

***Ich muss** meine Hände vier Mal einseifen, gründlich abspülen, dann den Wasserhahn zudrehen, und dann die Hände abtrocknen.*

Sind wir in diesem Stadium angekommen, hat die Erkrankung bereits eine solche Eigendynamik entwickelt, dass wir Betroffenen hektisch, so schnell als irgend möglich, so gut, so perfekt wir eben können, versuchen zu funktionieren. Wir sind getrieben. Wir sind aufgeregt, wir spüren die Furcht, obwohl sie nicht greifbar ist, denn wir wissen gerade nicht um das auslösende Moment, den treibenden Umstand. Wir spüren bloß, wir müssen ihn erfüllen, den uns erteilten Auftrag, obwohl wir ganz klar merken, dass da etwas nicht stimmt. In einem solchen Krankheitsstadium, wenn wir uns Zwangshandlung um Zwangshandlung konfrontiert sehen, ist das Tempo der Erkrankung sehr hoch. Das Tempo ist derart rasant, dass uns kaum mehr Zeit bleibt zum Atmen.

Zwangshandlungen werden u. a. differenziert in Kontrollzwänge, Zählzwänge und Waschzwänge. Die spezifische Betrachtung von Zwangsverhaltensweisen ist insbesondere sinnvoll, wenn es um die Behandlung der Zwangserkrankung geht. Obwohl therapeutische und medizinische Maßnahmen in ihren Grundzügen dieselben bleiben, sind sie auf den Einzelfall hin zu individualisieren. Vor allem bei therapeutisch abgestimmten Übungen zur Veränderung krankheitsbedingter Wahrnehmungs-, Denk- und Verhaltensweisen spielt die Differenzierung der Zwangshandlungen eine Rolle. Je nach Ausprägung sind unterschiedliche Therapiemaßnahmen bzw. -übungen wesentlich.

Kontrollzwänge

Allein aus der Bezeichnung Kontrollzwänge lassen sich die Merkmale dieser Form von Zwangshandlungen erschließen. Zu dieser Kategorie zählen sämtliche den Zwangsbetroffenen auferlegte Handlungen, die kontrollierender Natur sind. Ihre Charakteristika sind:

- einleitender Zwangsgedanke, als Bedingungs- oder als Auftragsgedanke
- Der Gedanke zwingt die Person, aktiv zu werden, ihm Folge zu leisten, egal wie absurd der Gedanke bzw. die Aktivität erscheint.
- Die Handlungen müssen Krankheitswert aufweisen, d. h., sie müssen das »gewöhnliche« Maß übersteigen, die Lebensführung maßgeblich beeinträchtigen.
- Die Handlungen sind kontrollierender Natur.

Beispiele für Kontrollzwänge sind: nachprüfen, ob die Herdplatte ausgeschaltet, das Glätteisen ausgesteckt, die Tür abgeschlossen, das Licht ausgeschaltet, die Geldbörse verschlossen, das Fenster zugemacht, die Autotür verriegelt, die Kontaktlinse nicht aus dem Behälter gefallen, die Trinkflasche nicht ausgelaufen, die E-Mail versendet, die Erinnerung gespeichert, die Rechnung bezahlt, die Einkaufsliste eingesteckt ist etc.

Ein ab und zu vorkommendes einmaliges Nachkontrollieren der abgeschlossenen Haustür stellt noch keinen Kontrollzwang dar. Eine solche Handlung hält nicht übermäßig lange auf, kostet nicht ungewöhnlich viel Energie. Tauchen jedoch während des Nachkontrollierens erneut Gedanken auf, die zu weiteren Kontrollen antreiben, übersteigen diese Maßnahmen bald das »gewöhnliche« Maß. Sie haben damit Krankheitswert und sind als Kontrollzwänge zu begreifen. Beispiele für derartige weitertreibende Zwangsgedanken lauteten: »Wenn ich nicht noch drei weitere Male nachsehe, ob die Tür auch wirklich verschlossen ist, und zwischen jedem Mal Nachsehen mindestens drei Treppenstufen hinunter- und wieder hinaufsteige, muss ich brechen und kriege Kopfweh.« Oder: »Ich muss noch genau vier Mal kontrollieren, jeweils zuerst visuell, dann haptisch, ob die Tür wirklich verschlossen ist.«

Zwanghafte Kontrollen, so wie ich sie im Rahmen meiner Erkrankung sehr sehr häufig ausführen musste bzw. ab und an immer noch muss, sind meist visuell, häufig auch haptisch geprägt. Dann bin ich getrieben, wieder und wieder und hoch konzentriert den im Schlüsselloch steckenden Schlüssel zu greifen, ihn wieder und wieder ein wenig gegen den Uhrzeigersinn zu drehen, um ihn dann erneut bis zum Anschlag nach rechts zu drehen. Zusätzlich muss ich schauen, mehrmals, ob da kein Spalt zwischen Tür und Türstock ist, das überprüfe ich anschließend haptisch, indem ich meinen Finger zwischen Tür und Türstock hin und her gleiten lasse. Seltener sind die Überprüfungsmechanismen auditiv (wenn ich beispielsweise mein Ohr an den Übergang von Tür zu Türrahmen halten muss und auf das Geräusch eines möglicherweise durch einen Spalt ziehenden Windes höre), olfaktorisch oder gustatorisch (wenn ich u.a. mehrfach an der Milch, an einem Parfum etc. riechen muss und es zwischendurch immer wieder abzustellen habe, oder wenn ich bei Mahlzeiten drei Bissen Mozzarella auf

Frische verkosten und mich anschließend erneut auf der Verpackung über das Verfallsdatum informieren muss, ehe ich weiteressen darf).

Kontrollzwänge, so wie ich sie im Laufe meiner Erkrankung erlebt habe, sind stark generalisierender Art. In mehr und mehr Situationen schleicht sich das Kontrollieren ein. Plötzlich ist alles zu überprüfen, sind nicht bloß die für Kontrollen tatsächlich prädestinierten Dinge bzw. Sachverhalte zu prüfen, sondern es gilt sich auch abzusichern, wenn es sich um ganz Gewöhnliches, um alltägliche Handgriffe handelt. Es sind die völlig alltäglichen, die meist belanglosesten Handlungen, die von der Krankheit in Zwangshandlungen wie u. a. die hier thematisierten Kontrollzwänge umgewandelt werden.

Um das Thema Kontrollzwänge abzuschließen, möchte ich auf das persönliche Beispiel zurückgreifen. Einige der geschilderten Zwangshandlungen sind Kontrollzwänge:

Vielleicht bin ich doch auf dem Gullydeckel gelandet. Vielleicht berühre ich ihn doch? Dann kriege ich Kopfweh, dann muss ich brechen.

Dieser Gedankengang spiegelt die beginnende Verunsicherung der geschilderten Zwangseskapade wider. Es ist diese (pathologisch bedingte) Unsicherheit, die mich zu weiteren Zwangshandlungen antreibt. Ich bin mir nicht sicher, ob ich wirklich ganz klar hinter dem Deckel gelandet bin. Ich muss das überprüfen, muss genau kontrollieren, ob ein Abstand zwischen Schuhsohlen und Gullydeckelrand vorhanden ist. Prüfe das genau, zunächst mittels wiederholter Blickkontrollen. Dann führe ich haptische Überprüfungen durch, indem ich die unterschiedlichen Oberflächenstrukturen von Gullydeckel, Schuhsohlen und Asphalt zu ertasten versuche. Es sind exakt derartige Handlungen, zu deren Ausführung uns der Zwang anhält und die eindeutig kontrollierender Natur sind, die wir als Kontrollzwänge verstehen.

Zählzwänge

Als Zählzwänge sind – wie der Begriff bereits vermuten lässt – alle Zwangshandlungen mit zahlenmäßigem Inhalt zu verstehen. Sie sind wie folgt charakterisiert:

- einleitender Zwangsgedanke als Bedingungs- oder als Auftragsgedanke
- Der Gedanke zwingt die Person, aktiv zu werden, ihm Folge zu leisten, egal wie absurd der Gedanke bzw. die Aktivität erscheint.
- Die Handlungen müssen Krankheitswert aufweisen, d. h., sie müssen das »gewöhnliche« Maß übersteigen, die Lebensführung maßgeblich beeinträchtigen.
- Die Handlungen sind numerischer, zählender Natur: Abzählen, Einhalten vorgegebener Wiederholungszahlen, Meiden gewisser Nummern etc.

Nicht jede Beschäftigung, jede Auseinandersetzung mit Zahlen, nicht jedes Zählen, Abzählen, jedes Achten auf Nummern ist als Zählzwang auszulegen. Ganz im Gegenteil ist es nur üblich, dass wir uns an die ein oder andere numerische Vorgabe halten. Was würde geschehen, wenn sich niemand an die Geschwindigkeitsanweisungen im Straßenverkehr hielte (zumindest mehr oder weniger)? Oder was wären Kochrezepte ohne Mengenangaben, Fitnesspläne ohne Hinweise auf Wiederholungszahlen? Und wären arbeitsbezogene Aktivitäten überhaupt ohne Zahlen gestaltbar? Sind es nicht Zahlen, die terminliche, monetäre und sachliche Konkretisierung ermöglichen? Zahlen in solchen Zusammenhängen zu nutzen übersteigt nicht das »gewöhnliche« Maß, beeinträchtigt nicht maßgeblich unsere Lebensführung, erleichtert sie tatsächlich sogar.

Gleichzeitig gibt es Handlungen in numerischem, in zählendem Kontext, die alles andere als angebracht, alles andere als gesund sind. Handlungen, zu denen Erkrankte sich gezwungen fühlen. Sie wollen eigentlich nicht tun, was sie tun. Und müssen es trotzdem tun. Müssen beispielsweise die Löffel Joghurt abzählen, die sie ins Müsli geben, dürfen täglich bloß drei Esslöffel Joghurt essen, müssen diese drei Löffel aber unbedingt jeden Tag essen. Ich kenne das selbst, musste selbst viel zählen: Beim Duschen galt zweimaliges Einseifen, viermaliges Abwaschen, wechselnd in der Temperatur – warm, kalt, warm, kalt –, bei eventueller Fehlerhaftigkeit des Prozedere war Wiederholung in definierter Zahl angesagt. Ich musste das Licht neun Mal ein- und ausschalten, dabei den Lichtschalter mit vorgegebener Fingerzahl der linken oder rechten Hand berühren. Ich war mir abends im Bett plötzlich unsicher ob der korrekten Ausführung des Toilettengangs. Hatte ich tatsächlich vier Mal Toilettenpapier in der vorgegebenen Weise abgerissen, hatte ich mich zwischen jedem Papierabreißen gewiss zweimalig vom Toilettensitz erhoben und wieder niedergesetzt? Und hatte ich das Ganze gewiss neun Mal wiederholt, war neun Mal vom Badezimmer ins Schlafzimmer und wieder zurückgegangen?

Andere Zählzwänge gaben mir vor, wie oft ich vor der Prüfung eine gewisse Strecke zu laufen hatte, wie häufig ich den Stoff an diesem oder jenem Tag zu wiederholen hatte. Ich durfte keine drei Kekse essen, musste entweder zwei oder vier Stück essen. Ich musste die Chips zählen, die ich zu mir nahm, es durften keinesfalls sieben oder 13 sein. Auf keinen Fall durfte ich mehr als vier Cashewkerne vor 12 Uhr verspeisen. Ich musste ein Wort in vorgegebener Zahl wiederholt laut aussprechen, es fünf Mal komplett mit dem Finger abfahren, d. h., es berühren und dabei vollständig abdecken, ehe ich weiterlesen durfte. Ich durfte keinesfalls auf Seite 107 aufhören zu lesen, auch nicht, wenn meine Gäste bereits klingelten. Überhaupt musste ich vor dem Klingeln mindestens bis Seite 110 kommen. Und, jeden Gast musste ich drei Mal begrüßen und drei Mal berühren, und zwar eine Person drei Mal in Folge, ehe ich mit dem Berühren der nächsten Person weitermachte. Das musste selbstverständlich unauffällig, völlig unbemerkt geschehen. Ich musste warten, bis die Telefonverbindung 00:02 Sekunden zeigte, ehe ich »Hallo« sagen durfte. Und musste das Telefonat unbedingt beenden, bevor die Minute 03:00 anbrach. Ich durfte mein Training auf dem Crosstrainer nur beenden, wenn mein Puls nicht auf 147 stehen blieb. Bei Minute 59:00 waren die Haltegriffe des Crosstrainers mit beiden Händen loszulassen, und zwar genau bei 59:00 und nicht bei 59:01, gar 59:02, um sie exakt, wenn die Anzeige auf 60:00 sprang, wieder zu greifen.

Die Listung konkreter Zählzwänge könnte ich vermutlich endlos fortführen. Endlos, weil sich stets neue Zählzwänge zu den bereits bekannten dazugesellen, den ein oder anderen bestehenden Zählzwang mitunter auch ablösen. Wobei – das hoffe ich jedenfalls – sich das »endlos« irgendwann, wünschenswerterweise möglichst bald, erübrigt.

Auch im Kontext der Zählzwänge möchte ich das Gullydeckel-Beispiel aufgreifen. Die Aufschlüsselung zeigt, dass es Zählzwänge einschließt:

Nur wenn ich meine stark verschmutzten Hände ***vier Mal*** *einseife, gründlich abspüle, den Wasserhahn dann zudrehe und die Hände abtrockne, mit* ***keinem Mal*** *Ersatz, kriege ich kein Kopfweh und muss nicht brechen.*

Hier bin ich mit einem Zählzwang konfrontiert, muss nämlich die verlangte Handlungsabfolge genau vier Mal ausführen. Ich habe es zudem mit einem Waschzwang zu tun. Darauf komme ich im nächsten Abschnitt zu sprechen. Außerdem können die in dem Beispiel geschilderten Wiederholungsnotwendigkeiten, unter anderem zum wiederholten Überprüfen eines tatsächlichen Abstandes zwischen Schuhsohlen und Gullydeckel oder zum abermaligen viermaligen Händewaschen, als Zählzwänge ausgelegt werden. Der Zählzwang bestimmt also, in welcher Anzahl die Kontrollzwangshandlung bzw. die Waschzwangshandlung auszuführen ist. Zählzwänge liegen immer dann vor, wenn die Zwangserkrankung vorgibt, wie häufig, d. h. in welcher Zahl, eine kognitive Aktion, eine Handlung, eine ganze Handlungsabfolge auszuführen ist, und kann gewissermaßen in Reinform bestehen oder sich eben auf Zwangshandlungen anderen Formats beziehen. Auch kann ein Wiederholungszwang erst aufkommen, wenn dem ursprünglichen Zwangsgedanken mit Handlungsauftrag bereits stattgegeben wird. Im Gullydeckel-Beispiel ist dies der Fall, wenn der ursprüngliche Zwangsgedanke reproduziert wird (»bei diesem Mal«), und dies in etwas verschärfter Ausgestaltung (ich muss es »schaffen«, und zwar »wirklich genau vier Mal« und »ohne Fehler«), und mit Ausweitung der Katastrophengedanken (z. B. Unfall der Eltern):

Nur wenn ich es ***bei diesem Mal*** *schaffe, meine stark verschmutzten Hände genau viermalig, wirklich genau vier Mal, ohne Fehler einzuseifen, ehe ich sie gründlich abspüle, folglich den Wasserhahn schließe, und erst dann meine Hände abtrockne, kriege ich kein Kopfweh und muss nicht brechen. Und nur dann schaffe ich es, ins Klassenzimmer zu gehen, und nur so haben meine Eltern keinen Unfall.*

Komplex, was uns Zwangsbetroffenen von der Erkrankung aufgebürdet, abverlangt wird. Hochkomplex und sehr zermürbend. Vor allem, weil wir Erkrankte doch haargenau wissen, wie absurd die Zwänge, die Befürchtungen und zwanghaften Handlungen sind.

Waschzwänge

Patienten mit Waschzwängen fühlen sich genötigt, sich selbst oder diverse Objekte zu waschen, auf welche Weise auch immer. Bevor ich einige Beispiele nenne, hier die Eigenschaften von Waschzwängen:

- einleitender Zwangsgedanke als Bedingungs- oder als Auftragsgedanke
- Der Gedanke zwingt die Person, aktiv zu werden, ihm Folge zu leisten, egal wie absurd der Gedanke bzw. die Aktivität erscheint.
- Die Handlungen müssen Krankheitswert haben, d. h., sie müssen das »gewöhnliche« Maß übersteigen, die Lebensführung maßgeblich beeinträchtigen.
- Die auferlegten Handlungen belaufen sich auf Wasch-, Reinigungs- oder Reinlichkeitsrituale, bspw. auf Duschen, Waschen, Einseifen, Putzen, Desinfizieren, Vermeiden gewisser Berührungen oder Orte etc.
- Die auferlegten Handlungen können alle möglichen Körperstellen, außerdem Kleidungsstücke, sonstige Gegenstände, die Wohnung etc. betreffen.

Beispiele für Waschzwänge gibt es unzählige. Einige, die ich persönlich erlebt, miterlebt oder über die ich aus erster Hand erfahren habe, möchte ich an dieser Stelle teilen.

Ein sehr hartnäckiges, mich über mehrere Jahre begleitendes Waschritual betraf das Duschen. Duschen, ein banaler Vorgang, alltäglich, zweckmäßig. Für mich jedoch war Duschen alles andere als »banal«. Duschen verlangte nach hoher Aufmerksamkeit, Konzentration, kostete mich sehr viel Kraft. Bedeutete harte Arbeit, keine Entspannung, keinen Genuss. Ich hatte längst vergessen, wie angenehm eine warme Dusche sein kann. Im Gegenteil, ich musste genau planen, wann ich es schaffen konnte. Das tägliche Duschen machte mir Angst. Ich fürchtete die zwanghaften Waschrituale, die unzähligen Wiederholungen, die Anstrengung. Fürchtete sie so stark, dass ich oft Stunden brauchte, um mich zu überwinden. Doch was blieb mir anderes übrig, als diesen Kampf täglich auszufechten? Denn das Duschen auszulassen war keine Option, davor hatte ich noch größere Angst. Ich fürchtete Hautunreinheiten, Bakterien, Viren, sah mich mit allen möglichen unmöglichen Vorstellungen konfrontiert.

Ganz speziell fürchtete ich Hautausschlag auf meinem Dekolleté, wie ich ihn einmal im Sommerurlaub bekommen hatte. Ein Ausschlag, der eklig aussah, den ich als abstoßend empfand. Der mich brandmarkte. Für den ich mich schämen, den ich verstecken musste. Der mich hinderte, ein Shirt mit Ausschnitt zu tragen. Denn ich fürchtete mich, am meisten vor der Reaktion der anderen. Bestimmt fanden sie mich eklig, abstoßend, irgendwie falsch. Also musste ich den Ausschlag in Schach halten. Ich reinigte den Bereich mit speziellen Lotionen, trug Cremes und Gels auf, schützte die betroffene Hautpartie penibel vor Sonne. Ich ging nicht ins Freibad. Blieb zu Hause, bei schönstem Wetter, in den Ferien. Kratzte die eitrigen Stellen auf, hoffend, dass sich die Bläschen nicht erneut mit entzündlicher Flüssigkeit füllten. Als sich der Ausschlag endlich, nach (wohl eher trotz) wochenlanger »Behandlung«, beruhigte, spürte ich sie noch immer, die starke Angst. Würde er zurückkommen? Ich musste sein Wiederaufflammen in jedem Fall verhindern. Behandelte die betroffenen Hautpartien immerzu weiter, selbst als der Ausschlag nicht mehr existierte, präventiv sozusagen.

Die Angst vor dem Wiederaufflammen meines Hautausschlages überstieg jene vor dem Duschprozess deutlich. Und trotzdem hatte ich die beiden Ängste jeden Tag aufs Neue gegeneinander abzuwiegen. Ich überlegte hin. Ich überlegte her. Führte endlose Diskussionen in meinem Kopf, die völlig im Stillen und doch so laut, so chaotisch, so vereinnahmend abliefen. Und die Antwort lautete doch immerzu gleich: Ich würde an diesem Tag duschen. War die Entscheidung letztlich »getroffen«, begann die eigentliche Strapaze, die wahre Tortur.

Ich musste mich einseifen, mit Seife aus der Apotheke, musste die Seife in vorgegebener Weise auf meinem Körper verteilen. Musste mich richtig einschäumen, was beinahe einem Wundschrubben gleichkam. Musste das Wasser auf über 40 °C hochdrehen, musste mich – speziell im Dekolletébereich – mit zunehmend heißem Wasser und unter bestimmter Wasserstrahlführung korrekt waschen. Musste den Duschkopf in der rechten Hand halten, um ihn auf Höhe des Schlüsselbeinknochens in knapp zehn Zentimetern Abstand zur linken Schulter in Startposition zu bringen. Musste den Wasserstrahl dann von links nach rechts, zurück von rechts nach links bewegen, ehe ich den Duschkopf – wieder an der linken Körperseite – etwas nach unten zu versetzen hatte. So, dass ich beim vierten Mal Links-rechts-Führen schließlich den Bereich über der Brust abwusch. So, dass ich den Dekolletéreinigungsprozess eventuell beenden durfte. Eventuell, denn häufig hatte ich noch eine zusätzliche »Ersatzwiederholung« durchzuführen, für den Fall, dass eine der eigentlichen Ausführungen unbemerkt fehlerhaft gewesen war.

Schaffte ich es irgendwann, das Wasser abzudrehen, den Waschprozess an sich als beendet zu empfinden bzw. mir das mindestens einzureden, musste ich umgehend weitermachen. Ich durfte den erledigten ersten Teil des Duschprozesses nicht aufs Spiel setzen. Durfte nicht riskieren, dass am Erledigten Zweifel aufkamen. Griff also umgehend mit der linken Hand an den nassen Duschvorhang, vorsichtig, darauf achtend, ihn bloß mit meinen Fingern zu berühren, keinesfalls eine rasche Bewegung zu machen. Keinesfalls durfte ein allzu abruptes Aufziehen des Duschvorhanges dazu führen, dass sich ein paar Wassertropfen, schmutzig, unrein, verselbständigten und auf meinen Körper spritzten. Gleichzeitig hatte ich darauf zu achten, meinen Kopf beständig leicht schräg nach hinten zu neigen, sodass meine nassen Haare, die logischerweise tropfenweise Wasser abgaben, hinter meinen Schultern hingen und kein »unreines« Wasser aus meinen Haaren auf meinen Körper triefte. Unreines Wasser, aus den frisch gewaschenen Haaren, ist das nicht widersprüchlich? Könnte man meinen! Doch vielleicht war die Haarspülung nicht gänzlich ausgewaschen, vielleicht ein Duftstoff mit dem Wasser in meinen Haaren vermischt. Vielleicht würde das den Hautausschlag nähren, ihn wieder befeuern. Das durfte nicht sein.

Ich hatte korrekt aus der Duschwanne zu steigen, mich nach Vorgabe abzutrocknen. Ich musste schnell sein. Musste verhindern, dass Wasser vom Gesicht, vom Kinn oder Hals auf das bereits trockengetupfte Dekolleté lief. Und wenn ich es geschafft hatte, mich fehlerfrei abzutrocknen, sah ich mich der nächsten Herausforderung gegenüber: dem Anziehen. Saubere Hautpartien durften nicht mit kontaminierten Flächen eines Kleidungsstücks zusammentreffen. Kontaminiert, weil mit Fingern oder anderer Kleidung bereits in Berührung gebracht. Und das kleinste Abweichen von diesen zwanghaften Vorgaben schickte mich an den Aufgabenanfang zurück. Ich konnte mich nicht wehren. Vermochte nicht, mit meiner Ratio gegenzusteuern, vermochte nicht, die Angst abzulegen. Und ich war müde. War so erschöpft.

Ich weiß nicht, wie lange mich die zwanghaften Duscheskapaden täglich beschäftigten, vor allem, wenn ich mehrmals am Tag duschen musste, nach dem Aufstehen, nach dem Sport und nach dem Schwimmen im See. Nicht zu reden von der Wassermenge, der Anzahl an frischen Handtüchern und T-Shirts, die ich täglich verbrauchte. Und fast jedes Mal musste ich forsches Klopfen an der Tür, harsche Aufforderungen meiner Eltern oder Schwester über mich ergehen lassen. Ich sollte das Badezimmer verlassen, kein Mensch bräuchte so lange zum Duschen. Was ich überhaupt da drinnen machte und wie verschwenderisch ich mit dem Wasser doch wäre. Rücksichtslos! Egoistisch! So tönte es zu mir herein. Verständlicherweise, sie wussten ja nicht, was hinter der Tür ablief. Und jedes Mal, wenn ich die vehement fordernden Stimmen von außen hörte, jedes Mal stieg die Angst ein klein wenig weiter an. Was sollte ich tun, was konnte ich sagen? Sie würden es doch nicht verstehen. Ich verstand es noch nicht mal selbst. Und mit steigender Angst stiegen die Zweifel. Wieder und wieder musste ich von Neuem beginnen, wieder und wieder beeilte ich mich, beeilte mich stark, denn mit jedem Wiederholen zog sich mein Verbleib im Badezimmer hinaus, mutete mein Verhalten noch provokanter an. Indes, in der Eile unterliefen mir erneut Fehler … Manchmal verließ meine Familie irgendwann ohne mich sauer das Haus. Es konnte sein, dass ich mich dann, wenn das Klopfen und Schreien immerhin vorerst ein Ende hatten, wenigstens so zu beruhigen vermochte, dass ich die Duscherei konzentriert durchführen und mich folglich vom Zwang losreißen konnte. Es konnte auch sein, dass mir das nicht gelang. Aber irgendwann stoppte sie immer, die Qual des Zwangs. Stoppte, weil ich schlichtweg nicht mehr konnte. Es gab dieses Scheitern, da ich trotz fehlerhaftem Vorgehen und anhaltender Angst den Duschversuch abbrechen konnte. Ich gab auf, verkroch mich weinend, völlig aufgelöst, am Ende meiner Kraft in mein Bett. War verzweifelt. Und hatte Angst.

Andere Waschzwänge waren unter anderem das wiederholte Auswaschen meiner Augen, das wiederholte Händereinigen beim Kontaktlinseneinsetzen oder nachdem ich vermeintlich kontaminierte Gegenstände oder Personen berührt hatte, wie beispielsweise mein Mobiltelefon, die Geldbörse oder Mitmenschen mit grippalem Infekt. Keinesfalls konnte ich Bakterien, Viren und dergleichen auf meinen Händen belassen, keinesfalls durfte ich mit solch verschmutzten Händen bzw. Fingern mein Gesicht, gar irgendwelche Schleimhäute berühren. Ich könnte mich anstecken! Und wäre daran selbst schuld. Also schrubbte ich, schrubbte den Dreck runter, schrubbte so lange, bis meine Haut riss, bis sie wund war. Ja, die Waschzwänge brachten mich sogar zum Bluten.

Ich reinigte nicht bloß meine Hände, sondern wusch auch Kleidung und Haare, wenn ich »gefährliche«, vermeintlich risikobehaftete Orte wie Arztpraxen besucht, mich gemeinsam mit Personen, die sich innerhalb der letzten 14 Tage übergeben hatten, in einem Raum aufgehalten hatte. Ich durfte alles nur mit Papier in der Hand berühren, wenn ich wusste, dass eine kürzlich erkrankte Person dieselbe Toilette benutzte wie ich. Sowieso verwandte ich niemals die erste Toilette eines öffentlichen WCs, bildete mir ein, das wäre die unhygienischste von allen. Denn musste sich jemand übergeben, war es doch offensichtlich, dass die Person die erste Toilette nahm.

Waschzwänge übernahmen auch häufig das Regime bei der Essenszubereitung, teilweise ist das heute noch so. Ich nehme beispielsweise eine Packung Mozzarella oder Rote Bete aus dem Kühlschrank. Mit dem Messer, das ich benutze, um die Packung aufzuschlitzen, darf ich dann keinesfalls in die Packung hineinfahren, darf unter keinem Umstand den Frischkäse, die vorgegarten Gemüsekugeln mit diesem durch den Kontakt mit der Packung unrein gewordenen Messer berühren. Ich habe das unreine Messer in die Spüle zu legen, die eine Hand mit Seife zu waschen, und gründlich abzutrocknen. Erst jetzt darf ich mit dieser reinen Hand den Mozzarella oder die Rote-Bete-Kugeln aus der Verpackung fischen. In die dreckige rechte Hand muss ich ein frisches Messer – aber bloß am Griff berühren! – nehmen, um mit der reinen, trockenen Messerkante das Lebensmittel klein zu schneiden. Wischlappen, Schwämme, Trockentücher etc. gelten als Bakterienschleudern. Lebensmittel offen im Kühlschrank zu lagern ist tabu (Noroviren). Berühren meine Hände den Wischlappen, eine Joghurtpackung, irgendetwas, das sich zuvor im Kühlschrank oder im Supermarkt befand, die Katze, den Terrassentürgriff, den Boden, muss ich meine Hände waschen, und zwar richtig, mit Seife, Heißwasser und frischem Trockentuch, ehe ich weiterkochen darf. Ja, so gestaltet sich selbst das einfachste Brotschmieren als anstrengende Aufgabe.

Ich kenne auch Geschichten, da arten Waschzwänge noch weiter aus: Manch einer ist überhaupt nicht mehr in der Lage, sich eine Mahlzeit selbst zuzubereiten. Manch andere befinden »bloßes« Seifenverwenden als unzureichend, müssen jeden Gegenstand desinfizieren, bevor sie ihn benutzen, ihn überhaupt berühren können. Im Hotel sind sie z. B. stundenlang damit beschäftigt, die Dusche zu reinigen. Wenn sie im Restaurant essen, verschwinden sie oft für lange Zeit auf die Toilette, entweder, weil sie vor der Mahlzeit ihre Hände waschen und mit Desinfektionsmittel nachbehandeln müssen, oder weil sie es minutenlang, mitunter stundenlang nicht fertigbringen, die fremde Toilette zu benutzen. Und wieder andere Patienten müssen selbst das Putzen des eigenen Badezimmers delegieren, weil sie fürchten, sich beim Reinigen, trotz aller Vorkehrungen, auf irgendeine Weise mit Keimen zu infizieren. Es kann auch sein, sie dürfen ihre Wohnung nur betreten, wenn sie Socken, Hose oder Sonstiges mit Plastiküberziehern abschirmen. Den Höhepunkt erreicht die Furcht vor Schmutz und Kontamination, wenn Betroffene ihre Wohnung, ihr Zimmer oder gar ihr Bett überhaupt nicht mehr verlassen können.

Mein Anliegen ist es, einem zu eng gefassten Verständnis von Waschzwängen entgegenzuwirken. Es ist naheliegend, dass Waschzwänge mit ganz spezifischen Ängsten assoziiert sind und hauptsächlich Krankheit, Ansteckungsgefahr, Kontamination bzw. Infektion mit Viren, Bakterien, Pilzen und dergleichen betreffen. Nach meiner Auffassung greift eine solche Auslegung jedoch klar zu kurz. Es kann gut sein, dass wir Betroffenen etwas vollkommen anderes befürchten, was nicht im Geringsten mit Krankheit, Infektion etc. in Zusammenhang steht und dennoch mit einem Waschzwang abzuwehren ist. Derartige Befürchtungen, derartige Katastrophengedanken würde ich als gänzlich irrational bezeichnen, weil die Verhinderung eines Unfalles durch spezielles Händereinigen doch ziemlich abwegig scheint. Es kann auch sein, dass uns Reinigungsmechanismen von viel weiter entfernt herrührenden Ängsten aufgedrückt werden. Von Ängsten, die mit einem fälschlichen Oberplan (dazu später mehr) einhergehen. Dann ist uns die Befürchtung, die uns zum Waschen und Reinigen zwingt, im Moment der Ausführung meist gar nicht bewusst. Wir erfahren die Reinlichkeitsvorgänge schlichtweg als an uns gerichtete Aufträge (»Ich muss …« – zur Erinnerung: Hier ist die vermeintlich drohende Katastrophe nicht explizit im Zwangsgedanken enthalten).

Waschzwänge können zusammengefasst in folgenden Kontexten entstehen:

- tatsächlich im Zusammenhang mit Angst vor Krankheit, Infektion, Kontamination
- im Zusammenhang mit völlig irrationalen Befürchtungen, z. B. Furcht vor einem Unfall, Einbruch etc.
- im Zusammenhang mit starken Grundannahmen und Oberplänen, z. B. »Ich bin falsch. Ich muss perfekt, völlig gepflegt und rein sein, um zu genügen, um liebenswert zu sein«

Der Vollständigkeit halber greife ich wieder auf das Gullydeckel-Beispiel zurück. Neben Kontroll- und Zählzwängen erfahre ich auch Waschzwänge:

Nur wenn ich meine stark verschmutzten Hände vier Mal ***einseife, gründlich abspüle, den Wasserhahn dann zudrehe und die Hände abtrockne,*** *mit keinem Mal Ersatz, kriege ich kein Kopfweh und muss nicht brechen. Dieser Spruch kann nicht gebendet werden.*

Nur wenn ich es bei diesem Mal schaffe, meine stark verschmutzten Hände genau viermalig, wirklich genau vier Mal, ***ohne Fehler einzuseifen,*** *ehe ich sie* ***gründlich abspüle,*** *folglich den* ***Wasserhahn schließe,*** *und erst dann meine* ***Hände abtrockne,*** *kriege ich kein Kopfweh und muss nicht brechen. Und nur dann schaffe ich es, ins Klassenzimmer zu gehen, und nur so haben meine Eltern keinen Unfall.*

Die für Waschzwänge ausschlaggebenden Handlungen reinigenden Charakters sind eindeutig zu erkennen. Sowohl das Einseifen der Hände als auch das Abspülen, Abtrocknen und die genaue Einhaltung der vorgegebenen Reihenfolge sind als Teile des Waschzwangs zu interpretieren. Auslöser lassen sich diverse feststellen: Während das zwanghafte Händewaschen aus Angst vor Übelkeit, Brechreiz noch am realistischsten erscheint, d. h. noch tatsächlich mit Krankheitsabwehr in Verbindung gebracht werden kann, sind nicht korrekt gereinigte Hände als Kopfschmerztrigger bereits weniger naheliegend. Gänzlich irrational ist die den Waschzwang auslösende Unfallangst. Ob in dem Beispiel etwaige Grundannahmen und Oberpläne die Waschzwänge befeuern, bleibt an dieser Stelle offen. Häufig ist dies der Fall, wenn Patienten die Zwangshandlungen als reine Auftragsgedanken erhalten (»Ich muss …«), ohne dass eine (zumindest vorgeschobene) Befürchtung (z. B. Übelkeit, Kopfschmerzen, Unfall etc.) im Zwangsgedanken enthalten ist.

Grübelzwänge

Grübelzwänge würde ich beschreiben als zwanghaftes Grübeln, Sinnieren, Überlegen, Abwägen etc. Auf den ersten Blick könnten Grübelzwänge den Zwangsgedanken zugeordnet werden. Dennoch ist es mir ein Anliegen, Grübelzwänge genauer zu betrachten, weil sie meines Erachtens doch eine starke Spezifikation von Zwangsgedanken darstellen, und ich sie weniger als Zwangsgedanken denn als eine Art von Zwangshandlungen empfinde.

Zwangsgedanken sind bekanntlich gedankliche Eingebungen, die mir – zumeist vermeintliche! – Gefahren offenbaren. Die Befürchtung bleibt als solche bestehen, oder aber leitet eine Zwangshandlung ein.

Einen Grübelzwang als eine Art zwanghaften Denkens hingegen erlebe ich weniger als Zwangsgedanken, der mir Katastrophe und gegebenenfalls Abwehrmechanismen beschreibt, sondern vielmehr als langanhaltende Vereinnahmung meiner gesamten kognitiven Kapazität in dem Sinn, dass ich das Denken wie ein Handeln empfinde, das mitunter selbst durch einen Zwangsgedanken eingeleitet wird. Ein Beispiel:

Nur wenn ***ich alles, was ich gestern gegessen habe, in chronologischer Reihenfolge, ohne Fehler, flüssig und ohne Gedankenpausen im Kopf aufzähle,*** *muss ich nicht brechen.*

Anhand dieses Exempels ist der Unterschied zwischen Zwangsgedanken wie bisher ausgelegt und spezifischem Grübelzwang klar nachzuvollziehen. Der »herkömmliche« Zwangsgedanke vermittelt mir die vermeintliche Gefahr drohender Übelkeit, zudem einen Abwehrmechanismus, d. h. eine mir gefühlt aufgezwungene Handlung. Ich meine, diese ausführen zu müssen, wenn ich die vermittelte Gefahr abwehren möchte. Und diese mir auferlegte Zwangshandlung ist – im Unterschied zu den bisher geschilderten Zwangshandlungen – nicht behavioraler, sondern rein kognitiver Art. Ich erlebe die Aufforderung zu einem ganz bestimmten Verhalten, soll in vorgegebener Weise durchdenken, was ich an diesem jenen Tag bereits alles zu mir nahm. Die geforderte Handlung besteht also im Denken. Ich würde die Grübelzwänge (wie hier ausgelegt) insofern eher den Zwangshandlungen zuordnen, sozusagen als Sonderfall von »kognitivem Verhalten«. Dazu passt auch mein unterschiedliches Erleben: Zwangsgedanken empfinde ich vorwiegend als beängstigend, furchteinflößend, paradoxerweise zugleich auch als hilfreich (ich möchte an die suggerierten Angstabwehrmechanismen erinnern), Zwangshandlungen – und dazu zähle ich im dargelegten Sinne auch die Grübelzwänge – als überaus anstrengend, zehrend, zermürbend.

Ich selbst kenne Grübelzwänge nur allzu gut. Hier ein kurzer Einblick in das Erleben eines Grübelzwangs:

Ich erwache. Draußen ist es noch dunkel, obwohl Sommer ist. Laut Wecker ist es 04.35 Uhr. Ich fühle mich wie gerädert und bin trotzdem hellwach. Fühle mich wie angeknipst. Ich wälze mich noch ein paar Mal von einer Seite auf die andere. Ich finde keine Ruhe, denn meine Gedanken rasen. Alles dreht sich, Widersprüche machen sich breit, schallen laut durch meine Denke, drücken gegen meinen schmerzenden Kopf. Ich sollte noch schlafen. Ich muss doch fit sein. Muss heute lernen. Aber zu lange weiterschlafen darf ich auch keinesfalls. Nicht zu wenig, nicht zu viel.

Schließlich springe ich auf, husche ins Bad, putze die Zähne, mache gleichzeitig Kaffee. Stechende Schmerzen erfüllen mich. Mir ist schlecht, mir ist eiskalt. Wieder hinlegen? Ich kann mich doch sowieso nicht entspannen. Also mache ich weiter, krame eine Schmerztablette aus meiner Medikamentenschublade heraus, stecke sie in den Mund und schlucke sie runter. Schon sitze ich am Tisch in meinem Wohnzimmer, wo ich die Morgendämmerung so schön sehen kann. Ein Genuss ist das. Wäre das. Genießen kann ich das in meiner Verfassung nicht. Wieso bin ich so gestresst, so getrieben, so angespannt? Ich kann gut lernen, liege gut in der Zeit. Kein Grund zur Sorge, die Masterarbeit hat super Feedback bekommen, die Master-Abschlussprüfung schaffe ich bestimmt.

Und trotzdem spüre ich diese innere Unruhe, die mich, meinen Kopf, mein Denken, ja meinen ganzen Körper durchdringt. Ich lege den Stapel Lernmaterial links neben mich, breite die ersten Seiten vor mir aus. Die Anspannung steigt, ich bin so müde, so erschöpft und gleichzeitig so aufgedreht. Ich beginne zu lesen. »Strategies for Internationalisation«. Ich lese, bin noch nicht mit dem ersten Absatz durch, da drängt ein Gedanke in meinem Kopf nach vorn. Ich lese weiter, doch vom Inhalt kommt nicht mehr viel bei mir an. Ich vernehme den Auftrag, beginne bereits gehorsam mit der Ausführung. Gehe sämtliche Speisen und Getränke gedanklich durch, die ich seit gestern früh zu mir genommen habe.

Glutenfreies Brot 50 g, Butter, Kaffee. Zwei Karotten, ein zweiter Kaffee. Gemüse, acht Gnocchi. Mittagskaffee. Neun Cashewkerne, eine halbe Handvoll Kürbiskerne. Nachmittagskaffee. Gemüse, zwei Drittel eines Mozzarellas, Pinienkerne, Olivenöl. Joghurt, Leinsamen, Kürbiskerne, Pinienkerne. Nochmal zwei Esslöffel Joghurt, Leinsamen, Kürbiskerne, Pinienkerne. Noch eine Handvoll Kürbiskerne, zwei Esslöffel Pinienkerne. Die zweite Portion Joghurt hätte doch echt nicht sein müssen. Schon gar nicht die Kerne danach. Bestimmt nochmal 300, 400 Kalorien. Unnötig. Unnötig. Zucker – nein Zucker war keiner dabei, obwohl, im abgepackten glutenfreien Brot, da ist doch Zucker enthalten. Und Hefe. Die soll ich nicht essen. Muss das denn sein, immer diese Unarten, immer diese Ausnahmen, dieses ungesunde, dieses schädliche Zeug?

War das alles? War das wirklich alles? Ich soll doch sämtliche Speisen und Getränke, chronologisch und ohne Fehler aufzählen, vollständig. Nur dann muss ich nicht brechen. Ich denke angestrengt nach. Mein Herz pocht, ich habe Angst. Habe ich einen Fehler gemacht, habe ich etwas vergessen? Ich soll doch weiterlernen, immer verschwende ich auf abschweifende Gedanken so viel Zeit. Olivenöl! Olivenöl zum Braten – vergessen! Fehler! Fatal! Übelkeit. Muss ich immer Fehler machen? Strategies for Internationa … Olivenöl! Chronologie! Dummkopf. Versager! Vollständig. Alle Nahrungsmittel des gestrigen Tages gedanklich durchgehen. Chronologisch. Ohne Fehler. Sonst muss ich brechen. Falsch. Muss ich jetzt brechen?

Ich banne den Spruch, beginne erneut: Glutenfreies Brot 50 g, Butter, Kaffee. Zwei Karotten, ein zweiter Kaffee. Gemüse, acht Gnocchi, OLIVENÖL. Mittagskaffee. Neun Cashewkerne, eine halbe Handvoll Kürbiskerne. Nachmittagskaffee. Gemüse, zwei Drittel eines Mozzarellas, Pinienkerne, Olivenöl. Joghurt, Leinsamen, Kürbiskerne, Pinienkerne. Nochmal zwei Esslöffel Joghurt, Leinsamen, Kürbiskerne, Pinienkerne. Noch eine Handvoll Kürbiskerne, zwei Esslöffel Pinienkerne. War das nun richtig? War das nun fehlerfrei?

Ich muss doch lernen. Strategies for Internationalisation. Ich beginne erneut den Absatz zu lesen. Kaum habe ich mir drei Sätze zu Gemüte geführt, drifte ich wieder ab. Gibt's denn sowas, wie kann das sein? Ich muss doch lernen. Muss mir das merken, sonst muss ich brechen, sonst falle ich durch. Überhaupt, was habe ich gestern, vorgestern gelernt ...? Weiß ich das noch? Prüfung! Überprüfung! Streng dich an, reiß dich zusammen, konzentrier dich doch mal! Ich bin mir nicht sicher, ob ich noch weiß, was ich gestern und vorgestern gelernt habe. Das Vorhaben ist eigentlich, zunächst den Tagesstoff durchzuackern, dann den Stoff des Vortages zu wiederholen, dann den Tagesstoff zu wiederholen. So ist jeder Lerntag eingeteilt. So lautet das Programm, so ist die Regel. Und doch bin ich nicht bei der Sache, kann mich nicht auf den heutigen Lernstoff konzentrieren. Denn ich habe Angst. Angst, das gestern und vorgestern Gelernte nicht mehr zu wissen, nicht mehr abrufen zu können. Und diese Angst ist so mächtig, dass sie meinen strengen Lernplan durchkreuzt. Ein Lernplan, der völlig strukturiert und durchgetaktet in meinem Kopf existiert, von dem ich unter keinem Umstand abweichen darf. Gerade deshalb rege ich mich auf, dass die Angst mich aufhält, nicht weitermachen lässt. Auch das macht mir Angst. Je weiter ich das Lernen aufschiebe, desto länger sitze ich heute noch.

Ich muss die Überschrift mehrmals lesen, muss den Absatz wieder und wieder von vorne lesen. Muss gedanklich erwägen, was ich gestern gegessen habe. Ertappe mich dabei, die Überschriften, die Themen des gestern und vorgestern gelernten Stoffes durchzudenken. Richtige Reihenfolge, keine Fehler, keine Auslassung. Mein Gehirn arbeitet auf Hochtouren. Ich zähle gedanklich die Punkte auf, bin mir unsicher, banne den Auftrag, und starte von vorne. Die Aufträge nehmen in ihrer Komplexität zu, ich muss das Essen beider Tage und den Lernstoff in richtiger Reihenfolge vollständig durchgehen, gedanklich verbinden. Jeder kleinste Fehler, jede kleinste Unsicherheit lässt mich den Spruch bannen und von vorne beginnen. Es vergeht eine Stunde, bald ist später Vormittag, noch immer bin ich am Wiederholen, am Aufzählen von Lerninhalten, von Nahrungsmitteln. Erst, als eine neuerliche Angst sich bemerkbar macht, eine Angst, die jene vor Übelkeit und vergessenen Lerninhalten weit übersteigt, die auf grundlegende Versagensangst lautet, kann ich mich losreißen. Erst jetzt kann ich beginnen, das heutige Tageslernpensum durchzuackern. Jetzt ist es 17 Uhr.

Die Bedeutung von Angst im Regelsystem des Zwangs

Angst möchte ich beschreiben als ein unangenehmes, beklemmendes, banges Gefühl. Ein Gefühl, das mir eine Bedrohung signalisiert, das mich den Eintritt einer gewissen Gefahr, womöglich einer Katastrophe fürchten lässt, und zwar unabhängig davon, ob die Bedrohung realer oder bloß vermeintlicher Natur ist. Habe ich Angst, bin ich angespannt, ich merke, wie mein Herz pocht, wie meine Hände und Finger zittern, und mir ist eiskalt. Manchmal schwitze ich, manchmal muss ich nach Luft ringen. Oft wird mir schwindelig, manchmal sogar richtig schlecht.

Symptome der Angst sind unter anderem:

- erhöhte Aufmerksamkeit
- erhöhte Anspannung
- Herzklopfen/schneller Puls
- schnelle Atmung, bis hin zur Atemnot
- Zittern
- Schwitzen
- Schwindelgefühl
- Übelkeit
- trockener Mund
- Kälteempfinden
- Blutdruckanstieg
- Blässe oder Erröten
- Mydriasis (geweitete Pupillen)

Der angsterfüllte Mensch ist in Alarmbereitschaft, das zeigen die Symptome eindeutig. Offensichtlich ist damit auch die Grundfunktion der Angst: Schutz. Unsere Sinne sind geschärft, wir sind konzentriert, unsere volle Körperkraft ist aktiviert. Wir sind bereit, der Gefahr zu begegnen.

Die Funktion der Angst, d. h. ihre Schutzwirkung, kommt nur dann zum Tragen, wenn einerseits nicht zu viel Angst die Handlungsfähigkeit blockiert und andererseits nicht zu geringe Angst die Verkennung der realen Gefahr bewirkt. Außerdem erlischt die Schutzfunktion, wenn Angst krankheitswertig ist. Bei der Angststörung wird die Emotion durch inadäquate Reize hervorgerufen oder tritt überhaupt grundlos auf. Ein solches Angstgefühl ist nicht verhältnismäßig bzw. rational begründet. Der Patient versucht sich (oft unter höchsten Anstrengungen!) vor etwas zu schützen, das gar keine wirkliche Gefahr für ihn birgt. Sein Empfinden jedoch ist ein völlig anderes.

Unabhängig davon, ob das Gefühl von Angst dem jeweiligen Kontext nun angemessen oder eben krankheitsbedingt übersteigert ist, bringt es stets eine der nachstehenden Reaktionen (oder eine Kombination davon) mit sich:

- Flucht
- Verteidigung/Angriff
- Starre/Vermeidung

Flucht und Verteidigung bzw. Angriff beschreiben aktives Handeln zum Schutz vor (vermeintlichen) Gefahren. Starre bzw. Vermeidung hingegen bedeuten eher passives Verhalten. Während bei Reizkonfrontation anfänglich die Körperfunktionen auf Angstbegegnung (Flucht, Verteidigung/Angriff) ausgerichtet werden, schaltet unser Organismus relativ rasch auf völlige Herunterregulierung um, wenn wir die Aktivierung ungenutzt lassen. Es kommt zum Erstarren vor Angst.

Angst dient grundsätzlich zwar dem eigenen Schutz, doch sie wird selten als hilfreich, als schützend empfunden, sondern ganz im Gegenteil als unangenehm und störend. Angst ist ein Gefühl, das wir nicht haben wollen. Wir verabscheuen es, tun alles, um dieses Gefühl irgendwie loszuwerden, es wenigstens zu dämpfen.

Nehmen wir ein Beispiel für situationsangemessene Angst: Wir fahren mit der U-Bahn, stehen in einem vollen Abteil. Fühlen uns eingequetscht, von allen Seiten bedrängt. Wir halten die Tasche mit Ausweis und Geldbeutel fest an unseren Körper gedrückt. Wir empfinden die Situation als unangenehm, wir sind besorgt, dass uns der Ausweis, das Portemonnaie mitsamt allerlei Karten geklaut werden. Wir sind angespannt. Endlich fährt der Zug in die Zielstation ein. Wir steigen aus. Nach ein paar Schritten bleiben wir stehen, öffnen die Tasche, ziehen Ausweis und Geldbeutel heraus, kontrollieren, ob sämtliche Karten noch vorhanden sind. Und gehen dann weiter.

Unser Erleben von Angst scheint hier situationsangemessen zu sein. Viele Menschen empfinden eine gewisse Unruhe, wenn die Gefahr besteht, sie könnten wichtige Gegenstände verlieren. Um diese Unruhe abzuwehren, wird eine Reaktion gesetzt. Während manche Menschen es überhaupt vermeiden, sich in derartige Situationen zu begeben, laufen andere weg, sobald sie die aufkommende Unruhe bemerken. Verlassen beispielsweise bei nächster Gelegenheit die vollgepferchte U-Bahn. Und wieder andere reagieren aktiv verteidigend, zum Beispiel, indem sie die Tasche fest an sich drücken, die Hand auf dem Verschluss liegen lassen, die Menschen um sie herum wegzustoßen versuchen oder auch, indem sie verteidigend nachkontrollieren, ob noch alle Wertsachen da sind.

Patienten mit einer Angsterkrankung (mit der Zwangserkrankung einhergehend) erleben Angstgefühle in Situationen, die tatsächlich gar nicht bedrohlich bzw. gefährlich sind. Oder sie spüren Angst in Situationen, die zwar bedrohlich sein mögen, jedoch weit weniger bedrohlich sind, als sie empfunden werden. Hier haben wir es mit krankhaft übersteigerter Angst zu tun.

Wenn wir das obige Beispiel verändern, wird der Unterschied zwischen situationsangemessenem und übersteigertem Angstempfinden klar:

Wir steigen in den vollen U-Bahn-Waggon ein. Wir sind eingequetscht, von Menschen umdrängt. Wir fühlen uns unwohl, sind besorgt, dass uns Wertsachen abhandenkommen. Wir greifen nach der Tasche, ziehen sie dicht an unseren Körper heran. Wir sind angespannt, zittern. Beginnen zu schwitzen. Das Herz schlägt schnell. Schneller und schneller, wir ringen um Luft. Uns ist ganz schwindelig, beinahe sacken wir in die Knie. Können an nichts anderes mehr denken als an den Verlust unserer Wertsachen. Es ist, als würde es tatsächlich geschehen, wir erleben die bloße Eventualität bereits als wahre Katastrophe, existenzgefährdend, lebensbedrohlich. Wie können wir weiterleben, ohne Ausweis, ganz ohne Geld?

Vielleicht bemerken wir überhaupt irrationale Sorgen. Assoziieren mit dem Klau unserer Wertsachen Schmerzen, Übelkeit, einen Krampfanfall, gar einen Unfall unserer Liebsten etc.

Da stehen wir also, eingepfercht in diesen fahrenden Waggon, die eine Hand an der Haltestange, die andere fest in das Leder der Tasche gekrallt. Unsere Hände sind schweißnass. Wir wissen, dass ein Sehen nach dem Tascheninhalt hier drinnen, im vollgestopften Zug, mehr Risiken als irgendwelchen Nutzen birgt. Denn dazu müssten wir die Tasche öffnen. Gewährten genau dadurch womöglich direkt neben uns stehenden Dieben simplen Zugriff auf unsere Wertsachen. Und trotzdem können wir es nicht lassen, zu stark ist die Angst, vielleicht etwas verloren zu haben. Wir müssen nachsehen. Jetzt gleich!

Also fummeln wir herum, bedächtig, versuchen, den Reißverschluss zu ertasten und ihn nur so weit aufzuziehen, dass unsere Hand gerade durch die Öffnung passt. Schieben unsere Hand vorsichtig in die Tasche hinein. Graben nach unten, spüren Papier, zerknittert, streifen etwas Kühles, Hartes mit glatter Oberfläche. Das Mobiltelefon. Gut. Und werden doch gleichzeitig fast panisch, graben nun hastig, wühlen wild umher. Wo ist der Geldbeutel? Wir können das Leder nicht spüren. Ist der Geldbeutel weg? Wir ertasten den kleinen Reißverschluss im Tascheninneren. Schwenken um, suchen den Ausweis. Der muss doch irgendwo sein. Ziehen den Reißverschluss des Innenfaches auf, schieben zwei Finger in das kleine Fach. Da können wir den Ausweis fühlen. Doch wo ist das Geld, wo sind die Karten? Wir lassen die Haltestange los. Mit der freien Hand ziehen wir die Tasche nach oben, in der unsere andere Hand noch immer steckt. Der Zug fährt Kurven, wackelt stark. Beinahe verlieren wir die Balance. Lassen die Tasche los, greifen nach dem Haltegriff, können uns gerade noch vorm Umkippen bewahren. Die Tasche rutscht ein Stück nach unten, wird am gespannten Schultergurt abrupt in Hüfthöhe gestoppt und eingeklemmt zwischen uns und unserem Nebenmann.

Es ist uns, als bliebe unser Herz stehen, so sehr erschrecken wir. Mittlerweile zittern auch unsere Knie. Sie fühlen sich weich an, butterweich. Wo ist der Geldbeutel? Wurde er geklaut? Es sind noch drei Stationen, und doch haben wir das Gefühl, wir halten das nicht mehr aus. Wir müssen nachsehen, jetzt gleich, ob die Geldbörse noch da ist. Die U-Bahn bremst, fährt in die nächste Station ein. Es wären jetzt bloß noch zwei Haltestellen. Was sind schon zwei Stationen, was sind schon ein paar Minuten mehr? Wir versuchen uns zu beruhigen, doch das gelingt uns nicht. Wir sehen kaum mehr etwas, alles ist irgendwie ganz hell, ganz grell. Uns ist schwindelig.

Wir zittern und schwitzen, uns ist eiskalt. Wir ringen nach Luft, wir müssen hier raus. Wie ferngesteuert stolpern wir aus dem Wagon hinaus. Spüren die Tasche am strammen Schultergurt. Sie wird mitgezogen, als wir auf den Bahnsteig fallen. Da sitzen wir nun, völlig benommen, noch immer gestresst. Ziehen die Tasche eiligst nach oben und dicht an unsere Augen heran. Machen den Verschluss vollständig auf, spreizen die Taschenwände mit unseren Fingern auseinander. Da ist er, wir ziehen den Geldbeutel raus. Öffnen ihn, sie sind noch da. Alle Karten, wir kontrollieren das ganz genau. Nehmen alle heraus, stecken Karte um Karte einzeln zurück, nachdem wir jede einzelne ganz genau betrachtet haben, um uns zu vergewissern, dass sie auch sicher da ist. Wir zählen die Geldscheine, stecken sie ins Portemonnaie zurück. Noch immer auf dem Bahnsteig sitzend ziehen wir das Kartenfach wieder auf, holen wieder alle Karten heraus, betrachten jede einzelne erneut und stecken jede einzelne zurück. Sind uns wieder unsicher, ob wir auch alle gesehen haben, ob nicht doch eine fehlt. Führen das Kontrollprozedere ein weiteres Mal durch.

Wir finden das anstrengend, zunehmend anstrengend, zittern noch immer, uns ist noch immer eiskalt. Wir sind fokussiert, völlig fokussiert. Bemerken nicht, ob Passanten uns komisch ansehen, das ist uns auch völlig egal. Wollen bloß eines wissen, sind die Karten alle noch da? Ist keine rausgefallen? Wir sehen auf den Boden, senken unseren Kopf. Soweit, bis er den Boden fast berührt. Äugen die Bodenoberfläche entlang. Da ist nichts. Wir verschließen die Geldbörse, stecken sie zurück in unsere Tasche. Die Tasche, sie ist offen! Hoffentlich wurde inzwischen nicht der Ausweis geklaut …

Was fällt uns überhaupt ein? In einen derart vollgepferchten U-Bahn-Waggon zu steigen, das Risiko des Verlustes unserer Wertsachen überhaupt einzugehen? Geschieht uns schon recht, dass wir hierfür nun büßen. Dass wir genau zu prüfen haben, ob alles noch da ist. Dass wir viel später nach Hause kommen. Das ist allein unsere eigene Schuld. Also, Konzentration. Ist der Ausweis noch da, in dem kleinen Fach? Wieder greifen wir nach dem Reißverschluss. Im Wechselspiel führen wir die Kontrollen durch. Ist der Ausweis im Innenfach? Ist die Geldbörse noch da? Sind die Geldscheine, sind unsere Karten tatsächlich in der Geldbörse verstaut? Fragen über Fragen, die Unsicherheit steigt und steigt. Der Dreck, die Kälte, der Trubel der U-Bahn-Station, all das dringt nicht im Geringsten zu uns durch. Wir sind zu beschäftigt, kontrollieren und kontrollieren mit ganzer Aufmerksamkeit.

Irgendwann, wir wissen nicht wann, werden wir geweckt, schrecken auf, weil wir angerempelt werden. Wir spüren den Schmerz und sind darüber sogar froh. Denn wir spüren etwas anderes, etwas anderes als diese Angst, gelangen wieder ins Hier und Jetzt. Warum sitzen wir hier? Hier, in der falschen U-Bahn-Station, auf dem dreckigen Boden. Wir schauen nach dem Rechten, dieses Mal bleibt es bei einmaligem Nachsehen. Wir verschließen die Tasche. Und stehen endlich auf. Als wir zu Hause ankommen, ist es schon spät. Normalerweise sind wir vier Stunden eher zu Hause. Heute nicht.

Während im ersten Beispiel das »gewöhnliche Maß« an Angst erfahren wird, ist dieses in der zweiten Version völlig aus dem Gleichgewicht geraten. Das Angsterleben ist in keiner Weise mehr situationsangemessen. Der Verlust des Ausweises bzw. der Geldbörse mit sämtlichen Karten wird hier als existenzbedrohend, gar als lebensbedrohlich empfunden. Auch die Reaktionen, d. h. die Angstabwehrmechanismen, übersteigen deutlich das »gewöhnliche« Maß. Betroffene wissen das auch, sind sich der Absurdität ihrer Befürchtungen, der Vermeintlichkeit angenommener Zusammenhänge völlig bewusst.

Und doch spüren sie die Angst deutlich. Diese Angst, die der Abwehr bedarf.

Die Problematik der Zwangserkrankung lässt sich wie folgt entschlüsseln: Im Gegensatz zu gesunden Verhaltensmustern im Sinne von Reiz – Handlungsimpuls – Reaktion sind zwanghafte Verhaltensmuster rezidivierender (wiederkehrender) Natur und tendenziell bringt jedes Wiederkehren der Abfolge Reiz – Handlungsimpuls – Reaktion eine Reizverstärkung mit sich. Wir haben es also bei krankheitsbedingt zwanghaften Verhaltensmustern mit einer Überreizung und somit mit einer mehr oder weniger anhaltenden Dauerschleife zu tun:

Reiz – Handlungsimpuls – Reaktion →

verstärkter Reiz – Handlungsimpuls – Reaktion →

verstärkter verstärkter Reiz – Handlungsimpuls – Reaktion →

verstärkter verstärkter verstärkter Reiz – Handlungsimpuls – Reaktion → ...

Irgendwann – wenn die Zwangserkrankung schon weit fortgeschritten ist – kommt die Dauerschleife einer Endlosschleife nahe. Die von Zwangspatienten geschilderten Gefühle von Ausgeliefertsein und Machtlosigkeit sind insofern mehr als verständlich. Der Versuch des Gegensteuerns mithilfe des rationalen Verstandes scheitert meist, man ist gefangen, gefangen in der Angst, gefangen im Zwang.

Was geschieht da? Was läuft da ab?

Von meiner Verhaltenstherapeutin wurde mir das erklärt. Die folgenden Abbildungen veranschaulichen ihre Erläuterungen.

Die Kurve in Abbildung 1 (S. 107) stellt die Intensität gefühlter Angst im Zeitverlauf dar. Bezeichnen wir sie als Angstkurve. Auf der y-Achse ist die Angstintensität auf einer Skala von 0 bis 10 dargestellt, die x-Achse zeigt den Zeitverlauf (t). Zum Zeitpunkt t1 begegnen wir einem Angstreiz, dieser kann von außen oder von innen kommen. Die Angstkurve beginnt anzusteigen. Es folgt ein Handlungsimpuls und schließlich die Reaktion. Beim gesunden Verhaltensmuster sind das Angst-

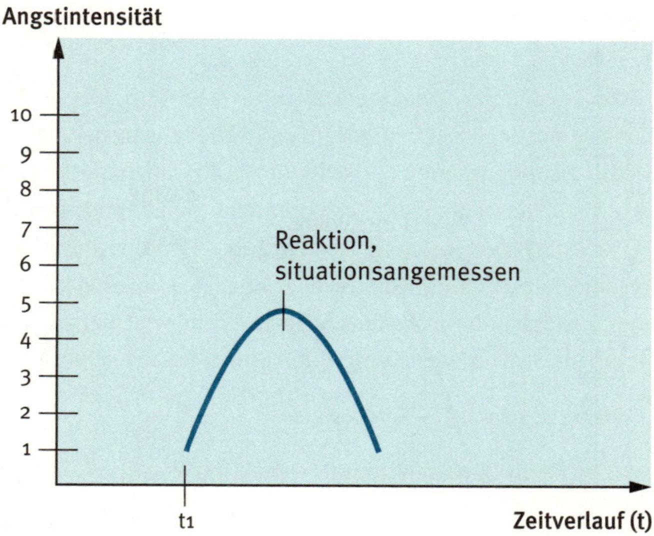

Abbildung 1: Angstkurve.

empfinden und die Reaktion der Situation, sprich dem Angstreiz, angemessen. Die Angstkurve nimmt folglich wieder ab.

Ab einem gewissen Niveau erleben wir Angst als sehr unangenehm. In zahlreichen Fällen geht die Beschreibung »sehr unangenehm« mit dem Überschreiten von Angstintensitätslevel 5 (auf einer Skala von 0 bis 10) einher. Betrachten wir hierzu Abbildung 2 (S. 108).

Die vom selben Angstreiz in t1 ausgehende Angstkurve steigt hier über das Niveau in Abbildung 1 an. Wir haben es mit krankheitsbedingter Angst, insofern mit übersteigerter oder irrationaler Angst zu tun. Unser Gehirn schaltet sich ein. Sucht eilig nach Lösungen, spuckt einen Handlungsimpuls aus, der uns vorgibt, wie wir uns zur Angstreduktion zu verhalten haben. Diesem Impuls leisten wir Folge. Ab dem Zeitpunkt, in dem wir reagieren, zeigt die Kurve einen abfallenden Trend, die Anspannung geht zurück, die Angst lässt nach.

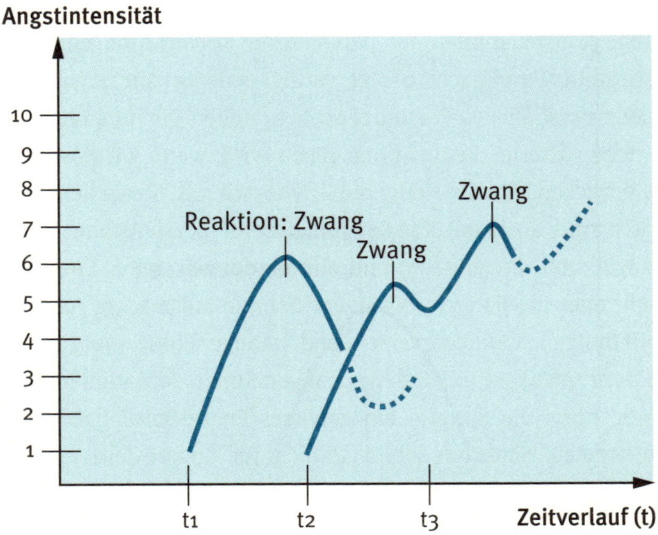

Abbildung 2: Angstkurve bei Zwangsreaktionen.

Es ist ein besonderes Reaktionsmuster, das Betroffene in die Zwangserkrankung führt. Auch in Abbildung 2 reagieren wir auf die zunehmende Angst, leisten dem Handlungsimpuls Folge und bewirken durch die Reaktion eine Reduzierung der Angst. Bedauerlicherweise geht die Angst bloß temporär zurück. Begegnen wir nämlich einem ähnlichen angsttriggernden Reiz (t2), erinnert sich unser Gehirn an die auf den ersten Angstreiz in t1 hin gesetzte Angstabwehrreaktion und verlangt deren Ausführung erneut (in t2), häufig sogar bereits auf einem weniger hohen Angstintensitätsniveau. Wir handeln entsprechend, wieder geht die Angst zurück, wieder nur für kurze Zeit. So lange, bis wir erneut auf einen ähnlichen Angstreiz stoßen oder uns (wie in t3) bezüglich der Korrektheit der ausgeführten Angstabwehrreaktion unsicher sind. Die Angstkurve steigt also wieder an, wiederum erhalten, erahnen, überlegen und gestalten wir Abwehrmechanismen. Die Tatsache, dass ein neuer Angstreiz der eben gesetzten Angstabwehrhandlung entspringen kann (t3), erklärt die tendenziell ansteigende wellenförmige Kurve.

Hervorgerufen wird krankhaft übersteigerte Angst durch diverse ungünstige Konstellationen aus persönlicher Konstitution und äußerer Konstitution. Vereinfacht gesagt verfügt jede Person zunächst über ein ganz persönliches Ressourcenpaket. Stellen wir uns das vor wie eine neue Batterie, die uns mitgegeben wird, wenn wir das Licht der Welt erblicken. Ebenso individuell, wie wir als Menschen geboren werden, sind auch die Kapazitäten unserer persönlichen Batterien. Abhängig von Ereignissen und Empfindungen wird Energie verbraucht oder die Batterie mit neuer Energie aufgeladen. Angenehme Empfindungen sind energiespendend, unangenehme energiezehrend. Damit wir uns wohlfühlen bzw. unangenehmere Situationen ertragen können, muss die Batterie ein gewisses Energielevel haben. Keiner läuft gerne auf Notstrom, schon gar nicht für längere Zeit.

Tatsächlich haben wir keine Batterien im herkömmlichen Sinn, sondern eine Grundausstattung an Neurotransmittern. Diese Botenstoffe sind nötig, um Signale von Nervenzelle zu Nervenzelle weiterzuleiten. Zu den Neurotransmittern gehören u. a. Serotonin, Noradrenalin, Dopamin. In unterschiedlicher Weise wirken sie auf das Befinden ein, verfügen über angst-, antriebs- und zufriedenheitsbeeinflussende Komponenten. Gerät unser Transmitterhaushalt aus der Balance, fühlen wir uns ebenso unwohl, wie wenn unser Betrieb mit (beinahe) leerer Batterie weiterlaufen soll. Wie bei der Metapher mit der Batterie gibt es auch beim Transmitterhaushalt Faktoren, die den Grad der Transmitterdisponibilität, d. h. das »Transmitterangebot«, anheben, und solche, die an ihm zehren. Angenehme Erfahrungen wirken sich positiv, unangenehme Erfahrungen negativ aus.

Bei Angst sind die serotonergen Transmitter zentral. In meinem Fall wurde von meiner »Serotoninbatterie« über die Jahre mehr Energie gezehrt, als wieder aufgeladen wurde. Serotoninhaushalt und Alter entwickelten sich bei mir also gegenläufig. Mit zunehmendem Alter ging vermutlich die Menge an verfügbaren Serotonin-Botenstoffen tendenziell zurück. Dabei spreche ich nicht von einer linear abfallenden Funktion. Vielmehr machte ich wohl angenehme, also »transmitteranhebende«, und unangenehme, d. h. »transmitterverbrauchende« Erfahrungen, doch es war ein Ungleichgewicht vorhanden, und zwar in negativer Richtung. Es zeigt sich also eine tendenziell abfallende Kurve, in der doch immer wieder kleinere, kürzere, nach oben weisende Abschnitte vorkommen. Und trotzdem, insgesamt wurde mehr Serotonin verbraucht als nachproduziert werden konnte. Dieses Transmitterdefizit ist in der Hauptsache meinen chronischen Kopfschmerzen geschuldet. Seit meiner Kindheit plagten sie mich in unterschiedlicher Art, in unterschiedlicher Intensität, in unterschiedlicher Frequenz. Trotz aller (höchst engagierten) Behandlungsversuche trat bestenfalls eine kurzweilige Schmerzlinderung ein. Die zahlreichen schönen Erlebnisse vermochten den schmerzimplizierten hohen Energieverbrauch nicht mehr auszugleichen. Und bald verursachten die Schmerzen Unsicherheit und Einschränkung und verwehrten mir immer öfter schöne Erfahrungen. Der unverhältnismäßig starke »Batterieverbrauch« ist so noch besser nachvollziehbar. Ein sinkendes Energielevel der Serotoninbatterie erschwert außerdem das Aushalten unangenehmer Gefühle. Und irgendwann nimmt die Angst überhand, ist krankhaft übersteigert in ihrer Art.

Stellen wir uns beispielhaft folgende Situation vor: Unser Wecker klingelt, wir stehen auf. Gehen ins Badezimmer und merken, dass unser Kopf etwas schmerzt. Der Schmerz bereitet uns Sorge, er macht uns Angst. Heute ist doch die wichtige Prüfung, wir können nicht im Bett bleiben. Die Anspannung steigt. Mag sein, dass wir gleich abgelenkt sind, weil wir den Prüfungsstoff noch wiederholen müssen und sofort damit beginnen. Kann auch sein, dass wir uns einen Kaffee machen oder eine Schmerztablette nehmen. Im ersten Fall sind wir schlicht abgelenkt, geben der Angst nicht viel Raum, im zweiten Fall setzen wir eine der Situation angemessene Reaktion, indem wir versuchen, den Schmerz mit einfachen Mitteln zu verändern. Wir haben es in beiden Fällen mit »gewöhnlicher« Angst zu tun, die nach kurzer Zeit und ohne übermäßiges Abwehren vergeht.

Stellen wir uns die Situation dahingehend verändert vor, dass der Wecker klingelt, wir aufstehen und merken, dass wir schon wieder ein bisschen Kopfschmerzen haben. Die Betonung liegt auf »wieder«. Noch im selben Moment spüren wir starke Angst. Unser Herz pocht, wir beginnen zu zittern, unsere Gedanken kreisen bereits. Blitzschnell kommen Erinnerungen hoch. Schon bei der letzten Prüfung hatten wir Schmerzen. Dass diese weit stärker waren, daran denken wir nicht. Wir erinnern uns nur daran, unsere Konzentration war schlecht, vermutlich wegen der Schmerzen. Wir konnten den Stoff eigentlich, fielen trotzdem beinahe durch. Schwindelig stehen wir da, uns ist ganz schlecht. Hastig kramen wir nach Schmerzmittel, schlucken eine Tablette, nein, besser gleich zwei. Stecken einen Blister ein, zur Sicherheit. Müssen uns erneut die Zähne putzen, nur dann wirken die Tabletten, sagt uns unser Gehirn. Tun wir das nicht, sind wir selbst schuld. Also putzen wir unsere Zähne nochmal. Und ziehen uns um. Wir dürfen nur schwarze und blaue Klamotten tragen, sonst gehen die Schmerzen nicht weg, sagt uns der Zwang. Zudem wird von uns verlangt, zwei Tassen Kaffee zu trinken, dazu einen Tee, und wir müssen eine Scheibe Roggenvollkornbrot essen, heute ist kein Müsli erlaubt. Erst nachdem wir all den Anforderungen Folge geleistet haben, lässt unsere Anspannung allmählich nach, die Angst nimmt ab. Und doch ist dieses Empfinden von kurzer Dauer, denn in der Pause nach der Prüfung kommt das Thema der Klassenreise auf. Vorfreude, Neugierde, das sind die Gefühle der anderen. Wir Angst- und Zwangserkrankten spüren vorwiegend Angst. Klassenreise. Eine ganze Woche! Was, wenn dann die Schmerzen wiederkommen? Was sollen wir dann tun? Sollen wir mitfahren, Schmerzmittel einpacken, Notheimtransport sicherheitshalber vorab organisieren, oder besser gleich zu Hause bleiben?

Dieses Beispiel verdeutlicht das Erleben krankhaft übersteigerter Angst. Ein und derselbe Reiz löst bei Zwangserkrankten im Vergleich zu gesunden Menschen unverhältnismäßig starke Angst aus. Zudem wird ein gewöhnlich als schön empfundener Reiz, die bevorstehende Klassenfahrt, als stark beängstigend erlebt. Durch den vermutlich bereits ziemlich leeren Serotoninspeicher können wir die unangenehmen Gefühle außerdem weniger gut aushalten. Wir reagieren auf die Angst, wehren sie ab, tun alles, um sie abzuhalten, sei es auch noch so weit hergeholt. Die Angst lässt nach. Da stoßen wir bereits auf den nächsten Reiz. Die Angst schnellt wieder hoch. Wir reagieren wieder und wieder, doch nach jeweils kurzem Absinken steigt die Angst wieder und immer weiter an. Wir sind gefangen im Zwang.

Hier arbeitet die Lernfähigkeit unseres Gehirns gegen uns. Stellen wir uns vor, wir lernen Autofahren. Während uns Starten, Gasgeben, Bremsen, Kuppeln und Schalten zunächst noch höchste Konzentration abverlangen, gehen diese Vorgänge bald in Automatismen über. Je öfter wir Autofahren, desto leichter fällt uns die Bedienung. Unser Gehirn merkt sich die Abläufe, speichert die Reaktionen, die Handgriffe ab. »Übung macht den Meister.« Schön? Meistens! Nicht im Kontext der Zwangserkrankung. Denn es ist exakt dieser Trainingseffekt, der uns bei krankhaft übersteigerter Angst zum Verhängnis wird.

Wie wir wissen ist krankhaft übersteigerte Angst eine Art Überreizung. Wir empfinden einen Reiz als weit beängstigender, als er tatsächlich ist, wir empfinden weit mehr Reize als bedrohlich als gesunde Personen. Und diese Überreizung ist derart unangenehm, dass wir versuchen, sie abzuwenden. Wir erhalten bekanntlich einen Handlungsimpuls, setzen die entsprechende Angstabwehrhandlung. Die Angst geht zurück. Wenn wir jetzt die Merkfähigkeit unseres Gehirns bedenken, dann erschließt sich die Problematik krankhaft übersteigerter Angst von selbst: Unser Gehirn merkt sich die Reaktion auf die Angst, merkt sich, dass die Angst erst mal zurückgeht und speichert das ab. Finden wir uns in einer neuen angstauslösenden Situation wieder, ist eine neuerliche Reaktion erforderlich. Und wieder: Unser Gehirn merkt sich das. Und irgendwann ist das Reagieren auf jeden Reiz, mag er auch noch so klein sein, selbstverständlich und notwendig zugleich. Unser Gehirn ist konditioniert. Und je länger wir uns diesem Muster entsprechend verhalten, umso stärker verankert sich das Gelernte. Bald kommen die Reaktionen Reflexen gleich, sie passieren einfach, geschehen mit uns.

Die Problematik krankhaft übersteigerter Angst beruht also auf:

- ihrem in Frequenz und Intensität stark drängenden, unangenehmen Charakter
- der gefühlten Notwendigkeit, auf sie zu reagieren
- der Konditionierungsfähigkeit unseres Gehirns
- der damit einhergehenden Eigendynamik der Zwangserkrankung und der Manifestierung des Zwangs bzw. der Zwangsrituale

Spielen diese Faktoren in bestimmter Weise zusammen, kann Angst in eine Zwangserkrankung führen. Angst nährt die Krankheit. Und weil wir immer mal wieder angstauslösenden Reizen begegnen, ähnlichen Angstreizen und solchen, die überhaupt erst der Angstabwehrhandlung entspringen, nährt sich die Erkrankung quasi von selbst.

Folgende Metapher skizziert die Rolle der Angst im Regelsystem des Zwangs abschließend: Es stürmt. Der Ozean ist rau. Wir schwimmen im Wasser. Die Wellen rollen auf uns zu. Und mit ihnen kommt die Angst, fühlt sich an wie eine mächtige Flut. Und wir hören den Zwang, wie er ruft, wir müssten bloß strampeln, fest. Er tut so, als wolle er uns helfen, spornt uns lauthals an. Wir strampeln, die Angstwelle, sie gleitet unter uns durch. Scheint zu funktionieren, das beständige Strampeln. Wir schaffen es über den Wellenkamm. Da rollt schon die nächste Angstwelle an. Schneller und schneller kommt Welle um Welle auf uns zu. Hoch! Höher und höher türmen sich die Wellen vor uns auf. Ehe wir verschnaufen können, strampeln wir bereits erneut. So groß ist unsere Angst. So laut ist die Stimme des Zwangs. Wir strampeln. Fester und fester. Woher nehmen wir eigentlich die Kraft?

Das ist die Angst, sie treibt uns an.

Wir strampeln und strampeln, wir mühen uns ab. Bald gehen wir unter, bald ist die letzte Kraft verbraucht. Beständig hoffen wir, dass uns jemand entdeckt, unsere Not begreift. Klar, wir schauen sportlich aus. Und niemand kann wissen, wie lange wir hier schon strampeln, wie schwach wir bereits sind. Und überhaupt, wieso sind wir noch hier draußen, im tosenden Ozean, wieso gehen wir nicht einfach raus? Wir kommen nicht raus, wir wissen nicht wie. Wir hoffen, dass dies jemand erkennt. Und dass dieser Jemand uns hilft. Uns rettet! Wir hoffen, er wirft uns den Rettungsring zu.

Irgendwer hat uns gesehen, hat die Not erkannt. Er ruft uns etwas zu. Was? Wir sollen nicht strampeln, sollen aufhören damit. Sollen uns festhalten, bloß halten am Ring. Nicht strampeln, das koste zu viel Kraft. Ja, der hat leicht reden, der steht auf dem Kahn. Wir sollen vertrauen, dem Rat, dem Ring. Uns treiben lassen, unsere Kraft sparen, sie bloß benutzen, um uns am Ring festzuhalten. Dann werde es leichter, ruft er uns zu. Und da wir nicht mehr können, hören wir wenigstens kurz auf, strampeln nicht weiter, klammern uns mit beiden Händen fest an den Rettungsring. Wir gehen nicht unter, wir saufen nicht ab. Und doch trauen wir der Sache nicht. Die nächste Welle rollt auf uns zu, bäumt sich auf. Wir wagen es nicht, dem kleinen Ring zu vertrauen, wir strampeln schon wieder, zu stark ist die Angst. Uns ist wohl klar: Kurz hat es funktioniert, das bloße Halten am Ring, das uns immerhin eine kurze Verschnaufpause ließ. Was ruft dieser Jemand vom Kahn denn schon wieder? Er sehe die Not, wir sollen vertrauen, sollen es wenigstens versuchen, kurz, um zu erfahren, zu lernen, dass es uns anders, dass es uns besser gehen, dass es leichter sein kann.

Wir haben die Wahl: Wollen wir weiterstrampeln, uns völlig auszehren, um schließlich sowieso abzusaufen? Oder trauen wir uns, uns selbst und diesem rufenden Jemand, der Person auf dem Kahn, zu gestehen bzw. einzusehen, dass wir in Not sind, und es allein nicht schaffen? Ist das denn schlimm? Der Sturm hat uns überrascht! Wagen wir es, die Hilfe, den Rat und den Rettungsring tatsächlich dankend anzunehmen, eine andersartige Umgangsweise auszuprobieren, wenigstens zu versuchen, uns kurz treiben zu lassen, um vertrauen zu lernen? Wir wollten doch, dass jemand die Angst, die Anstrengung, unsere große Not erkennt, gewillt und fähig ist, uns zu helfen. Nun, dann nehmen wir diese Hilfe doch bitte auch an!

Wie können wir bloß, was sind wir auch schwach. Schwach und unfähig, selbst zu schwimmen. Dafür wären wir doch wirklich längst alt genug. Was haben wir Angst, vor ein paar Wellen, vor einem kleinen Sturm. Unfähig, unselbstständig sind wir. Echt zu nichts nutz! Versager! Wir sollten uns schämen! Wer braucht schon einen Rettungsring, dazu noch die helfende Hand? Und überhaupt, wer ist schon derartig blöd und gerät überhaupt hinein in einen solchen Sturm? Ja, es ist unsere Schuld. Wir haben uns reingeritten in diesen Sturm. Und nun haben wir Angst. Vertrauen spüren wir längst keines mehr. Nicht in uns selbst, nicht in die See. Können nicht vertrauen, in gar nichts mehr. Nein, daran wagen wir nicht mal zu denken. Wir mühen uns ab, strampeln panisch, schmerzerfüllt, und mit letzter Kraft. Und kommen doch nicht raus. Wir sind in Not. Auch das macht uns Angst.

Die Rolle der Angst im Regelsystem des Zwangs ist klar: Angst ist der Treiber der Zwangserkrankung. Zwänge sind Angstabwehrmechanismen. Durch unsere Reaktion überwinden wir die Spitze einer Angst. Die Angst geht zurück. Wir merken uns das. Und reagieren bei der nächs-ten Begegnung mit einem Angstreiz erneut. Die Angst geht zurück, bis ein neuer Reiz auftaucht ... So schleicht sie sich ein, nährt sich selbst, sie gleicht einem Teufelskreis, die Zwangserkrankung.

Dieses Verständnis ist einer der grundlegendsten Bausteine in der Therapie der Zwangserkrankung. Selbstverständlich ist dieses Verständnis allein noch nicht des Rätsels der Gesundung Lösung. Die nachfolgenden Ausführungen sind der Behandlung der Zwangserkrankung gewidmet.

3 Behandlung der Zwangserkrankung

Ich sehe deine Not. Ich will dir helfen. Magst du dich festhalten am Rettungsring, und aufhören zu strampeln? Magst du erfahren, dass es leichter sein kann?

In den meisten Fällen geht der Diagnosestellung einer Zwangserkrankung eine längere Krankheitszeit voraus. Eine Zeit, in der die Erkrankung sich behutsam in das Leben des Betroffenen einschleichen kann, in der die Krankheit zunehmend mehr Raum einnimmt, mehr und mehr Energie für sich beansprucht. Durchschnittlich vergehen ungefähr sieben bis zehn Jahre vom ersten Auftreten von Zwängen bis zur Diagnose. Heißt, wir Betroffenen trainieren uns krankheitstypische Denk- und Handlungsweisen an und üben diese ein. Und das eben recht lang. Generell bedeutet der Trainingseffekt eine zunehmende Leichtigkeit beim selben Tun. Beim Zwang ist das anders. Obwohl die Angstabwehrmechanismen durch beständiges Ausüben mehr und mehr internalisiert werden, d. h. irgendwann quasi eigenständig ablaufen, verspricht uns dieser Trainingseffekt nicht Leichtigkeit, sondern ansteigende Mühen. Hierin liegt das Paradoxon des Zwangs.

In der Behandlung der Zwangserkrankung geht es folglich darum, dass sich Erkrankte jene kräftezehrenden, dysfunktionalen Verhaltensweisen wieder abtrainieren. Ich möchte in diesem Kontext auch von Re-Konditionierung sprechen. Wenn ein Reiz die Angst in die Höhe treibt und Zwangspatienten sich ab einem gewissen Anspannungsgrad gezwungen fühlen zu reagieren, um die steigende Angst abzuwehren, dann lernen sie im Rahmen der Behandlung (hoffentlich), sich nicht zu einer Angstabwehrhandlung zwingen zu lassen, sondern stattdessen die Angst »einfach« auszuhalten, und zwar so lange, bis diese von selbst zurückgeht. Selbstverständlich ist das Aushalten eines äußerst unangenehmen Gefühls wie Angst, das an Intensität beharrlich zunimmt, alles andere als einfach. Und doch weiß man heute: Genau darum geht es in der Behandlung der Zwangserkrankung, um das

Nicht-Ausüben der zwanghaften Angstabwehrreaktion. Nur so kann es leichter werden!

Weil dieses Umlernen den Zwangspatienten viel Mut, Einsatz, Konsequenz und Durchhaltevermögen abverlangt, steht mittlerweile ein breites Repertoire an Hilfsmitteln zur Auswahl, deren unterstützende Wirkung vielfach erprobt und für zahlreiche Fälle nachgewiesen ist. Die Therapie der Wahl für Zwangserkrankungen besteht in einer Kombination aus Kognitiver Verhaltenstherapie und medizinisch-psychiatrischer Behandlung. Einzelne Behandlungsbausteine wie

- Krankheitsverständnis und Krankheitseinsicht
- Entschlüsselung von Grundannahmen und Oberplänen, Biografiearbeit
- radikale Akzeptanz der Zwangserkrankung
- Schematherapie, Biografiearbeit
- Erwägung individueller Angsthierarchien
- Stufenplan als Vorgehensweise beim Abbau von Zwängen
- Reizkonfrontation mit dem Gefühl der Angst
- Üben bzw. Antrainieren eines veränderten Umgangs mit Angst: Reaktionsverhinderung
- regelmäßige Reflexion mit dem Verhaltenstherapeuten/ der Verhaltenstherapeutin
- kognitive Umstrukturierung
- medikamentöse Unterstützung

werden in diesem Kapitel detaillierter erläutert.

Als ich vor zwei Jahren die Kognitive Verhaltenstherapie begann, skizzierte mir meine Therapeutin folgenden Vergleich: Seit Jahren raste ich auf der Autobahn. Als die Krankheit sich einschlich, fuhr ich gerade gemächlich auf die Autobahn auf. Ich musste beschleunigen. Ich drückte das Gaspedal durch. Fuhr schnell. Schneller und schneller. Weit lag mein Zuhause bald zurück. Weiter und weiter entfernte sich mein Wohlfühlort. Mittlerweile glich die Autobahn einer mehrspurigen Rennstrecke, mein Tempo idiotischer Raserei. Wild wechselte ich zwischen den Spuren hin und her, zog eilig an anderen Autos vorbei. Die einen überholte ich links, die anderen rechts. Nie wurde ich langsamer. Mein Fuß schien am Gaspedal fixiert zu sein. Das Tempo war bald derart hoch, dass ich mich mehr und mehr zu fürchten begann. Ich wollte bremsen. Und gab doch gleichzeitig noch immer Gas. Konnte mich bloß schwer konzentrieren. Schwerer und schwerer. Ich war müde, war so erschöpft.

Fühlte es sich so an, wollte meine Therapeutin wissen. Beschrieb das mein Befinden? Traf das mein Gefühl der letzten Jahre?

Ich musste nicht lange überlegen. Ich nickte. Ja. Genauso fühlte sich das an. Als gäbe ich Gas, zöge unterdessen gewaltsam die Handbremse. Das macht müde. Das erschöpft.

Ich überlegte. Diese Raserei, die veranlasse ich? Die Raserin, das bin tatsächlich ich? Ich rase dahin. Offensichtlich rase ich dahin. Ich will gar nicht rasen. Das macht keinen Spaß. Mir jedenfalls nicht. Mir macht es bloß Angst. Warum tu ich das dann? Ich kann halt nicht anders. Wie soll ich bremsen, wenn mein Fuß am Gaspedal wie festgeschraubt, das Gaspedal quasi eingerastet ist?

Ich fühlte mich verstanden, bereits im ersten Gespräch. Meine Therapeutin bot mir an, mit mir gemeinsam an der Beantwortung meiner Fragen zu arbeiten und mir einen alternativen Weg zu zeigen. Sie würde mich, wenn ich das wollte, gerne ein Stück meines Weges begleiten.

Ich war verdutzt. Mein Körper, meine Anspannung, sie gaben nach. Mein Herz wurde ruhiger. Plötzlich bekam ich besser Luft, hatte das Gefühl, seit Ewigkeiten überhaupt wieder atmen zu können. Es fühlte sich seltsam an, fremd und doch so angenehm. Ich fühlte mich wohl in ihrer Gegenwart.

Mir verschlug es die Sprache. Ich konnte nichts sagen, so nahe war ich den Tränen, so erleichtert über das mir entgegengebrachte Verständnis. Und noch dazu über ihr Angebot. War das denn möglich, konnte das überhaupt sein? Dass mich jemand verstand? Und dass mir außerdem ein anderer Weg gezeigt werden würde?

Ich weiß noch genau, baff saß ich da, in diesem wohligen kleinen Raum. Und nickte, nahm ihr Angebot voller Dankbarkeit und Erleichterung an. Wir vereinbarten einen neuen Termin. Ich spürte neue Energie, Kraft. Spürte Hoffnung, sogar Motivation. Gefühle, die ich schon lange nicht mehr wahrgenommen, deren Existenz ich fast vergessen hatte. Bevor wir die Therapiestunde beendeten, hielten wir Folgendes fest:

Es geht zuallererst darum, zu erkennen, dass ich rase. Auch, dass ich verstehen lerne, wie und weshalb sich bei mir simples Beschleunigen zu idiotischer Raserei entwickelte. Ich soll sowohl die Unnötigkeit der Beeinträchtigung meiner Lebensqualität durch mein beständiges Dahinrasen begreifen als auch die entstandene Eigendynamik der Raserei.

Parallel zur kognitiven Arbeit würden wir versuchen, mich schrittweise so zu stärken, dass ich meinen Fuß losschrauben und ihn immer mal wieder vom Gaspedal nehmen kann. Wir würden abfahren von der Autobahn, das Auto abstellen, und sogar aussteigen. Würden uns anders fortbewegen, einen neuen Pfad entlanggehen. Einen Pfad, den ich selbst erschüfe. Der Weg wäre lang, wie lang genau wäre nicht vorherzusagen. Und er wäre bestimmt nicht einfach. Meine Therapeutin werde an meiner Seite sein, mich mit Tipps und Werkzeugen versorgen. Ich würde lernen, Bäume zu fällen, einen nach dem anderen, sodass ich den Weg schaffen und gehen kann. Es würde wohl so sein, dass das Fällen mancher Bäume schwieriger ist, dass ich manchmal vom neuen Trampelpfad abkomme und zurückrenne zum Wagen, weil mir die Autobahn doch als der einfachere, der schnellere Weg erscheint. Das wäre nicht schlimm, sie riefe mich dann zurück. Der bis dahin geschaffene Pfad wüchse so schnell nicht wieder zu. Und irgendwann käme die Lichtung, dann würde ich sie spüren, warm, angenehm, die Sonne auf meiner Haut. Meine Therapeutin habe schon viele andere Raser beim Schaffen ihres persönlichen Trampelpfades begleitet, und stets habe sich das Dickicht gelichtet und die ursprünglichen Raser hätten sich besser, leichter, befreit gefühlt.

Fortan hieße die Devise: »Langsamer ist schneller.«

Therapie erster Wahl bei Indikation Zwang

Die Bedeutung der Diagnosestellung und der Einleitung geeigneter (!) Therapiemaßnahmen habe ich selbst erlebt:

Lange Zeit fehlte mir zum einen die Diagnose »Zwangsstörung«, zum anderen auch Informationen bezüglich der Therapie erster Wahl bei Zwangserkrankung. Gerade das häufige Aufsuchen von Experten verschiedenster (medizinischer) Fachrichtungen über Jahre, gar Jahrzehnte, mein sich fortlaufend verschlechterndes Befinden und das trotzdem derart lange Ausbleiben der Diagnose und der entsprechenden Behandlung verdeutlichen die Notwendigkeit einer breiten Aufklärung über dieses Krankheitsbild. Obwohl ich neben meinen wahrlich beschissenen Kopfschmerzen zunehmend häufig auch meine Zwangsgedanken und -handlungen artikulierte, insbesondere gegenüber medizinischen und psychotherapeutischen bzw. psychologischen Fachleuten, wurde die Ernsthaftigkeit der Lage, das Ausmaß der Zwangsvereinnahmung nicht erkannt. Wurde überhaupt darauf eingegangen, erhielt ich schlichtweg den therapeutischen Hinweis, ich dürfte den Zwangsgedanken nicht gehorchen. Die Zwangshandlungen sollte ich einfach nicht ausführen. Dann würden sie sich abbauen. Sicherlich einleuchtend – aber für den Zwangserkrankten ohne Hilfe ist die Umsetzung ein Ding der Unmöglichkeit.

Erst später, von einem mich über mehrere Jahre liebevoll und engagiert begleitenden Therapeuten, wurde mir der Zusammenhang von Zwang und dahinterstehender Angst erklärt. Und dennoch war seine Therapiemethodik eine andere als jene, die für die Indikation Zwang die erste Wahl ist. Sprich, ich verstand zwar besser, was sich in meinem Kopf abspielte und konnte doch die Zwänge nicht einfach bleiben lassen, so wie mir geraten wurde. Ich habe das wohl versucht, sogar sehr beharrlich. Und ich bin konsequent, ehrgeizig, diszipliniert. Dennoch: Ich schaffte es nicht, konnte mich den Zwängen nicht widersetzen, hielt die steigende Angst nicht aus. Ich wurde zwar begleitet, wurde regelmäßig motiviert, angespornt. Aber ich war nicht angemessen ausgestattet. Mir fehlten die Werkzeuge, die Step-by-Step-Bedienungsanleitungen. Wie um Himmels willen soll einer Bäume fällen ohne Axt, ohne Säge, ohne Anleitung? Einfach so, mit bloßer Hand?

Nachdem ich immer verzweifelter geworden, die Hoffnung auf Besserung beinahe völlig versiegt war, zog ich 2018 im Sommer die Notbremse. Bisher hatte mir niemand so wirklich helfen können. Ich selbst konnte es offenbar auch nicht. Klar, ich war schon immer eine Kämpfernatur, konnte die Zähne zusammenbeißen, mich mit großer Mühe immerhin über Wasser halten. Doch die Schmerzen eskalierten. Am Kopf, an den Augen. Ich hatte sie täglich, seit mehr als eineinhalb Jahren. In der Lernzeit für die Masterprüfung, die ich trotzdem mit Auszeichnung absolvierte. Im Urlaub. Und auch im neuen Job. Obwohl es mein Wunschjob war, auf den ich so lange hingearbeitet hatte, obwohl die Aufgaben mich reizten, ich mich wohlfühlte im Team. »Nur« die Schmerzen störten. So sehr, dass es mir immer schlechter ging. Außer Arbeiten schaffte ich bald nichts mehr. Die Schmerzen machten mir Angst, führten mich tiefer in den Zwang. Kurz wichen die Schmerzen den Zwängen, gleichzeitig verstärkten sie sie aber auch. Denn sie forderten mich und die Erschöpfung befeuerte den Schmerz, der Schmerz wiederum das Alleinsein. Ich war ausgeliefert, den Schmerzen, vor allem dem Zwang. War offensichtlich gelandet im Teufelskreis.

Irgendwann meinte ich abzusaufen, so elend fühlte ich mich. Ich nahm fast alles in Kauf. Schluckte Morphium und andere Medikamente, suchte wieder und wieder Ärzte auf.

Ich war so zerrissen, konnte das Leid nicht mehr ertragen, überlegte, dem Ganzen selbst ein Ende zu setzen, bevor ich grausam langsam ertrank. Irgendwas hielt mich ab, ich wollte das nicht. Wehrte mich gegen diese Gedanken, ich fürchtete sie. Und zwar so sehr, dass ich erneut um Hilfe bat. Und das, obwohl ich schon so oft das Gefühl gehabt hatte, nicht ernst genommen, nicht gehört und verstanden worden zu sein. Wieder und wieder, wenn ich erklärte, wie unwohl, wie mies ich mich fühlte, hörte ich bloß erstaunte Kommentare, die die Realität verkannten. »Komisch. Du siehst total gut aus.« »Du strahlst doch.« »Du bist nicht krank.« »Das wird schon wieder. Morgen ist ein neuer

Tag.« »Du darfst nicht alles so ernst nehmen.« »Stress dich nicht.« Sogar wüst beschimpft wurde ich, ich würde mir die Schmerzen einbilden, einen an der Klatsche hätte ich, so sehe es aus.

Schließlich war mir klar, es stimmte etwas nicht. Ich spürte, ich würde absaufen, wenn ich nicht erneut um Hilfe bat, eindringlich. An diesem Punkt war mir gleichgültig, was wer von mir hielt. So sprach ich bei meinem Hausarzt vor. Offenbarte mich, und zwar unverblümt, so gut es eben ging. Artikulierte mit zitternder Stimme die Schmerzen, die Zwänge in ihrer ganzen Umfänglichkeit und Absurdität. Ich fühlte mich unwohl, ich schämte mich, fühlte mich schuldig, richtig schlecht. Tat es trotzdem, denn ich brauchte einen Einweisungsschein für eine Fachklinik Psychosomatik, Psychotherapie und Psychiatrie. Ich wollte dorthin, obwohl mir das Angst machte. Würde ich – das war ja bereits mein dritter Klinikaufenthalt – endgültig abgestempelt werden? Als verrückt? Als gestört? Würden mich alle abschreiben, sich von mir abwenden? Es würde mich meinen Job kosten, meine Karriere, auf die ich so lange hingearbeitet hatte. Wer würde mich einstellen, wenn ich wieder gesund bin? Konnte ich überhaupt gesund werden, würde ich überhaupt jemals normal arbeiten können?

Sollte ich ihn zurückbringen, den Einweisungsschein? Mich einfach zusammenreißen und »normal« weitermachen? Ich dachte hin. Ich dachte her. Wog ab, fuhr auf einer Gefühlsachterbahn, spürte Angst, Kampfgeist, Verzweiflung, Ohnmacht, alles zugleich. Und doch war mir insgeheim klar, so konnte es nicht weitergehen. Denn die Krankheit schlug wieder und wieder zu. Mit jedem Mal fester, grober. Ich würde draufgehen. Den Einweisungsschein brachte ich nicht zurück. Ich griff zum Telefon, wählte die Nummer der Klinik und fragte schluchzend nach einem Aufnahmetermin.

Ich konnte bald kommen, privat. Sonst musste ich warten, mindestens ein halbes Jahr. Was hatte ich denn für eine Wahl? Ich brauchte Hilfe, und zwar gleich. Also willigte ich ein. Aufnahme in zwei Wochen, Privatklinik. Trotz hoher Kosten, für deren Verursachen ich mich schämte und schuldig fühlte.

Ich möchte auf diesen Aufenthalt nicht im Detail eingehen. Möchte nur so viel sagen: Auch dort hatte ich zu oft das Gefühl, die Ernsthaftigkeit meiner Lage wird verkannt, ich werde eher abgefertigt anstatt gehört. Irgendwas lief falsch. Stellte ich mich selbst so unbeholfen an? Verhinderte ich das Greifen der Therapiemaßnahmen? Woche um Woche verging. Mir ging es nicht besser. Heute weiß ich den Grund: Die angewandte Therapiemethode entsprach nicht der Therapie der Wahl für die Zwangserkrankung. Und dennoch bin ich froh, in dieser Klinik gewesen zu sein, denn dort fand die Begegnung statt, die den entscheidenden Hinweis für den Wendepunkt in meiner Behandlung mit sich brachte. Die Frau hatte meine Not verstanden und war mit dem Erkrankungsbild vertraut. Sie gab mir den Leitfaden an die Hand, der mich in meiner Heimatregion zu jenen Personen führte, die mir den Weg der Gesundung zeigen. Von denen ich die notwendige Hilfe für die Indikation Zwang erhalte. Die Therapie der Wahl für die Zwangserkrankung ist:

1. **Kognitive Verhaltenstherapie**

- Erlernen eines Verständnisses für das Krankheitsbild Zwangserkrankung
- Ausprobieren der für die Zwangserkrankung erprobten Behandlungsinstrumente
- konsequentes Sich-Üben im Anwenden der Behandlungsinstrumente, im Umsetzen veränderter Denk- und Verhaltensweisen
- regelmäßige Sitzungen und Reflexion der eigenen Denk- und Verhaltensweisen mit Verhaltenstherapeut/in

2. **Medikamentöse Therapie**

- Einnahme eines bzw. möglicherweise Ausprobieren diverser Medikamente aus der Klasse Psychopharmaka (insbesondere aus der spezifischen Klasse der SSRI) nach psychiatrisch-fachärztlicher Empfehlung
- Auswahl eines Medikaments oder einer Kombination mehrerer individuell verträglicher und wirksamer Medikamente
- regelmäßige Einnahme der Medikation und regelmäßige fachärztliche Kontrollen bzw. Rücksprachen

3. **Faktor Zeit: Therapie als Prozess**

- Es ist noch kein Meister vom Himmel gefallen.
- Übung macht den Meister.
- Schrittweises Vorgehen, Stufe für Stufe
- Langsamer ist schneller.

Endlich fühlte ich mich in den richtigen Händen. Durfte ankommen, bei einer Psychotherapeutin für Kognitive Verhaltenstherapie, deren Empathie und Kompetenz ich nicht bloß hochgradig wertschätze, sondern deren Begleitung ich durch keine einzige andere ersetzen wollte, und bei einem Facharzt für Psychiatrie, der die Komplexität meiner Erkrankung sofort begriff und mit Kompetenz und Feingefühl die wirksame medikamentöse Behandlung einleitete. Endlich spürte ich, was mir seit langem verwehrt war: Hoffnung!

Betrachten wir die beiden Elemente der empfohlenen Therapie bei Indikation Zwang etwas genauer, bevor ich auf die einzelnen Bausteine der Kognitiven Verhaltenstherapie aus meiner Sicht als Zwangspatientin näher eingehe.

Kognitive Verhaltenstherapie

Die Kognitive Verhaltenstherapie ist eher gegenwartsbezogen und zukunftsorientiert, wohingegen andere psychotherapeutische Schulen sich stärker an der Vergangenheit, an der Rückschau orientieren. Es wird davon ausgegangen, dass Verhaltensstörungen auf erlernten Fehleinstellungen beruhen und Erlerntes auch wieder »verlernt« werden kann. Im Fokus der Kognitiven Verhaltenstherapie stehen die Untersuchung der Kognitionen des Patienten und die Bearbeitung subjektiv dysfunktionaler Einstellungen.[3]

Im Rahmen der Kognitiven Verhaltenstherapie werden mir meine hauptsächlichen Diagnosen, die da lauten auf »anhaltende somatoforme Schmerzstörung« und »Zwangsstörung, Zwangsgedanken und -handlungen gemischt«, verdeutlicht. Ich erfahre vom ungünstigen Zusammenspiel dieser beiden Krankheitsbilder und lerne neben eigenen krankheitsbedingenden Faktoren allgemeine Ursachen, Entwicklung, Ausprägung und Fortschreiten der Zwangserkrankung kennen. Ich begreife die Schmerzen, meine Erschöpfung, mein unlustiges Dasein zunehmend besser. Begreife die Eigendynamik der Zwangserkrankung ebenso wie den Status quo (den ich bis dato immer wieder mehr oder weniger nicht sehen wollte, nicht sehen konnte). Meine Therapeutin arbeitet mit mir daran, mich von der Erkrankung zu distanzieren, nicht indem ich sie verleugne, sondern insofern, als dass ich mir die Krankheit nicht ausgesucht, sie nicht verursacht habe, nicht unfähig, auch keine Versagerin bin. Ich lerne, dass es ebenso inkorrekt wie unangebracht ist, mich für meine Erkrankung schuldig zu fühlen.

Mittels Fragen werde ich angeregt, meine Kognitionen zu erfassen und kritisch zu betrachten. Ich erkenne den teilweise dysfunktionalen Charakter, erkenne, dass ich mir etwas antrainiert habe, das mir nicht gut bekommt. Was wir uns anzutrainieren vermögen, können wir uns umgekehrt doch wieder abtrainieren. Oder? Stimmt. Wir müssen sie zunächst »bloß« erkennen, unsere ungesunden Angewohnheiten. Denn erst dann ist es möglich, sie uns auch wieder abzutrainieren. Man darf sich das vorstellen, als wäre die Therapeutin eine Art wohlgesonnene Polizei, die uns auf der Autobahn herauswinkt: *Du rast auf der Autobahn. Bist sichtlich müde, sichtlich erschöpft. Rast trotzdem weiter. Willst du denn rasen, wo willst du denn hin?*

Da ist er, der Moment, in dem wir dank direkter Konfrontation begreifen, was wir über lange Zeit beständig ausgeführt haben, einfach, weil wir es uns so antrainiert haben, und obwohl uns die Absicht unseres Tuns längst unbekannt ist. Diese Erkenntnis legt den Grundstein dafür, unser Verhalten zu ändern.

Du musst nicht rasen. Kannst von der Autobahn abfahren, das Auto parken. Den Weg fortgehen, anders, neuartig, dir deinen eigenen Pfad schaffen. Dorthin, wohin du gehen willst. Ich helfe dir.

Es geht darum, dysfunktionale Kognitionen zu korrigieren, somit auch die von ihnen bestimmten Verhaltensweisen zu verändern und sie durch gesunde zu ersetzen. Es geht um ein Umlernen. Zwangspatienten üben, krankheitsbedingt dysfunktionale Aktionen, d. h. jegliche Handlungen zwanghaften Charakters, zu unterlassen. Das ist alles andere als einfach, bedarf neben der Erkenntnis ungünstiger Gewohnheiten eines starken Veränderungswillens, vieler Übungseinheiten, eines langen Geduldsfadens sowie einiger Konsequenz. Betroffene müssen üben, üben und nochmals üben. Auch wenn das Neue erstmals unangenehm, gar beängstigend erscheint. Müssen zudem üben, stolz darauf zu sein, dass sie es immerhin versuchen, trotz etwaiger »Fehlversuche«.

Sie müssen so lange üben, bis die pathogenen Gewohnheiten, diese ferngesteuert zwanghaften Verhaltensweisen, durch neue, gesündere Gewohnheiten ersetzt sind.

Menschen (und auch Tiere) verfügen grundsätzlich über die Fähigkeit des Erlernens von gewissem Verhalten. Die Verhaltenstherapie bedient sich der Prinzipien der Lerntheorien, speziell, wenn es darum geht, dysfunktionale Verhaltensweisen durch gesündere, sprich funktionale, zu ersetzen. Und eben genau darum geht es beim Zwang. Zwangserkrankte sind konditioniert, haben für Angstsituationen Reaktionsmuster, sprich zwanghafte Denk- und Verhaltensweisen, erlernt. Im Rahmen der Verhaltenstherapie werden Angstreize eruiert und Übungssituationen vorgeschlagen. Je nach Übung reichen Verhaltenstherapeutinnen und -therapeuten den Betroffenen passende Werkzeuge. So fühlen wir uns stützend begleitet und werkzeugtechnisch versorgt und trauen uns hoffentlich, die ungesunden, gewohnten Verhaltensweisen durch gesunde(re), (noch) ungewohnte Verhaltensweisen zu ersetzen.

In der Kognitiven Verhaltenstherapie besteht ein vorgegebenes Therapiemanual mit zahlreichen kognitiven und behavioralen Elementen. Die Übungen zum Verändern krankheitsbedingter Angewohnheiten können klientenspezifisch angepasst werden. Nicht zuletzt verfügt die Kognitive Verhaltenstherapie über ein umfassendes Sortiment an Werkzeugen. Sie erleichtern den Zwangserkrankten das Umprogrammieren dysfunktionaler Kognitionen und entsprechender ungesunder, zwanghafter Verhaltensweisen bzw. ermöglichen es ihnen überhaupt, vom Gewohnten abzuweichen, Neues auszuprobieren, um selbst zu erleben, wie es sich anfühlt, sich anders zu verhalten, sich anders, leichter zu fühlen. Und so wachsen Mut und Motivation. Das ist der Moment, da die Therapie anfängt zu greifen.

Medikamentöse Therapie

Die medikamentöse Therapie ist das zweite wesentliche Element bei der Behandlung von Zwangserkrankungen. Entsprechende Medikamente können wir uns vorstellen wie Schmiermittel, die Betroffene beim Umprogrammieren bestehender dysfunktionaler Denk- und Verhaltensweisen unterstützen, sodass diese durch neue ersetzt werden können.

Zwangspatienten sind weder verrückt noch faul. Es wäre falsch, sie als unmotiviert zur Veränderung der eigenen ungesunden Denk- und Verhaltensweisen zu beschreiben. Tatsächlich ist bei den meisten Zwangserkrankten sogar das Gegenteil der Fall: Sie sind engagiert, tapfer, sie halten viel aus. Und fühlen sich dennoch unfähig, gar schuldig, denn sie merken, sie können dem Zwang nicht entkommen.

Je nach Krankheitsfortschritt reicht die psychotherapeutische Begleitung allein nicht aus (bzw. würde sich weit mühsamer gestalten), um Betroffene aus der Erkrankung herauszuführen. Zu stark ist die Eigendynamik der Krankheit, zu internalisiert und tonangebend sind ihre Muster, ihre Struktur. Speziell bei lang andauernder Krankheitsmanifestierung ist eine Ergänzung der Kognitiven Verhaltenstherapie um eine medikamentöse Behandlung dringend indiziert. Für die medikamentöse Einstellung und fortdauernde Betreuung zeichnet der Facharzt für Psychiatrie verantwortlich.

Gemeinsam mit dem Patienten wird das Ausprobieren diverser Medikamente abgestimmt, wobei eine regelmäßige Medikamenteneinnahme über einen gewissen Zeitraum und ein anfängliches Inkaufnehmen möglicher Nebenwirkungen unumgänglich sind. Im Gespräch zwischen Arzt und Patient wird die Wirksamkeit der Medikation in vereinbarten Zeitabständen reflektiert. Davon abhängig sind Dosisanpassungen oder Wirkstoffänderungen, und zwar so lange, bis die passende Medikation und die passende Dosierung gefunden sind.

Es ist mir ein großes Anliegen zu betonen, dass ich hier keinesfalls irgendwelche Empfehlungen oder Ratschläge zum Eigenversuch gebe. Ich schildere in diesem Buch meine Erfahrungen und Erkenntnisse als Patientin in der Absicht, Betroffenen ebenso wie deren sozialem Umfeld eine grobe Idee medikamentöser Behandlung sowie möglicher Wirkmechanismen diverser Wirkstoffe bzw. Wirkstoffklassen zu vermitteln. Betroffenen ist unbedingt angeraten, bezüglich ihrer Medikation fachkompetente Hilfe in Anspruch zu nehmen. Fachärztinnen und -ärzte für Psychiatrie können die Situation akkurat einschätzen und gegebenenfalls die geeigneten Maßnahmen einleiten.

Medikamente der ersten Wahl bei Zwangserkrankung sind Psychopharmaka aus der Gruppe der Antidepressiva und hier aus der Wirkstoffklasse der SSRI (Selektive Serotonin-Wiederaufnahmehemmer). Bei Angst und Zwang spielt die serotonerge Komponente die zentrale Rolle. Es wird – vereinfacht gesagt – davon ausgegangen, dass eine zu geringe Konzentration von Serotonin im Gehirn des Erkrankten vorhanden ist, was zu psychischem Unwohlsein führen kann, aber nicht muss. Resultat muss nicht in jedem Fall, kann jedoch eine Angststörung, Zwangsstörung, Depression etc. sein. Die Serotonin-Wiederaufnahmehemmer bewirken, dass Serotonin länger in der Gewebsflüssigkeit des Gehirns verbleibt, was einer Erhöhung der Serotoninkonzentration entspricht. Insofern wird eine zu geringe Konzentration medikamentös ausgeglichen.

SSRI sind Wirkstoffe, die, sofern der Patient auf sie anspricht (dies ist einzelfallabhängig!), durch die Anhebung des Serotoninspiegels dazu führen können, dass (übersteigerte) Angst weniger intensiv erlebt wird, Zwangsgedanken weniger häufig auftreten bzw. Patienten mutiger sind, sich den Zwangsgedanken zu widersetzen. Bei der depressiven Störung kann durch SSRI das Empfinden von Verzweiflung, Hilflosigkeit, Erschöpfung etc. gemildert werden und die Patienten verspüren mehr Antrieb und weniger negative Gefühle.

Antidepressiva sind eine gewisse Zeit lang regelmäßig einzunehmen und in der Dosis anzupassen, bis sich die beabsichtigten Wirkungen zeigen (können). Man spricht hier von zeitlicher Latenz. Anders als bei einem Schmerzmittel, das eingenommen wird, wenn Schmerzen einsetzen, und innerhalb kurzer Zeit seine Wirkung entfaltet, wird ein Antidepressivum langsam eingeschlichen, die Dosis schrittweise unter ärztlicher Anleitung erhöht und das Medikament regelmäßig eingenommen. Je nach Wirkstoff vergehen zwei bis vier Wochen, bis das Medikament das Befinden des Patienten (hoffentlich) günstig beeinflusst.

Es ist wichtig zu wissen, dass die antriebssteigernde Wirkung eines SSRIs früher einsetzen kann als die stimmungsaufhellende, angst-, zwangs- und depressionslindernde Komponente. Eine möglicherweise anfängliche Verschlechterung des Gesamtbefindens stellt insofern ein Übergangsphänomen dar und ist kein sofortiges Ausschlusskriterium für ein Medikament. Es ist jedoch zu Beginn der medikamentösen Behandlung besondere Vorsicht geboten: Depressive Patienten könnten ihre negativen, möglicherweise auch suizidalen Gedanken unverändert stark wahrnehmen und durch die antriebssteigernde Komponente zu gefährlichen Handlungen angetrieben werden. Ähnlich kann dies auch bei Angst und Zwang sein, sprich Ängste werden noch unverändert intensiv empfunden, während die bereits spürbare Antriebssteigerung Patienten mitunter verstärkt veranlasst, ihre Ängste durch Zwänge abzuwehren.

Diese Wirkungen sind jedoch temporären Charakters und bekannt. Dementsprechend kann ein angemessener Umgang mit den Patienten besprochen werden, der u. a. bestehen kann in initial engmaschigen Kontrollterminen, Informieren von Angehörigen oder einem vereinbarten Notruf, sollte die Situation »brenzlig« werden.

Außerdem müssen sich Patienten über möglicherweise auftretende Nebenwirkungen bewusst sein. Gewissermaßen geht es um eine Kosten-Nutzen-Relation. Eine Pille, die alle Probleme wegzaubert, gibt es nicht. Aber es gibt solche, die, spricht der Patient auf den Wirkstoff an (Response), eine gute Unterstützung für Therapie und Genesung sind.

Insofern geht es darum, persönlich abzuwägen, welche Wertigkeit bzw. Bedeutung dem Dafür und dem Dagegen im konkreten Fall zugemessen werden. Führt ein Medikament zu Nebenwirkungen, die als derart unangenehm empfunden werden, dass auf die eventuell gleichzeitige angenehme Wirkung im Sinne einer Angstlösung und Zwangslinderung lieber verzichtet wird, fällt die Entscheidung vermutlich gegen die Einnahme dieses Medikaments. Ist ein Arrangieren mit der einen oder anderen Nebenwirkung möglich, und wiegt die positive Wirkung insgesamt stärker, wird die Entscheidung anders ausfallen. Wirkung und Nebenwirkungen eines Medikaments sind also stets im Einzelfall mit dem Arzt zu besprechen. Mehrere Faktoren spielen eine Rolle: Wirkstoff, Dosis, individuelle körperliche und psychische Konstitution, andere eingenommene Medikamente etc. Vor diesem Hintergrund versteht sich von selbst, dass es nicht möglich ist, Wirkung und unerwünschte Nebenwirkungen genau vorherherzusagen. Grundsätzlich sind SSRI (im Vergleich zu anderen Medikamentenklassen aus dem Bereich der Antidepressiva bzw. aus dem umfassenderen Bereich der Psychopharmaka) relativ gut verträglich, ihr Nebenwirkungsprofil ist begrenzt und sie weisen für viele Patienten mit Depressionen, Angst-, Zwangs-, Panik- oder Essstörungen eine günstige Kosten-Nutzen-Relation auf. Nebenwirkungen von SSRI, über die Patienten – speziell zu Therapiebeginn – berichten, sind folgende:

- Kopfschmerzen
- Schwindel
- trockener Mund
- vermehrtes Schwitzen
- Übelkeit, Durchfall oder Verstopfung
- Appetitsteigerung oder Appetitminderung, Gewichtsveränderungen
- innere Unruhe, Nervosität
- Müdigkeit, Schlafstörungen
- Zittern
- Gefühl von emotionaler Abstumpfung
- Verlust von Libido und/oder Orgasmusfähigkeit

Um unerwünschte Wirkungen möglichst in Schach zu halten, hat sich ein »Einschleichen« bzw. »Ausschleichen«, d. h. eine schrittweise Dosiserhöhung bzw. -reduktion, bewährt. Einige der genannten Nebenwirkungen habe ich selbst erlebt. Auch ich habe mehrere Medikamente getestet, bis ich bei jenem Wirkstoff gelandet bin, der für mich insofern passt, als dass er ein für mich vertretbares Kosten-Nutzen-Verhältnis ergibt. Die Medikation lindert meine Angst. Infolgedessen sind Frequenz und Intensität von Zwangsgedanken deutlich gemildert, genauso wie die empfundene Nötigung zum Ausführen von Zwangshandlungen. Und dann, wenn die Erkrankung trotz alledem noch Zwangsgedanken in meinem Kopf produziert, bin ich dank meiner Medikation immerhin mutiger. Ich wage eher, mich einem Zwangsauftrag zu widersetzen, die Zwangshandlung nicht auszuführen, kann die Angst besser aushalten. Mithilfe der Medikation kann ich im Sinne der Kognitiven Verhaltenstherapie besser bzw. überhaupt üben.

Zudem bewirkt das Medikament, dass ich innerlich etwas distanzierter bin. Ich erlebe Gefühle weniger intensiv. Für mich ist das ein zweischneidiges Schwert. Einerseits empfinde ich es als wertvoll und angenehm, dass ich Verzweiflung, Ausweglosigkeit und Hilflosigkeit, die Schmerzen, die Zwänge, meine Erschöpfung und Einschränkung nicht mehr so intensiv, so nah erlebe. Andererseits ist die verminderte Gefühlswahrnehmung nicht auf negative Emotionen beschränkt, sondern zeigt sich auch in einer Dämpfung angenehmer Emotionen wie Freude, Nähe, Lust. Inwieweit diese Dämpfung auf die Medikation zurückgeht, bleibt offen, denn schließlich empfand ich ohnedies aufgrund der Erkrankung bereits seit geraumer Zeit kaum mehr angenehme Gefühle. Das heißt, für mich überwiegen die positiven Effekte, mit den unerwünschten Wirkungen kann ich mich arrangieren.

Auch dass die Dosierung der Medikation in der Behandlung der Zwangserkrankung von wesentlicher Bedeutung ist, habe ich selbst erlebt. Ich bekam schon vor Jahren das »richtige« Medikament, doch in falscher Dosis. Erst als mein nun behandelnder Facharzt für Psychiatrie die notwendige Dosisanpassung einleitete, zeigte die Medikation das gewünschte Wirkprofil: Für eine zwangsgedankenreduzierende und damit zwangshandlungsreduzierende Wirkweise von SSRI sind Hochdosen indiziert. Eine Anhebung der Serumkonzentration des Wirkstoffes im Blut auf den oberen therapeutischen Wirkbereich ist notwendig. Ein Absetzen der Medikation kann dazu führen, dass Zwänge wieder vermehrt auftreten. Selbst dann, wenn die Medikamenteneinnahme über einen längeren Zeitraum erfolgte, selbst dann, wenn ein (therapeutisch angeleitetes) Umlernen pathologisch zwanghafter Denk- und Verhaltensweisen längerfristig geübt wurde. Um Rückfälle möglichst zu verhindern, ist die Hochdosismedikation erst bei länger stabiler Befindlichkeitsbesserung und dann ganz langsam zu reduzieren, bei neuerlich vermehrtem Zwangsgeschehen ist sogleich eine neuerliche Dosiserhöhung vorzunehmen (immer in ärztlicher Abstimmung) und jedenfalls beständig in Kognitiver Verhaltenstherapie weiterzuarbeiten.

Bei ausbleibendem Therapieerfolg trotz mehrwöchiger SSRI-Einnahme in Hochdosis bestehen psychiatrisch weitere Möglichkeiten zur Behandlung von Zwangspatienten. Zum Beispiel werden Antidepressiva aus der SSNRI-Klasse (Selektive Serotonin-Noradrenalin-Wiederaufnahmehemmer), die teilweise auch in der Behandlung chronischer Schmerzen erprobt sind, eingesetzt, oder ältere Wirkstoffe, sogenannte trizyklische Antidepressiva, die neben stimmungsaufhellenden Effekten ebenso zur Angstlösung und Schmerzlinderung angewendet werden. Letztere haben außerdem eine eher sedierende Wirkung, worin ein wesentlicher Unterschied zu den SSRI liegt. Gerade um den Antrieb durch ein hochdosiertes SSRI abends herunterzuregulieren, wird eventuell ein sedierendes Antidepressivum ergänzend verschrieben.

Werden diverse Wirkstoffe kombiniert, spricht man von Augmentation. Dabei sollen im Sinne einer Wirkungserweiterung günstige Wechselwirkungen der kombinierten Medikamente zum Tragen kommen. Der Einsatz eines zweiten Präparates aus einer artverwandten Medikamentenklasse kann die Wirkung der Hauptmedikation verstärken oder abschwächen. Bei mir selbst wurden temporär u.a. Schlafstörungen, die sich unter SSRI-Hochdosis bei ansonsten guter Verträglichkeit häufig zeigen, mittels Neuroleptikum gemildert. Dazu genügte bereits die Minimaldosis. Das Neuroleptikum verstärkte einerseits die angstlösende Komponente des SSRIs, andererseits dämpfte es den Antrieb abends nach der Einnahme, sodass ich schlafen konnte. Der Facharzt für Psychiatrie hat eine Vielzahl an Möglichkeiten, diverse Wirkstoffe unterschiedlicher Wirkstoffklassen zu kombinieren, um für den Patienten individuell eine zufriedenstellende medikamentöse Einstellung zu finden.

Abschließend sind die Möglichkeiten zur medikamentösen Behandlung der Zwangserkrankung festgehalten:

- Gabe eines SSRIs, Dosisanpassungen gen Hochdosis
- alternative Gabe eines SSNRIs, insbesondere, wenn chronische Schmerzen vorherrschen und der Mitbehandlung bedürfen
- Augmentation, d. h. Ergänzung, eines SSRIs um artverwandte Wirkstoffe wie Neuroleptika, trizyklische Antidepressiva etc.

Weder medikamentöse Behandlung noch Kognitive Verhaltenstherapie bedürfen lebenslänglicher Durchführung. Vielmehr sind beide Therapieformen als temporäre Maßnahmen zu verstehen. Selbstverständlich erfordert die Behandlung der Zwangserkrankung eine gewisse Zeitspanne, die in Abhängigkeit von der Krankheitsmanifestierung im Leben des Betroffenen eben länger oder kürzer ist. Beginnt die Therapie zu greifen und bessert sich das Befinden, können nach einer Stabilisierungsphase therapeutische Maßnahmen heruntergefahren werden, zum Beispiel durch längere Abstände zwischen Therapiesitzungen oder eine schrittweise Dosisreduktion der Medikation in ärztlicher Absprache. Solche Veränderungen sind immer einzelfallbezogen abzustimmen und nie als absolute Entscheidungen anzusehen.

Bausteine aus der Kognitiven Verhaltenstherapie für die Zwangsbehandlung

Die Kognitive Verhaltenstherapie gilt als Königsdisziplin in der Behandlung der Zwangserkrankung. Der folgende Abschnitt widmet sich den Kernbausteinen der Kognitiven Verhaltenstherapie vor dem Hintergrund der Indikation Zwang. Integriert sind Informationen zum Verständnis der Erkrankung, außerdem werden Übungen zum Erlernen von Verhaltensveränderungen (Reizkonfrontation und Reaktionsverhinderung), verfügbare Hilfsmittel, Reflexionsmöglichkeiten etc. vorgestellt. Der Anspruch liegt hier nicht auf Vollständigkeit bzw. Allgemeingültigkeit, sondern auf der Gewährung eines Einblicks in die Behandlungsmöglichkeiten aus Betroffenenperspektive.

Ursachen für die Entwicklung einer Zwangserkrankung verstehen

Die über Jahre nicht gestellte Diagnose Zwangsstörung bedeutet, ich wusste über mein eigenes Kranksein nicht Bescheid. Insofern spürte ich wohl die Krankheitssymptome, ich bemerkte meine verglichen mit anderen Kindern und Jugendlichen bzw. jungen Erwachsenen andersartigen Reaktionen: Auf denselben Reiz reagierten sie mit Freude, ich mit Angst. Mit mir stimmte was nicht. Irgendwas machte ich falsch. Ich war einfach falsch. Das durfte keiner merken.

Also begann ich, die Angst abzuwehren, gehorchte brav den Aufträgen, die mein Kopf produzierte, tat, was von mir verlangt wurde. Und es waren seltsame Dinge, häufig. Sprich, ich musste sie tun, musste sie gleichzeitig aber unbedingt verbergen. Also führte ich die Angstabwehrhandlungen bewusst beiläufig aus, drehte mich höchst konzentriert »kopfschmerzverhindernd« um die eigene Achse, gab vor, das aus Spaß zu tun, und erfand gleichzeitig rechtfertigende Ausreden, falls mein komisches Tun doch auffallen sollte. Fragte dann zum Beispiel die Anwesenden, wie oft sie sich drehen könnten, ohne dass ihnen schwindelig würde. Immer wieder ließ ich mir Verdeckungsmanöver, Verheimlichungsmaßnahmen einfallen und offenbar fiel mein »komisches« Verhalten lange Zeit nicht weiter auf. Es erübrigt sich wohl zu erwähnen, dass das »komische« Tun und dessen gleichzeitiges Herunterspielen auf ein gewöhnliches Maß alles andere als ein entspanntes Dasein mit sich bringen.

Meine dominierenden Gefühle waren neben der Angst und der Angst vor der Angst Schuld und Scham. Das kann ich heute so reflektieren, damals war mir das nicht klar. Damals spürte ich bloß: Ich war anders, offenbar war ich falsch, und das durfte nicht sein.

Dass meine Kopfschmerzproblematik ursächlich für die Entwicklung der Zwangserkrankung war, wusste ich über viele Jahre hinweg nicht. Sicher weiß ich das auch heute nicht. Und doch ist die Annahme, zu der ich mithilfe meiner Therapeutin und der behandelnden Ärzte kam, für mich schlüssig.

Als Ursachen für die Zwangserkrankung werden unangenehme Erfahrungen, d. h. psychisch oder physisch schmerzliche Erlebnisse, konstatiert: chronische Schmerzen, traumatische Erlebnisse, der Verlust einer nahestehenden Person, andauernde Überforderung usw. Tatsächlich ist es meist ein Zusammenspiel mehrerer Faktoren, welches in die Zwangserkrankung führt. Nicht jede Person mit chronischen Schmerzen oder traumatischem Erlebnis landet im Zwang. Krankheitsbegünstigende Charaktereigenschaften sind Tüchtigkeit, Ehrgeiz, hohe Ansprüche an die eigene Person, Sorgfältigkeit, Perfektionsstreben, Vorsicht bzw. Risikoaversion und Sicherheitsstreben, Bedürfnis nach Eigenständigkeit, Eigenverantwortung, ausgeprägtes Harmoniebedürfnis, geistige Reife, Intelligenz etc.

Sind solche begünstigenden Eigenschaften im Charakter einer Person vereint und verketten sich Umstände derart ungünstig, dass ein unangenehmes Erleben Gedanken zur Angstabwehr produziert und tüchtig und perfekt ausgeführte Angstabwehrhandlungen nach sich zieht, dann befinden wir uns am Ursprung einer Zwangserkrankung.

Der Keim meiner Zwangserkrankung liegt ziemlich sicher in den im Grundschulalter erstmals aufgetretenen Kopfschmerzen. Aufgrund der Kopfschmerzen konnte ich nicht an einer Geburtstagsparty oder am Schulausflug teilnehmen, vielleicht blieb sogar meiner Familie der Sonntagsausflug verwehrt. Betrafen die negativen Konsequenzen nicht bloß mich, sondern auch meine Liebsten, bereitete mir das besonderes Unbehagen, besonders starke Besorgnis. Ich hatte das Gefühl, im Weg zu sein. Immer öfter blieb das Empfinden von (Vor-) Freude, von Spaß aus. Ich war zunehmend erfüllt von Unsicherheit, nahm bald überall drohende Katastrophen und lauernde Gefahren wahr, die ich immerzu abwehren musste, eigenständig und möglichst unbemerkt. Die Grenze zwischen normaler und pathologisch zwanghafter Angstabwehr ist schmal, der Übergang von gesund zu krank vollzieht sich schleichend. Die Zwangserkrankung begann, sich in mein Leben einzuschleichen, und manifestierte sich fortlaufend.

Das Verständnis persönlicher Ursachen für die Entwicklung einer Zwangsstörung stellt die Grundlage in der Behandlung dar. Denn erst wenn Zwangserkrankte begreifen, dass sie weder komisch noch falsch sind, dass vielmehr eine Verkettung ungünstiger Umstände sie in den Zwang geführt hat, erst dann können sie sich von Schuld- und Schamgefühlen langsam, ganz langsam lösen. Erst dann können sie sich öffnen, langsam, ganz langsam, erst dann kann der tiefergehende therapeutische Prozess beginnen. Auf Basis der eruierten (wahrscheinlichen) Krankheitsursachen können (fälschlicherweise) gezogene Rückschlüsse entschlüsselt werden, die sogenannten Grundannahmen und Oberpläne. Dazu später mehr.

Auch für weitere Personenkreise birgt die Kenntnis möglicher Ursachen für die Entwicklung einer Zwangserkrankung Erleichterung. Angehörige und nahestehende Personen können einen harmonischeren Umgang mit dem Patienten erleben und sich von möglichen Schuldgefühlen lösen. Hinzu kommt die präventive Komponente: Kenntnis möglicher Krankheitsursachen kann helfen, eine sich entwickelnde Zwangsstörung bei einem nahestehenden Angehörigen, speziell bei Kindern, frühzeitig(er) zu erkennen. Das Thema Früherkennung betrifft nicht nur Angehörige, sondern ist insbesondere im medizinischen Bereich von immenser Bedeutung. Gerade medizinische Fachleute, und zwar eben nicht nur jene aus der Psychiatrie und Psychotherapie, sollten meines Erachtens eingehend(er) aufgeklärt sein über mögliche Ursachen für die Zwangserkrankung. Häufig werden medizinische Experten aus den verschiedensten Fachgebieten aufgrund von Unwohlsein konsultiert. Da die Patienten als Laien ihren zwanghaften Umgang mit schmerzlichen angstauslösenden Erfahrungen wohl kaum als Erkrankung einzuordnen wissen, werden die zwanghaften Grübeleien oder Handlungen selten erwähnt. Sie berichten von Rückenschmerzen, Kopfschmerzen, Hautproblemen oder Verzweiflung. Auf den angstauslösenden Aspekt derartiger Beschwerden wird viel zu selten eingegangen, ihr möglicherweise für eine Zwangserkrankung ursächlicher Charakter in vielen Fällen verkannt. Das ist nicht verwerflich, denn auch medizinisch ausgebildete Leute sind je nach Fachgebiet mit dem Zwang als Erkrankung wenig vertraut. Daher bedarf es vor allem (auch) in diesem Personenkreis verstärkt der Aufklärung.

Beispiel: Klagt ein Kind häufig über Kopfschmerzen und ist das Kind besonders tüchtig, ehrgeizig, besonders vorsichtig, ängstlich etc., dann wäre es möglicherweise günstig im Sinne der Früherkennung, wenn der konsultierte Hausarzt, Neurologe etc. Fragen nachstehender Art in das Erstgespräch integrierte:

- Machen dir deine Kopfschmerzen Angst?
- Sagt dir dein Kopf, wie du weitere Kopfschmerzattacken verhindern kannst?
- Musst du gewisse Dinge tun, damit du keine Kopfschmerzen mehr bekommst?
- Freust du dich auf Geburtstagsfeiern, auf Urlaube, auf Ausflüge, oder bereiten dir solche Anlässe eher Sorgen und Angst?

Anhand der Aussagen des Kindes bzw. diesbezüglicher elterlicher Beobachtungen ließen sich vermutlich erste Indizien für die Veranlagung zum Zwang festmachen, und es könnte eine Überweisung an einen Facharzt für Psychiatrie bzw. an einen Verhaltenstherapeuten erfolgen. Dem breiter gestreuten Verständnis der Ursachen für die Entwicklung einer Zwangsstörung kommt insofern eine zentrale Rolle in der Prävention bzw. dem frühzeitigen Abfangen des Erkrankungsfortschritts zu.

(Falsche) Grundannahmen und Oberpläne entschlüsseln

Oberpläne können als ausdifferenzierte Grundannahmen verstanden werden. Es handelt sich um bedingte individuelle Annahmen betreffend die eigene Person. Sie weisen – gemäß der Bezeichnung Oberplan – übergeordneten Charakter auf. Ein Oberplan wirkt wie eine Brille mit individuellen Gläsern. Durch sie wird geschaut und die persönliche Annahme auf das Betrachtete, Erlebte projiziert. Oberpläne beginnen sich mitunter früh, d. h. im frühen Kindheitsalter, herauszubilden und festigen sich auf Basis individueller Erlebnisse und Erfahrungen im Laufe der Zeit.

Sehen wir uns das Zustandekommen von Oberplänen an meinem persönlichen Beispiel an: In der Grundschule, als ich ungefähr sechs Jahre alt war, tauchten sie plötzlich auf, die Kopfschmerzen. Damals war dieses Gefühl für mich neu. Zwar kannte ich Kopfschmerzen, denn ich hatte mir schon mal den Kopf angestoßen oder war hingefallen, doch diese Schmerzen waren anders. Sie waren nicht erklärbar, hielten zudem länger an, ab und zu ein paar Stunden, ab und zu einen ganzen Tag. Manchmal waren sie auch am nächsten Tag noch da (irgendwann – Jahre später – ließen die Schmerzen bloß noch selten, irgendwann überhaupt nicht mehr nach).

Was, wenn dieser Schmerz nicht wieder wegging? Woher kam er überhaupt? Was hatte ich getan, was hatte ich falsch gemacht? Wie wurde ich ihn wieder los? Dachten die anderen, ich würde lügen, den Schmerz als Vorwand benutzen? Würden sie mich bald nicht mehr mögen, mich ausschließen, nie mehr mitspielen lassen? Ich war erfüllt von Sorgen über die Schmerzen, über ihre hässlichen Konsequenzen.

Mit mir stimmte was nicht. Bei mir war was anders. Irgendwas machte ich falsch. Ich war falsch. Offensichtlich war ich einfach falsch.

Wenn ich heute zurückblicke, stand sie ganz am Anfang, diese Annahme falsch zu sein. Auf dem Fundament meiner Schmerzen ist sie gewachsen. Und sie schürte weitere Angst. Angst, komisch zu sein, Erwartungen nicht zu entsprechen, nicht zu genügen, nicht gemocht und ausgeschlossen zu werden. Aus »Ich bin anders. Ich bin falsch«

entstand die Sorge »So wie ich bin, genüge ich nicht«, woraus wiederum der Verdacht entsprang »So wie ich bin, werde ich nicht gemocht« bzw. die Besorgnis »Ich bin nicht liebenswert«. Kurz gesagt, aus den Schmerzen resultierte eine generelle Angst vor Ablehnung. Mit der Zeit festigte sich eine Annahme, die all die Sorgen enthielt, die meine Angst umfassend beschrieb. Und es festigte sich auch eine übergeordnete Herangehensweise für den Umgang mit dieser Annahme, mit meinen Befürchtungen: meine grundlegende Angstbewältigungsstrategie.

Beides gemeinsam ergibt schließlich einen Oberplan. Er hat sich festgesetzt, steht (lange Zeit unbewusst) über meiner Wahrnehmung und über meinem Denken und Handeln, bestimmt mein Sein:

»Ich bin falsch. Ich genüge nicht. Das ist meine Schuld. Nur wenn ich leiste, werde ich geliebt, gemocht.«

Kurzfassung meines Oberplans, der mich beherrschenden Grundannahme und der entsprechenden Bewältigungsstrategie:

»Ich bin falsch. Ich muss leisten, um geliebt zu werden.«

Ich war noch ein Kind, als sich diese Einstellung herausbildete. Seither hat sie mich geleitet, geführt, hat sich über die Jahre gefestigt, mehr und mehr mein Sein bestimmt und war mir doch nicht mal als solche bewusst.

Es ist von zentraler Bedeutung, über die Existenz von (trügerischen) Oberplänen Bescheid zu wissen. In vielen Fällen liegen einer Befindlichkeitsbeeinträchtigung nämlich falsche Oberpläne zugrunde, d. h. Oberpläne, die Trugschlüsse, Denkfehler, die aber wahrnehmungs-, denk- und handlungsleitend sind. Sie gaukeln uns möglicherweise unschöne Tatsachen vor, basieren auf falschen Grundannahmen. Lösen unangenehme Gefühle aus, die der Abwehr bedürfen, weil wir sie nicht haben wollen, nicht wissen, wie wir sie aushalten sollen.

Es ist also wesentlich, die eigenen Grundannahmen und Oberpläne zu erörtern, sie zu entschlüsseln. Und sie kritisch zu betrachten, zu hinterfragen, besonders im Krankheitsfall. Stellt sich heraus, dass ein

Oberplan ein Trugschluss ist, er einer falschen Grundannahme entspringt, ist er zu bearbeiten. Und zwar so lange, bis an der Stelle eines falschen Oberplans Raum für einen anderen, einen gesunden Oberplan entsteht.

Es leuchtet vermutlich ein, dass Annahmen, Auffassungen, gezogene Schlüsse gefestigt werden, indem sie Bestätigung erfahren. Dabei ist es unerheblich, ob diese sich festigenden Annahmen nun richtig oder falsch, günstig oder ungünstig, gesund oder krankheitsbedingt sind. Ebenso unerheblich ist es, ob die jeweils erfahrene Bestätigung tatsächlicher oder vermeintlicher, beabsichtigter oder unbeabsichtigter Art ist. Insofern wurden gewisse Äußerungen und Verhaltensweisen von mir als Empfängerin vermutlich anders interpretiert, als sie von den Sendern gemeint waren. Hierin zeigt sich die übergreifende Wirkung von Oberplänen, die wie ein Objektiv meine fälschlichen Annahmen auf Empfangenes projizierten. Dadurch wurden erhaltene Botschaften von mir häufig so decodiert, dass sie meine Oberpläne bestätigten und verstärkten.

Ein Beispiel, wobei ich betonen möchte, dass es hier in keiner Weise um Schuldzuschreibungen bzw. Vorwürfe geht: Es war im Frühsommer vor einigen Jahren. Ich hatte gerade eine Operation am Fersenbein hinter mir und musste einen Gips tragen. Ich hatte Mühe, die beschränkte Mobilität auszuhalten, vor allem damit, trotz Besuchen, über die ich mich ungemein freute, recht viel allein zu sein. Ich schickte Mama eine Nachricht, lud sie, Papa und meine Schwester zum Mittagessen ein. Ich würde was kochen. Nein, danke, sie hätten spät gefrühstückt, ließen daher das Mittagessen aus und würden heute gemütlich zu Hause bleiben. Ich erinnere mich auch, dass ich Mama am Vortag von einem Roadmovie erzählt hatte, das im Kino lief und das ich gerne sehen wollte. Sie sagte, sie hätte momentan keine besondere Lust auf Kino. Also lenkte ich mich ab, schrieb an meiner Masterarbeit, las ein bisschen. Beschloss schließlich, allein ins Kino zu gehen. Mit Automatik konnte ich immerhin Auto fahren. Ich fuhr zum Kino, parkte und humpelte auf Krücken in Richtung Eingang.

Ich konnte nicht glauben, was ich sah. Ein Schmerz fuhr durch meinen ganzen Körper, ich war so traurig, so verletzt, gleichzeitig hoch angespannt. Da spazierten sie fröhlich, Mama, Papa und meine Schwester. Gingen über den Kinoparkplatz, geradewegs auf den Eingang zu. Wieso hatten sie mir nichts gesagt? Warum hatten sie mich nicht gefragt, obwohl ich doch erst gestern mit Mama übers Kino gesprochen hatte? Obwohl ich sie an diesem Tag zum Essen eingeladen hatte, obwohl sie wussten, dass ich gerne etwas unternommen hätte, dass mir allmählich die Decke auf den Kopf fiel. Sie wollten mich nicht dabeihaben, wollten nicht, dass ich mitkam, lautete meine blitzartige Schlussfolgerung. Warum? Was hatte ich getan? War ich derart anstrengend, derart lästig, jetzt auch noch mit Gips? Irgendwas musste ich falsch machen, offensichtlich war ich falsch.

Ich war perplex und gleichzeitig von tiefer Traurigkeit erfüllt. War dermaßen traurig, dass ich nicht wagte zu sprechen, denn ich wollte nicht weinen, mitten auf dem Parkplatz. Meine Familie erblickte mich auch, war, so schien es, genauso perplex. Mama und meine Schwester sahen mich an, nickten grüßend, und gingen weiter gen Eingang. Papa ging neben mir, er war der Erste, der etwas sagte. Schlug vor, die nächsten Tage zu zweit ins Kino zu gehen. Ich konnte kaum antworten, presste ein »schauen wir mal« heraus. Wollte nicht »ja, gerne« sagen, wagte gleichzeitig auch nicht abzulehnen. Musste mich beherrschen, nicht loszuweinen, dem Schmerz, der Traurigkeit nicht nachzugeben.

Sie gingen zur Kasse, sie hatten drei Tickets reserviert. Ich löste mein eigenes am Automaten, humpelte allein zum Kinosaal. Ich setzte mich, konnte nicht entdecken, wo sie saßen. Mir fiel es schwer, mich auf den Film einzulassen. Und trotzdem hielt ich mich an, den Film anzusehen, mich nicht vertreiben zu lassen. Als der Abspann kam, verließ ich sogleich den Saal. Ich fuhr nach Hause. Konnte die Tränen nun nicht mehr zurückhalten. Warum war ich ausgeschlossen? War das meine Schuld? Vermutlich hatten sie einen absolut nachvollziehbaren Grund gehabt, ohne mich ins Kino zu gehen. Bestimmt war ich zu anstrengend, eine Last, mit Gips und ständigen Schmerzen. Ich sollte mich schämen, mich zu wenig am Riemen zu reißen, zu oft unlustig, nicht fröhlich zu sein.

Vielleicht brauchten sie eine Auszeit. Ich durfte ihnen das nicht verübeln. Ich wusste nicht, was hier ablief, wusste bloß eines: Ich wollte nicht gänzlich ausgeschlossen, ganz ohne Familie sein. Zu schmerzlich wäre dieser Verlust, schmerzlicher als dieser schmerzerfüllte Abend.

Später erfuhr ich ihre Sichtweise, die ganz anders war als meine. Der Vorfall hätte in keiner Weise mit Ausschluss zu tun gehabt. Sie hätten spontan entschieden, ins Kino zu gehen, erst eine halbe Stunde vor Filmbeginn. Meine Schwester wäre im letzten Moment noch ins Auto gehüpft. Es wäre keine Zeit mehr gewesen, mich anzurufen, mich möglicherweise noch bei mir daheim abzuholen.

Ich wollte das gerne glauben, wirklich. Bemühte mich, mir die Situation aus ihrer Perspektive vorzustellen. Denn konnte ich der Erklärung Glauben schenken, würden – so meinte ich jedenfalls – mein Schmerz, meine Traurigkeit nachlassen. Und trotzdem fiel es mir schwer, die Erklärung anzunehmen, nachzuvollziehen. Irgendwas sträubte sich in mir. Zu viele Fragen blieben aus meiner Sicht unbeantwortet, zu viele Gegenargumente drängten sich mir auf. Wie spontan kann man sein, dass man nicht mehr kurz anrufen kann, aber doch Zeit hat, drei Tickets zu reservieren? Und was konnte es anderes sein als Ablehnung, offensichtlich musste ich anstrengend für sie sein, wieso sonst wurde ich nicht gefragt? Ich konnte mir auch nicht vorstellen, ein anderer wäre unberührt geblieben in meiner Lage. So bemüht ich war, dem schmerzlichen Empfinden rational entgegenzuwirken, die Erklärung zu glauben, mein Gefühl war stärker: Offenbar wollten sie mich nicht dabeihaben, sonst hätten sie mich gefragt. Offenbar war ich irgendwie falsch. Dieses Gefühl wurde ich einfach nicht los.

Meine Annahme, falsch zu sein, färbte wie ein Filter mein Erleben, sodass es zu ihm passte, dass sie Bestätigung fand. Und die Grundannahme festigte sich, mehr und mehr: färbte Erlebnisse, fand Bestätigung, verstärkte die konkreten Bewältigungsmechanismen, Grundannahme und Oberpläne festigten sich, färbten intensiver, fanden wiederum Bestätigung … Irgendwann fühlte ich mich bloß noch falsch, war erfüllt von Angst. Und wusste nichts von diesem Filter, von diesem Oberplan, dieser bedingten Annahme. Auch mein Umfeld wusste nicht Bescheid.

Meistens dauert es lange Zeit, und hier sprechen wir in zahlreichen Fällen von vielen leidvollen Jahren, bis Betroffene unter fachspezifischer, therapeutischer Anleitung von der Existenz von (falschen) Grundannahmen und Oberplänen erfahren und diese zu reflektieren befähigt werden.

Bis dahin war ich unbewusst stets auf der Lauer, heimste in jeder möglichen Situation Bestätigung für die Grundannahme bzw. die Oberpläne ein. Wie hätte ich einen Oberplan reflektieren sollen, wenn ich nicht mal wusste, dass es ihn gab? Und wie hätten die anderen ihr Verhalten, ihre Äußerungen überlegen, vielleicht anpassen können, wenn sie genauso wenig davon wussten? So sind die für meine Befindlichkeit ungünstigen Situationen zustande gekommen, ohne dass mein Umfeld oder ich selbst das so wollten. Vielmehr waren es Missverhältnisse zwischen gesandten und empfangenen Botschaften, verursacht durch meine falsche Annahme. Sehen wir uns zum besseren Verständnis ein paar weitere Beispiele an:

Kinder müssen erzogen werden. Sie brauchen Grenzen, müssen erfahren, was erlaubt, was nicht erlaubt ist. Das ist völlig angebracht und alles andere als verwerflich, solange es ohne Gewalt, ohne Geschrei und doch mit Konsequenz durchgesetzt wird. Ich erinnere mich genau, als Kind, als Jugendliche und im jungen Erwachsenenalter, als ich noch zu Hause wohnte, »zurechtgewiesen« worden zu sein. »Zieh die Hausschuhe an!«, »Lass das Glas nicht herumstehen!«, »Wieso nimmst du jedes Mal ein neues Glas?«, »Schließ die Tür!«, »Mach nicht so einen Lärm!«, »Wieso spülst du deine Pfannen nicht ab?«, »Du räumst die Küche nicht sauber auf!«, »Du isst so langsam!«, »Kaust du jeden Bissen 30 Mal?«, »Du schmatzt beim Kauen!, »Was machst du immer so lange im Bad?«, »Immer muss man auf dich warten, es nervt!«, »Du bist so verschwenderisch, weißt du, wie viel Wasser du verbrauchst?«, »Jammere nicht, dass du dick wirst, wenn du jetzt noch ein Brot isst!« usw. Ich hatte zunehmend Angst. Angst, etwas falsch zu machen, so sehr fürchtete ich das Gefühl falsch zu sein, so viel lag mir an harmonischem Beisammensein. Meine Reaktion: Ich bemühte mich mit aller Kraft. Versuchte mir zu merken, wie was zu erledigen war, wie was zu sein hatte. Bemühte mich, die Dinge richtig zu machen. Doch das

Falschsein-Gefühl ließ nicht nach. Mal änderten sich die (vermeintlichen) Erwartungen, mal waren sie widersprüchlich. Wie sollte ich das Glas gleich wegräumen und doch nicht ständig ein neues verwenden? Wieso konnte ich nicht erst essen und danach die Pfannen spülen? Wieso wollte meine Schwester beim Essen nicht neben mir sitzen? Was war los, wie falsch konnte ich mich verhalten, wie falsch konnte ich sein? Und das Gefühl war stark, wurde stärker und stärker. Zunehmend häufig befürchtete ich, mich unangemessen zu verhalten, überhaupt lästig, im Weg, nicht gemocht zu sein. Die Grundannahme und entsprechende Oberpläne wirkten, waren internalisiert, ständig befand ich mich selbst für falsch, wertete getroffene Entscheidungen, gesetzte Handlungen, selbst Gedankengänge als falsch. Egal wie sehr ich mich bemühte, offensichtlich strengte ich mich nicht ausreichend an. Ich war selbst schuld. Eine Versagerin, das war ich. Falsch, offensichtlich war ich falsch.

Es waren nicht bloß solche alltäglichen Vorkommnisse, die für Grundannahme und Oberplan ein gefundenes Fressen waren. Es gab auch einige spezielle Situationen, die ich derart erlebte, dass sie Bestärkung fanden:

Gesundheitsbedingt, durch die sich stetig intensivierende Krankheitssymptomatik, sah ich mich mehrfach genötigt, meine Ausbildung auszusetzen. Meine Studien, für die ich tat, was mir nur irgendwie möglich war. Ich wich nicht von eigenen Lernansprüchen ab. Ignorierte Schmerzen, ging einfach über sie hinweg. Drückte die Ängste weg, mit allen möglichen Mitteln. Nahm Schmerzmedikamente, trank Kaffee, trieb Sport, sogar bewussten Alkoholkonsums zur Anspannungsreduktion (wenngleich stets gemäßigt, nie missbräuchlich, das hätte ich mich nicht getraut!) bediente ich mich. Ich wollte gut sein, in jeglicher Hinsicht, im Studium genauso wie im Sozialkontakt, eine gute Tochter, eine gute Freundin. Doch mein Ehrgeiz, mein Durchhaltevermögen, mein Weiterfunktionieren trieben mich immer weiter in die Erkrankung hinein. Bis ich zusammenbrach.

Ich zermarterte mich selbst, denn ich hatte versagt. Und während meine Grundannahme und Oberpläne erneut bestätigt waren, stieg meine Angst so sehr, dass ich die Studienpause beendete, die noch nicht mal eine war. Machte weiter, bis ich zum nächsten Aussetzen gezwungen war. Denn die Schmerzen, die Schlaflosigkeit, die Sorgen und Befürchtungen, die Zwänge waren zu stark. Ich sah ein, so ging es nicht weiter, und ließ mich von einem befreundeten Arzt in eine psychosomatische Klinik einweisen. Ich lernte mich selbst besser kennen, dachte, ich wäre über den Berg. Ließ mich weiterhin therapeutisch begleiten, erlangte nach drei Jahren Studium endlich meinen Bachelorabschluss. Ich weiß noch genau, richtig gefreut habe ich mich nicht. Zu präsent war die Tatsache der groben zeitlichen Einbußen aufgrund von Studienwechseln und gesundheitlich bedingten Auszeiten. Ich wertete sie als verlorene Zeit, auch wenn mir nahestehende Personen andere – positive(re) – Auffassungen hatten und mir das mehrfach mitteilten. Und dann waren da auch gewisse Aussagen, die mir bestätigten, was ich insgeheim annahm, dass ich die Auszeiten verschuldete, vieles falsch gemacht hatte, eine Abbrecherin, eine Versagerin war. Zum Beispiel: »Du musst mal was durchziehen«, »Es ist nicht sinnvoll, bloß zu lernen, kombiniere besser Studium und Arbeit« oder: »Du musst kein Masterstudium machen, leg dir doch nicht selbst die Latte zu hoch!« Meine Grundannahme und Oberpläne rieben sich die Hände.

Die Angst wurde stärker und stärker, wieder nahm ich den Kampf gegen sie auf, machte weiter, drängte sie weg. Obwohl ich bei jedem gegriffenen Papier, bei jeder übernommenen Aufgabe längst begleitet war von diesem grausamen Gefühl der Zerrissenheit zwischen »Ich muss!« und »Ich soll nicht, ich bin doch krank!«. Ich funktionierte, studierte und arbeitete, bis ich wieder zusammenbrach. Es war eine Abfolge, die sich wiederholte, und mit jedem Mal schlug die Krankheit rascher und härter zu. Und ich war zunehmend eingenommen von meinem Oberplan, vom Gefühl, alles falsch gemacht zu haben, alles immer falsch zu machen und dementsprechend vom Gefühl, nicht genug zu leisten, mehr leisten zu müssen. Auch ein zweiter Klinikaufenthalt brachte wenig Erleichterung. Zwar artikulierte ich meine Gedankengänge als zwanghaft, doch der Therapieansatz war ein anderer als die Kognitive Verhaltenstherapie, meine Oberpläne wurden nicht entschlüsselt, blieben unbemerkt bestehen, trieben weiter ihr Unwesen. Und noch immer fehlten mir die Werkzeuge zum Verändern der zwanghaften Wahrnehmungs-, Denk- und Handlungsweisen. Selbst aus dem Klinikaufenthalt schien sich der Oberplan »Ich bin falsch. Ich muss leisten, um geliebt zu werden.« gierig zu nähren: Ich schämte mich für den Aufenthalt, schlussfolgerte auch hieraus: »Offensichtlich bin ich falsch! Offensichtlich strenge ich mich zu wenig an.«

Ein weiteres Festessen für meine Grundannahme und den genannten Oberplan gab es an meinem 27. Geburtstag. Die nette Plauderei mit meiner Mutter kippte, als sie erzählte, sie würde mit meiner Schwester für eine Woche nach New York fliegen. Mir verschlug es die Sprache, ich war getroffen. Tränen schossen mir in die Augen, ich war von schmerzlicher Traurigkeit erfüllt. Fühlte mich ausgeschlossen, abgelehnt, war offensichtlich nicht gemocht. Wie lange hatten sie das schon geplant? Wieso ging Papa nicht mit? Wieso wurde ich nicht gefragt? Was hatte ich getan, was hatte ich falsch gemacht? Ich glaube, Mama sah mir die Traurigkeit an. Sie begann zu erklären, meine Schwester hätte ihr die Reise zu zweit zum Geburtstag geschenkt. Ich fing mich, sagte: »Cool«, fragte, ob ich auch mitkommen könnte. Nein, nur sie beide, das hätten sie so ausgemacht, das wäre so gebucht. Da kullerten mir Tränen über die Wangen, obwohl ich versuchte, mich zusammenzureißen, ich war so traurig, offensichtlich war ich nicht willkommen. Nahrung für die Grundannahme und den Oberplan war das, ein gefundenes Fressen.

Heute, rückblickend, bin ich überzeugt, dass keinerlei Absicht bestand, mich zu verletzen, noch dazu an meinem Geburtstag. Es ist durchaus legitim, diverse Aktionen zu zweit zu unternehmen, vermutlich war es für mein Umfeld anstrengend gewesen, meinen schlechten Gesundheitszustand, die Schmerzen mitanzusehen, auszuhalten, vor allem mitzutragen. Es ist nicht verwerflich, vielmehr sehr wichtig, zeitweise auf Abstand zu gehen. Ich weiß und verstehe das und war dennoch tieftraurig. Grundannahme und Oberpläne lachten sich ins Fäustchen, gaukelten mir vor: Falsch bist du, da siehst du es wieder, sonst wärst du wohl kaum außen vor. Du musst mehr leisten, um geliebt zu werden.

Es wird hoffentlich klar: Ich projizierte die Annahme »Ich bin falsch« in jeden Kontext hinein und war stets bemüht, ihrer Bestätigung entgegenzuwirken.

Wenn wir die eigenen Oberpläne thematisieren, uns auseinandersetzen mit dominanten bedingten Annahmen, können möglicherweise zugrunde liegende Fehlschlüsse erkannt werden. Dann können wir rational gegensteuern, unsere Sicht der Dinge verändern. Selbstverständlich ist das keine einmalige Aktion, sondern ein Prozess. Er kann allein angegangen werden, am wirksamsten aber geschieht dies in Begleitung vertrauenswürdiger Experten.

Und dass dieser Prozess ungemein hilfreich sein kann, stellen wir spätestens fest, wenn wir die generalisierende Wirkung von Grundannahmen verstehen: Die Annahme »Ich bin falsch« lässt sich auf die verschiedensten Situationen übertragen. Es entstehen Oberpläne, also bedingte Annahmen hinsichtlich konkreter Kontexte. Zum Beispiel: »Ich bin hässlich, ich bin dick. Ich muss mehr Sport machen, um geliebt zu werden«, oder »Ich bin blöd. Ich muss mehr lernen, um geliebt zu werden« usw. Es ist die Generalisierbarkeit einer individuellen falschen Grundannahme, die Ängste schürt und sich in falschen Oberplänen niederschlägt. Es kann sein, dass die Oberpläne »bloß« einen gewissen Lebensbereich betreffen. Werden jedoch falsche Grundannahmen wie »Ich bin falsch« in bedingte Annahmen (Oberpläne) betreffend verschiedene Lebensbereiche ausdifferenziert, weiten sich selbstredend auch die Ängste aus. Dann haben wir es mit generalisierter Angst zu tun, die Situation wird zunehmend diffizil, komplex. Und so passiert es, die Krankheit schlägt zu, Oberpläne bestehen in mehr und mehr Settings, es wird versucht, Ängste zu bewältigen, nie ist es genug. Die Oberpläne werden vielmehr eifrig genährt, finden überall Nahrung, Bestätigung. Die Ängste überschlagen sich, selbst die Kontrollmechanismen geraten außer Kontrolle. Die Zwänge, die Krankheit, sie sind eskaliert!

Erst wenn wir erkennen, dass Oberpläne bestehen, dass falsche Oberpläne unser Leben bestimmen, uns möglicherweise antreiben, auszehren, erst dann können wir erkennen, dass auch unsere Angst, hervorgerufen oder verschärft durch falsche Grundannahmen und Oberpläne, vermutlich in vielerlei Kontext völlig unbegründet ist. Damit einhergehend können wir feststellen, dass unser Denken und Handeln falschen Grundannahmen und Oberplänen geschuldet ist.

Führt eine falsche Grundannahme wie »Ich bin falsch« wie bei mir beispielsweise zu Ängsten vor eigener Unzulänglichkeit und Wertlosigkeit, vor Ablehnung und Ausgeschlossensein, etabliert sich möglicherweise ein bestimmtes Denken und Handeln, um diesen Ängsten zu begegnen. Bei mir waren das: Funktionieren, Perfektionsstreben, leistungsorientiertes Agieren, beständiges Selbstoptimieren. Dass es sich dabei um mir von der Krankheit, vom Zwang, vorgegebenes Denken und Verhalten handelt, geschuldet der falschen Grundannahme und den falschen Oberplänen, ist mir erst spät, nach Jahren bereits fleißigen Ausübens, bewusst geworden.

Im Kontext der Behandlung der Zwangserkrankung ist es wichtig, den Zusammenhang von (falscher) Grundannahme, entsprechenden Oberplänen und Angst zu verstehen: Wenn wir uns an dieser Stelle der Angstkurven (S. 100 und S. 108) entsinnen und bedenken, dass ein Reagieren auf einen angstauslösenden Reiz die Angst kurzweilig zu reduzieren vermag, ehe sie erneut ansteigt, zumeist über das ursprüngliche, nach einer Reaktion verlangende Level hinaus, und erneut nach einer Reaktion verlangt, dann ist es nachvollziehbar, dass diese Reaktionsmechanismen den Charakter einer Endlosschleife aufweisen. Das heißt, mein einem falschen Oberplan entsprechendes Tun bedurfte der ständigen Optimierung. Nie war es genug, ständig musste ich es besser tun, besser und besser, immer noch besser. Ständig wurde mir noch mehr abverlangt. Und dabei waren die Oberpläne noch immer subtil wirksam, nicht explizit bekannt. Betrafen die verschiedensten Settings, und ich spürte deren Kraft, deren Macht als starke Anspannung und seltsamen Trieb, das eben Getane erneut und besser, akkurater, präziser, schneller und richtiger zu tun. Und wenn ich es tat, war die Anspannung nach bestenfalls kurzem Rückgang gleich wieder bzw. noch immer da; noch bevor ich die Wiederholungshandlung beenden konnte, stieg die Anspannung wieder an, und ich fing von vorne, von neuem an. Unwissentlich verhielt ich mich also genau entgegengesetzt dem wirksamen Angstausstiegsprozedere, erreichte damit genau das Gegenteil meiner Absicht: Mehr Kontrolle verstärkte die Angst und damit den Zwang!

Die Kenntnis des Bestehens von (falschen) Grundannahmen, von möglicherweise falschen Oberplänen verschafft Handlungsspielraum. Sie ist das Fundament, das es uns überhaupt ermöglicht, unnötige Ängste zu identifizieren, falsche Oberpläne zu korrigieren, und unsere unnötigen Angstabwehrhandlungen zu verändern in eine gesündere Umgangsweise, die – langfristig – weit weniger anstrengend, mühsam ist. Es gilt, das Funktionieren, das Perfektionieren der Perfektion, all das ständige Optimieren jeglicher Handlungen sein zu lassen. Stattdessen geht es zunächst darum, sich in der Annahme des eigenen Erkranktseins in radikaler Akzeptanz zu üben.

Radikale Akzeptanz der Zwangserkrankung als Basis für die Genesung

Wenn wir mögliche Ursachen für unser Krankheitsbild kennen und falsche Grundannahmen und Oberpläne erahnen, die eine krankheitsfördernde wahrnehmungs-, denk- und handlungsleitende Wirkung haben, dann vermögen wir hoffentlich – wenigstens mit rationalem Verstand – zu erkennen, dass wir weder etwas falsch machen noch unzulänglich sind, dass wir uns weder genieren noch schuldig fühlen müssen, sondern dass wir an einer tückischen Krankheit leiden. Dann können wir beginnen, daran zu arbeiten, unsere Situation anzunehmen, sie radikal zu akzeptieren. Nur wenn wir einsehen, dass wir die Situation keineswegs verschulden und uns wieder und wieder mögliche Krankheitsauslöser vorhalten, die vermutlich einflussreiche falsche Grundannahmen und entsprechend falsche Oberpläne vor Augen führen, können wir die Auffassung langsam wandeln, unsere falschen Oberpläne umgestalten. Nur so bewegen wir uns in Richtung Akzeptanz, und schaffen damit (kognitiv) die Basis für einen veränderten Umgang mit dem unangenehmen Gefühl der ständigen Anspannung, der Angst.

So traurig, so bedauerlich, so wenig wünschenswert es ist, erkrankt zu sein, woran auch immer, so wesentlich sind Krankheitseinsicht und Krankheitsakzeptanz für die Genesung. Denn wie sollte es möglich sein, etwas zu verändern, dessen Existenz wir nicht wahrhaben wollen, verleugnen? Krankheitseinsicht und -akzeptanz sind bedingt von der spezifischen Ausprägung eines Krankheitsbildes. Bei wem gewisse Organe versagen, wer sich einen Fuß bricht, dem bleibt beinahe keine andere Möglichkeit, als die Situation zu begreifen, zu akzeptieren. Etwas anders ist das, wenn es sich um ein psychisches Leiden handelt, wie den Zwang. Da viele Zwangspatienten leistungsorientiert, tüchtig, diszipliniert und äußerst konsequent sind und gerade die Erkrankung selbst sie zum Funktionieren drängt, geschieht es häufig, dass die Krankheit als solche (lange) nicht erkannt wird. Betroffene bedienen die Anforderungen des täglichen Lebens und des Zwangs parallel, so gut es eben geht, mit größtmöglichem Fleiß. Konsultieren wohl Ärzte, da ihnen die steigende Erschöpfung, ihr Unwohlsein auffällt. Und bekommen Tipps, sie sollen sich ausruhen, etwas für die innere Balance tun, vielleicht noch diesen Arzt oder jenen Alternativmediziner aufsuchen, gesund essen, regelmäßig laufen, Atemübungen machen. Und die Patienten sind tüchtig, sie wollen ihr Befinden verbessern, also halten sie sich an die Vorgaben, haken ein To-do nach dem anderen ab. Und werden müder und müder, geraten entgegengesetzt ihren Bemühungen tiefer und tiefer hinein in die Krankheit. Ja, wie soll das auch gehen, genesen durch Leistung?

Eines möchte ich erwähnen: So unschön die Tatsache des Erkranktseins ist, so erleichternd können Krankheitseinsicht, -annahme und -akzeptanz zugleich sein. Sie erlösen vom ewigen Kampf. Allein das schrittweise Annehmen der Erkrankung entlastet, der Alltag wird leichter, erträglicher, so habe ich das erlebt. Die Schuld, die Scham fielen langsam, immerhin phasenweise von mir ab. Genauso wie der Drang zum parallelen Funktionieren nachließ – ich musste endlich nicht mehr drei Fulltimejobs machen, die Aufgaben meines »richtigen« Jobs, die des Zwangs und jene der Gesundung gleichzeitig erfüllen.

Sich in radikaler Akzeptanz zu üben ist keine leichte Aufgabe, ist auch kein einmaliger Schritt, ist vielmehr ein andauernder Prozess, der Mut erfordert und in den meisten Fällen der professionellen Begleitung und Reflexion bedarf. Noch heute fällt es mir schwer, meine Erkrankung anzunehmen, sie zu akzeptieren, die Abstriche, die ich machen muss und/oder machen darf, hinzunehmen, beispielsweise, dass ich derzeit keiner gewöhnlichen Arbeit nachgehen kann. Noch immer hadere ich, noch immer ertappe ich mich häufig, dass ich mich schlecht, minderwertig fühle, mich als faul oder unfähig beschimpfe. Und merke, wie sie mich einschränkt, die damit konnotierte Scham. Und doch bin ich heute weiter. Kann reflektieren, wenn mir das passiert, bemerke eher, dass ich abdrifte von Akzeptanz, dass ich zurückrutsche in die Sollte-Tyrannei. Und dann starte ich einen neuen Versuch, übe mich im Akzeptieren, im Annehmen meiner Situation, anstatt sie zu verleugnen.

Schematherapie, Biografiearbeit am Modus-Modell mit Stuhldialogen

Du bist ein Nichtsnutz, eine Versagerin. Schau dich doch mal an. Bist absolut unproduktiv, arbeitest nichts. Unfähig bist du, was machst du überhaupt!? Ruhst dich doch bloß aus auf der Krankheit. Reiß dich mal zusammen. Du bist echt selbst schuld, wenn du nicht weiterkommst, wenn du es zu nichts bringst, keine Karriere machst. Vergeudetes Talent ist das. Du solltest dich schämen. Und dann iss wenigstens nicht so viel. Das hast du dir nicht verdient. Jetzt kriegst du nicht mal mehr das auf die Reihe, überhaupt machst du viel zu wenig Sport, und Kohlenhydrate und Zucker musst du wirklich nicht essen. Du bist echt selbst schuld, wenn du auch noch dick wirst. Wundere dich bloß nicht, wenn dich keiner mehr mag, so unfähig, so unattraktiv wie du bist. So unlustig, so energielos, so faul. Eine Last bist du, so wirst du empfunden, und da bist du ganz allein selbst dran schuld.

Was muss ich denn noch alles tun? Wieso darf ich nie eine Pause machen? Wieso muss ich alles heute erledigen, wieso muss ich alles so akkurat, so penibel tun? Wieso darf ich nicht essen? Warum muss ich kämpfen um jeden Bissen und Sport treiben jeden Tag, wenn ich mich doch eh schon so anstrenge, obwohl ich so kraftlos bin und starke Schmerzen habe? Das soll ich tun, jenes muss ich tun, das darf ich nicht, davon muss ich die Finger lassen. Was darf ich überhaupt? Warum bist du so böse? Was hab' ich falsch gemacht, was hab' ich getan?

Ich kann nicht mehr. Und ich mag auch nicht mehr. Mir ist das zu viel. Mir ist alles zu viel, jeder einzelne Reiz. Alles donnert auf mich ein, ungefiltert, es erschlägt mich. Ich kann den Brief nicht öffnen, kann die Speise nicht auswählen, ich kenne die effizienteste Reihenfolge für die Haushaltsaufgaben nicht. Wie soll ich die Wäsche in den Kleiderschrank räumen, wenn mich vielleicht die Unordnung bereits beim Aufmachen zu Boden stößt? Wie soll das weitergehen, wenn mich schon die kleinste Kleinigkeit erschlägt, wenn ich nicht mehr die einfachsten Entscheidungen zu treffen vermag? Wie soll ich da je wieder arbeiten können? Ich bin einfach unfähig, ein Nichtsnutz. Eine Versagerin. Ich krieg's nicht hin, und bin doch ehrlich so sehr bemüht. Was soll ich bloß tun? Was muss ich tun? Sag's mir, ich tu es, ich versuch es, wirklich. Bitte, sag's mir, ich weiß es offenbar nicht. Und ich hab' solche Angst. Werde ich auch noch meine engsten Beziehungen verlieren? Ich bin doch gewiss längst keine angenehme Zeitgenossin mehr. Wo sind sie geblieben, mein Frohsinn, die Lust, die Spontaneität und Kreativität, mein Ehrgeiz, die Lern-, die Leistungs-, die Arbeitsfähigkeit? Und nicht mal mehr attraktiv bin ich, krank schau ich aus. Bleibe ich vielleicht für immer allein? Es ist so laut, das ganze Geschrei. Bitte, hört auf zu schreien, hört auf zu streiten. Bitte, seid leise, und lasst mir auch mal ein bisschen Raum. Ich bin am Verzweifeln, von überall wird an mir gezogen. Und wo bleibe ich? Es tut so weh, dieses Zerren, dieses Reißen an mir, in so unterschiedliche Richtungen. Ich kann nicht mehr. Und ich mag auch nicht mehr. Bald geh ich ganz in die Knie, bald breche ich endgültig zusammen.

In jedem von uns gibt es diverse Modi in jeweils mehr oder weniger starker Ausprägung. Ich spreche hier nicht von gespaltener Persönlichkeit im pathologischen Sinn, von mehreren Persönlichkeiten in einer Person. Ganz im Gegenteil geht es um die einer Person zugehörigen Persönlichkeitsanteile, die gemeinsam ihre Persönlichkeit ausmachen und das Wohlbefinden bestimmen. In den zuvor geschilderten Gedanken finden meine Modi Ausdruck.

Zunächst äußert sich die kritische Stimme, auch bezeichnet als Innere Kritikerin, als Eltern-Ich. Hierbei handelt es sich um eine fordernde und strafende Instanz. Sie ist getrimmt auf die Einhaltung von Normen und Regeln, wird u. a. auch assoziiert mit einer sogenannten Sollte-Tyrannei. Sie sagt uns: »Du sollst ...«, »Du musst ...«, »Du darfst ... nicht«, sie beschimpft, beschuldigt oder wertet ab.

Im zweiten Absatz äußert sich mein bedürfnisorientierter Modus. Er wird auch als Inneres Kind oder als Kind-Ich bezeichnet. Dieser Anteil kümmert sich um die Grundbedürfnisse und ist geprägt von Wünschen, Sehnsüchten, Lüsten und Trieben. Er sorgt sich speziell um soziale Beziehungen, also um Liebe, Freundschaft, Zugehörigkeit, außerdem beispielsweise um Nahrung.

Und dann gibt es jene Instanz zwischen Eltern-Modus und Kind-Modus, zwischen strafend-forderndem Anteil und bedürfnisorientiertem Anteil. Sie wird als Ich bzw. Erwachsenen-Ich bezeichnet. Der Modus des Erwachsenen hat vermittelnden und ausführenden Charakter. Er bekommt die Anforderungen, Aufträge vom Eltern-Modus genauso wie die Wünsche oder Sehnsüchte des Kind-Modus zu spüren, und seine Hauptaufgabe besteht im (angemessenen) Ausgleichen von Soll und Darf, von Muss und Will, von Normen und Bedürfnissen, von Pflichten und Lüsten, insofern in der Entscheidung für bzw. gegen eine Handlung und deren Ausführung.

Man spricht vom »Gesunden Erwachsenen«, sofern das Erwachsenen-Ich über eine Strategie, eine mitunter ausgeklügelte Taktik verfügt, mithilfe derer es vermag, sowohl die Ansprüche des fordernden und strafenden Eltern-Modus als auch die Bedürfnisse des Inneren Kindes zu berücksichtigen. Mal wird dem Eltern-Ich gehorcht, die Pflichten dominieren, zu einem anderen Zeitpunkt bekommt das Kind mehr Raum. Wenn das Erwachsenen-Ich es schafft, dass beide Modi, Eltern-Modus und Kind-Modus, zum Zug kommen, müssen die beiden Anteile nicht ständig um die Gunst des Erwachsenen ringen. Dann ist es auf der Zwischeninstanz ruhig, dann herrscht nicht ständig Streit. Wenn der Erwachsene ausreichend Handlungsspielraum hat, um autonome Entscheidungen vor dem Hintergrund kontroverser Ansprüche zu treffen, darf man von einer gefestigten Persönlichkeit, eben einem Gesunden Erwachsenen, ausgehen. Man spricht dann vom Integrierten Modus. Hingegen spricht man vom (dysfunktionalen bzw. maladaptiven) Bewältigungsmodus, wenn der Erwachsene Schwierigkeiten im Vermitteln zwischen Eltern-Modus und Kind-Modus hat.

Entsinnen wir uns auf Basis dieser Erläuterungen erneut der Gedankenauszüge meiner Modi, dann können wir Folgendes erkennen:

Meine Innere Kritikerin (bzw. das Eltern-Ich) ist ziemlich dominant. Offensichtlich hat sie ganz schön viel Macht. Sie scheint wenig Verständnis für meine Situation, meine Erkrankung, mein Befinden, für die Schmerzen zu haben. Ist alles andere als tolerant und liebevoll. Dieser kritische Anteil meiner Persönlichkeit ist laut, böse, er schimpft und schreit. Ist nie zufrieden, nie ist es richtig. Er straft und fordert, verlangt nach weiterer Perfektion.

Mein Kind-Ich schreit auch, es ist eingeengt, bekommt beinahe keinen Raum. Seine Bedürfnisse werden niedergedrückt, so fest fordert, drillt und schimpft die kritische Eltern-Instanz. Dem Kind bleibt nichts anderes übrig, als zu schreien und zu toben, um eventuell gehört zu werden, oder aber es gibt still klein bei und leidet vor sich hin. Das Kind ist so klein, weit weniger stark, auch wenn es schreit, wird es kaum gehört. Das kostet viel Kraft und sie verpufft, also hält das Kind seine Bedürfnisse lieber und immer öfter zurück. Verhält sich gehorsam, verhält sich brav. Vielleicht, wenn es brav ist, sich fügt und zurückhält, vielleicht wird es dann belohnt, vielleicht bekommen dann seine Wünsche auch etwas Raum. Es ist diese Hoffnung, mit der sich das Kind über Wasser hält. Doch dann kommt der Moment, in dem das Kind das nicht mehr ertragen kann. Dann klaubt es seine allerletzten Reserven zusammen, seinen ganzen Mut, und schreit zurück. Es bockt und will und kann das nicht tun, hat die Aufträge, das ständige Funktionieren, die Perfektion und Kontrollen so dermaßen satt.

Und das elterliche Ich bemerkt das aufmüpfige Kind. Muss es erziehen, zur Vernunft bringen. Und beide schreien. Der Erwachsene als Zwischeninstanz versucht zu schlichten, ist bemüht, zwischen den beiden Tobenden zu vermitteln, investiert seine ganze Geduld, seine letzte Kraft. Und schafft es doch nicht. Der Streit eskaliert, schaukelt sich hoch. Selbst wenn sich die Wogen kurz glätten, weil einem der beiden Modi die Luft ausgeht, kommt der Erwachsene nicht zur Ruhe. Zu wenig Zeit bleibt ihm, kein Raum zum Entspannen. Denn der Streit geht dann über in einen zehrenden Marathonlauf. In einen Marathon des Funktionierens, des Perfektionierens, des Kontrollierens. Von Deeskalation kann hier nicht die Rede sein, vielmehr hat sich der Eltern-Modus die Oberhand verschafft, bestimmt über den Erwachsenen und das Innere Kind, zerrt sie mit, egal wie kaputt oder mürrisch sie sind. Und dann türmen sich die nächsten Streitwogen auf, das Kind beginnt erneut zu schreien und die Wiederholung der Eskalation steht an.

Dem Erwachsenen fehlt jeder Handlungsspielraum. Er kann nicht vermitteln, gelangt nicht in den Modus des Gesunden Erwachsenen. Schlüpft in die verschiedenen Bewältigungsmodi und die Deeskalation bleibt aus. Bestehende Bewältigungsmodi sind Unterwerfung, Vermeidung und Überkompensation. Sie haben Auswirkungen auf das Wohlbefinden und können zudem soziale Beziehungen beeinträchtigen.

Setzt sich das Eltern-Ich durch mit seinem so strengen Regime, fordert und zwingt uns, uns anzustrengen, die perfekte Leistung weiter zu perfektionieren, verlangt die Erfüllung aller Erwartungen, egal ob von außen oder innen, ob vermeintlich oder wahr, handelt es sich um Überkompensation. Treiber sind Überlegenheitsanspruch, Misstrauen, Kritikaversion, gegebenenfalls Wut.

Findet sich der Erwachsene auf der Schiene der Unterwerfungsstrategie, besteht seine Absicht vor allem im übermäßigen Anpassen. Andere werden rasch als Autoritäten betrachtet, eigene Wünsche, Bedürfnisse, Ansprüche werden zurückgedrängt. Schlechter Umgang mit der eigenen Person wird schlichtweg ertragen, gar als notwendig bzw. angebracht erachtet.

Die Vermeidungstendenz zielt darauf ab, die Unfähigkeit des Vermittelns zwischen Eltern-Modus und Kind-Modus auszublenden, zu umgehen. Emotionen werden abgeschaltet. Selbstverständlich geschieht dies eher unbewusst, automatisch. Mitunter wird dissoziiert, also sich mental abgekoppelt, fallweise werden Ersatzaktivitäten, bisweilen exzessiv, sucht- oder missbrauchsartig, betrieben. Hierzu zählen u. a. Substanzmissbrauch, Workaholismus, Exzessivsport, genauso wie Essanfälle oder Selbstverletzungen. Rutscht das Ich in diesen Bewältigungsmodus, kann die Person sowohl nach innen als auch/oder nach außen abgestumpft, teilnahmslos, leer wirken. Hinzu treten möglicherweise psychosomatische Symptome.

Allen drei Bewältigungsmodi ist gemein: Sie sind dysfunktional, maladaptiv. Der Erwachsene hat wenig bis keinen Handlungsspielraum, hat Schwierigkeiten im Umgang mit den widersprüchlichen Ansprüchen von Eltern-Modus und Kind-Modus. Vielmehr nimmt irgendein Anspruch überhand, lenkt den Erwachsenen, da er eben nicht wie ein Gesunder Erwachsener selbst die Ansprüche beurteilen, nicht selbst seine Reaktion bestimmen, nicht autonom entscheiden kann. Mal verspürt der Erwachsene den Drang, mit höchster Präzision zu funktionieren, mal wiederum resigniert er, steigt innerlich aus, ein andermal lenkt er sich anderweitig ab. Die Bewältigungsstrategien sind das Gegenteil zur vermittlungsfähigen Autonomie des Gesunden Erwachsenen.

Die zentralen Fragen lauten folglich:

a) Wie kann ich meine Modi und deren Stärke/Macht/Einflussnahme erkennen?
b) Ist das das Erwachsenen-Ich (mehr oder weniger) im Modus eines Gesunden Erwachsenen? Oder ist das Erwachsenen-Ich schwach, hat (zu) wenig Autonomie, um zwischen Eltern-Ich und Kind-Ich zu vermitteln?
c) Wie kann ein schwaches Erwachsenen-Ich an Autonomie, an Entscheidungsstärke, an Selbstbestimmungs- und Vermittlungsfähigkeit gewinnen? Wie kann das schwache Ich derart gestärkt werden, dass es als Gesunder Erwachsener agieren kann?

a) Erkennen eigener Modi und ihrer jeweiligen Stärke mithilfe des Stuhldialogs

Der Stuhldialog ist eine therapeutische Herangehensweise, mit der Eltern-Ich, Kind-Ich und Erwachsenen-Ich zum Sprechen gebracht werden können. Anhand meines persönlichen Beispiels beschreibe ich diese Methode.

Der Stuhldialog wird professionell angeleitet. Es werden zunächst drei Stühle im Raum platziert. Jeder Stuhl steht für einen bestimmten Modus. Auf einem Stuhl sitze ich, der weiter entfernte Stuhl steht für den Eltern-Modus, derjenige in der Mitte für den Kind-Modus. Auf meinem Stuhl befinde ich mich im Erwachsenen-Modus (im Status quo).

Ich setze mich um, bin im Eltern-Modus. Was sind die Ansprüche, die Forderungen, die Normen, Regeln, die Pflichten und auch die Bewertungen, die ich (in diesem Modus) verlange?

Ich richte den Blick auf den nun leeren Stuhl des Erwachsenen-Ichs. Wende mich direkt an mein Erwachsenen-Ich, das in meiner Vorstellung dort sitzt. Es fällt mir nicht schwer, sie auszudrücken, all die Regeln, die Ansprüche, all die Forderungen und Beschimpfungen. Ich kenne sie gut. Und ich spreche sie aus, eine Beschimpfung nach der anderen, Abwertung um Abwertung und Auftrag um Auftrag sprudeln aus mir heraus. Ich fühle mich mächtig. Ich gebe den Ton an, bestimme, was läuft.

Ich werde aufgefordert, mich umzusetzen. Wechsle in den gegenwärtigen Ich-Zustand. Wie geht es mir, wenn ich all das abkriege, was mein Eltern-Ich mir derart mühelos vorhält, werde ich gefragt. Nicht gut. Mein Herz pocht, meine Atmung ist flach. Ich spüre die Anspannung. Ich zittere und beginne zu schwitzen, gleichzeitig ist mir eiskalt. Ich fühle mich schwach, fühle mich klein. Sitze da wie ein Häufchen Elend, spüre die Scham, empfinde die Schuld. Bin verzweifelt. Was soll ich bloß tun? Ich habe Angst. Und ich bin müde, bin so erschöpft. Ich bin kaputt, bin einfach defekt.

Nachdem ich noch einen Moment in diesem Zustand verblieben bin, wechsle ich den Stuhl, d. h. den Modus. Erneut werde ich aufgefordert, mich mitzuteilen, und dieses Mal spreche ich als Kind.

Frage um Frage bricht aus mir heraus, Unverständnis, Bedürfnisse, Wünsche und Sehnsüchte kochen hoch. Und während ich das Kind sprechen lasse, empfinde ich vorwiegend Traurigkeit. Da ist wenig Wut, ganz wenig Zorn, vielmehr bin ich traurig, fühle mich ungehört, nicht ernst genommen, überfahren und mitgenommen.

Ich wechsle den Stuhl, bin wieder im Erwachsenen-Modus, im gegenwärtigen Ich-Zustand. Wieder werde ich gefragt, wie es mir geht, nun mit dem, was das Kind sagt. Es geht mir schlecht. Ich betrachte den leeren Stuhl des Kind-Modus, auf dem ich eben gesessen habe. Und weiß noch genau, wie zusammengekauert ich war, wie klein, wie wehrlos, wie überfahren ich mich gefühlt habe. Das Kind in mir, es tut mir leid. Ich erkenne, wie viel es leistet, leisten muss, wie wenig es hingegen darf. Dabei ist es doch ein Kind, das Bedürfnisse und Wünsche hat. Ich begreife sein Leid, will das Kind beschützen. Wie kann ich das? Kann ich das überhaupt, und darf ich das denn?

Auf jedem Stuhl, d. h. in jedem Modus, fühle ich mich tatsächlich anders, als würde ich abtauchen in verschiedene Rollen, die doch alle zu mir gehören, es sind eben meine Ich-Anteile. Den diversen Stimmen lasse ich entsprechend den therapeutischen Anregungen jeweils freien Lauf. Die Aufschlüsselung meiner Modi gestaltet sich nicht wirklich schwer, ist aber sehr aufschlussreich. Ebenso einschätzen lässt sich mithilfe des Stuhldialogs die jeweils gefühlte Stärke, Macht bzw. umgekehrt das Ausmaß etwaiger Machtlosigkeit der einzelnen Ich-Instanzen, somit auch der Handlungsspielraum des Erwachsenen-Ichs.

Im Rahmen des Stuhldialogs begreife ich (besser), wieso ich mich fühle, wie ich mich fühle. Zuvor kannte ich wohl die Gefühle, die Empfindungen: Erschöpfung, Überreizung, Getriebensein, Verzweiflung, Unlust und Ausgeliefertsein, vermischt mit Schmerzen. Ein Empfinden, weitermachen zu müssen, aber nicht mehr zu können und nicht mehr zu wollen. Ein Empfinden, das einer derart überwältigenden inneren Zerrissenheit gleichkommt, dass ich damit rechne, mein Kopf, mein ganzes Ich, wir explodieren bald. Ich wusste aber nicht: Was ist das, woher kommen sie, diese Zerrissenheit, diese peitschende Gewalt? Durch den Stuhldialog kann ich die Gefühle, mein Befinden besser einordnen, besser verstehen.

b) Die Frage nach der Gesundheit des Erwachsenen

Nach dem Stuhldialog ist mir Folgendes verständlicher: Meine Innere Kritikerin (Eltern-Modus) ist sehr dominant. Bürdet mir Aufgaben, Forderungen, Verhaltensrichtlinien auf, die weit über die Grenze des Gewöhnlichen hinausschießen, die einem Maßstab entsprechen, der weder realistisch noch erfüllbar ist. Nie ist es genug, niemals ist es gut.

Und ich? Ich mache brav mit. Fürchte den Eintritt einer negativen Konsequenz, wenn ich nicht funktioniere, und diese Furcht treibt mich hartnäckig, grob, immer weiter an.

Gleichzeitig schreit das Kind in mir. Seine Bedürfnisse nach Erholung und Nahrung, nach Kontakten werden nicht gehört oder einfach unter den Teppich gekehrt. Das Kind ist klein, fügt sich brav, immerzu hoffend, irgendwann gehört zu werden. Doch da dies nicht passiert, das Erwachsenen-Ich es nicht wagt, der Inneren Kritikerin Raum zu entziehen, beginnt das Kind zu schreien, es fürchtet sich, es kann nicht mehr, es verhungert bald.

Die Situation eskaliert. Mein Erwachsenen-Ich will beiden gerecht werden, es hasst den Streit, hasst das Geschrei. Das hält es nicht mehr lange aus. Die kritische Stimme des Eltern-Ichs wird immer lauter, genauso das Weinen des Kindes. Das Erwachsenen-Ich ist zerrissen, es spürt die Eskalation, spürt den Streit, die Patt-Situation. Es kann nicht mehr, es ist so laut. Der Kopf schmerzt, er droht zu zerspringen; egal wie sehr es sich bemüht, beiden Anteilen gerecht zu werden, das Geschrei schaukelt sich weiter und weiter hoch. Unterdessen befeuert das Gefühl der Vermittlungsunfähigkeit stetig meine Angst.

Mein Erwachsenen-Ich versucht zu vermitteln. Offensichtlich gelingt ihm/mir das nicht. Zu fordernd und laut sind Eltern-Ich und Kind. Mir fehlt die Integrität, die Autorität, der nötige Handlungsspielraum, die autonome Entscheidungsfähigkeit. Was kann ich anderes tun, als mich aufzuopfern, als zu versuchen zu funktionieren und die beiden bestmöglich gleichzeitig zu bedienen? Ich springe von Bewältigungsmodus zu Bewältigungsmodus, von Unterwerfung zu Überkompensation, selbst in die Vermeidung, wenn ich in größter Not »aussteige«, d. h. dissoziiere.

Die Gesundheit (das Wohlbefinden) eines Erwachsenen-Ichs wird bestimmt durch die Macht des Eltern-Ich-Anteils und die Stärke des Kind-Ich-Anteils. Stellen diese Modi widersprüchliche Ansprüche und ist die autonome Entscheidungsfähigkeit des Erwachsenen begrenzt, nehmen unter Umständen Pflichten, Normen, Leistung und Perfektion oder aber Trieb, Affekt und Lust überhand, der Erwachsene befindet sich in dysfunktionalen Bewältigungsmodi anstatt im Integrierten Modus des Gesunden Erwachsenen. Die Person müht sich ab, die konträren Ansprüche der anderen beiden Teile entweder gleichzeitig zu bedienen (Überkompensation), was höchst anstrengend ist, oder lässt dem stärkeren Anteil sozusagen freien Lauf (Unterwerfung) oder resigniert überhaupt (Vermeidung).

c) Stärkung des Erwachsenen-Ichs

Wie kann es einem schwachen Erwachsenen-Ich gelingen, an Autonomie, an Entscheidungskraft, an Vermittlungsfähigkeit zu gewinnen? Wie kann es ausreichend Stärke erlangen, dass es aus den maladaptiven Bewältigungsmodi herausgelangt und als Gesunder Erwachsener zu agieren vermag?

Nachdem anhand des Stuhldialogs meine Ich-Anteile aufgeschlüsselt sind, soll ich mich neben meine Therapeutin stellen. So verlasse ich die Eskalationssituation und die Perspektive wechselt von involviert zu beobachtend.

Meine Therapeutin übernimmt die Rolle der Anwältin (meines Erwachsenen-Ichs), wendet ihren Blick direkt zum Stuhl meines kritischen Eltern-Ichs und spricht bestimmt und mit fester Stimme:

Jetzt sei du mal still und hör mir gut zu. Und wag ja nicht, mir ins Wort zu fallen. Die Lisa hat eine schwere Zwangserkrankung und dauernde Schmerzen noch dazu. Das hat sie sich nicht ausgesucht, da kann sie nichts dafür. Sie leidet schon ganz lange an der Krankheit und hält wirklich viel aus. Sie ist total tapfer und bemüht sich echt. Und schau dir mal an, was sie trotzdem schon alles geschafft und erreicht hat. Das soll ihr mal einer nachmachen. Also lass sie in Ruhe. Dein ganzes Getue, das Schimpfen, all die Beschuldigungen, die kannst du dir sonstwohin schmieren. Die sind einfach falsch. Die stimmen nicht! Sie schlägt sich echt wacker, sie ist kein Nichtsnutz und schon gar nicht trifft sie irgendeine Schuld. Also halt jetzt die Schnauze! Ich hoffe, du hast mich verstanden!

Ich beobachte das Geschehen von außen, erstaunt ob der bestimmten, überzeugenden Art, in der meine Therapeutin den Eltern-Ich-Anteil anspricht. Als sie ausgesprochen hat, soll ich mich auf den Stuhl des Eltern-Ichs setzen. Wie sich der elterliche Anteil nun fühlt, will sie wissen.

Was sagt sie da? Ich bin perplex. Bin ich wirklich so grausam, so böse, verhalte ich mich tatsächlich so schädigend, so destruktiv? Ich weiß nicht, was ich sagen soll. Ich soll die Lisa doch motivieren, anspornen, soll sie doch weiterbringen! Das ist meine Aufgabe. Dazu braucht es gewisse Regeln, gewisse Vorgaben, oder etwa nicht? Okay, sie ist krank, das habe ich vielleicht unterschätzt. Anscheinend ist sie auch tapfer, sogar sehr bemüht. Vielleicht bin ich zu streng, vielleicht ist da tatsächlich was dran! Bin ich ein Tyrann, mach ich sie kaputt, anstatt sie weiterzubringen?

Wiederum erhebe ich mich vom Stuhl, und in Außenperspektive reflektieren wir gemeinsam: Der kritische Eltern-Ich-Anteil ist selbst erstaunt ob seiner Brutalität. Ihm waren die übertrieben hohen Ansprüche, sein abwertendes und beschuldigendes Gehabe in dem Ausmaß nicht bewusst, die Erkrankung schien er zu verkennen oder einfach auszublenden. Seine Ansprüche, sein Fordern und Schimpfen sind weder angemessen noch irgendwie zu rechtfertigen. Sie sind falsch. Und doch stellen wir fest, sie entspringen nicht bloßer Grausamkeit, offensichtlich hat er durchaus wertvolle Zwecke verfolgt.

Ich wechsle nun den Stuhl, bin im Erwachsenen-Modus. Wie geht es mir nun? Die Antwort ist eine völlig andere als zuvor:

Ich bin froh, dass die Anwältin mich unterstützt. Ich bekomme wieder Luft, kann wieder atmen. Es fühlt sich an, als hätte die Anwältin eine Schutzwand gezogen zwischen die Kritikerin und mich und mein Kind. Es fühlt sich an, als passe sie auf uns auf, so lange, bis die Kritikerin nachgedacht, ihre Ansprüche etwas angepasst hat. Ich verstehe auch, der kritische Eltern-Ich-Anteil beabsichtigt nicht vorrangig, mich niederzudrücken, mich und das Kind im Keim zu ersticken. Er will uns weiterbringen, uns motivieren. Und doch ist seine Einschätzung der Situation völlig falsch. Er vergisst die Erkrankung. Und selbst wenn ich gesund wäre, wäre sein Maßstab überhöht. Ich bin froh, dass mir die Anwältin hilft. Und merke, ich gewinne allmählich an Sicherheit. Traue mich, den ständigen Forderungen der Kritikerin zu widersprechen. Ich will sie nicht völlig entfernen, in angemessenem, meine Erkrankung berücksichtigendem Maße kann ich sie durchaus brauchen. Die Motivation, der Ehrgeiz, ihr Antrieb, die Präzision, ihre Disziplin und Konsequenz, all das finde ich sinnvoll, nützlich. Und nun, da sie ein bisschen weiter weg und die Anwältin neben mir ist, fühle ich mich leichter, freier. Weniger beherrscht. Ich werde mutiger. Erlange allmählich meine Handlungsfähigkeit zurück. Traue mich nun, das Kind und seine Bedürfnisse zu berücksichtigen, überhaupt, ihm wieder Aufmerksamkeit zu schenken.

Ich merke, es ist leiser geworden, das fürchterliche Geschrei, es ist nicht mehr da. Das Eltern-Ich brüllt nicht mehr und das Kind-Ich muss nicht mehr schreien und wimmern. Ich weiß nicht, wann es das letzte Mal so still war. Die Anspannung lässt nach. Ich fühle mich ruhiger, auch dieses Gefühl ist mir neu. Es tut mir gut. Ich spüre sogar ein bisschen Lust, mein Tun selbst zu bestimmen, Möglichkeiten zu erwägen und mich selbst zu entscheiden. Ich möchte versuchen, jedem meiner Anteile Raum zu geben. Wenn ich sie beide höre, ihnen beiden ihren Raum zugestehe, dann besteht kein Anlass, aufmüpfig, gar motzig, so laut zu sein.

Wie ich mich fühle? Besser. Viel besser sogar. Es ist nicht mehr so hektisch gerade. Ich fühl mich nicht mehr unterdrückt, ich funktioniere nicht nur, sondern überlege davor, was will ich tun. Ich fühle mich besser. Viel besser sogar.

Ich bleibe auf dem Stuhl sitzen, wir schließen die Übung mit einer Reflexion ab. Ich durfte im Rahmen des professionell angeleiteten Stuhldialogs meine Modi aufschlüsseln, um sie (mindestens zeitweilig) in veränderter Weise wieder zusammenzubringen. So konnte ich mein Unwohlsein auf eine neue Weise begreifen und eigenständig erfahren, wie es sich anfühlt, im Modus des Gesunden Erwachsenen zu sein. Wir stellen fest, meinem Ich im Modus des Gesunden Erwachsenen geht es besser als in einem der Bewältigungsmodi. Die zuvor stark spürbare innere Ambivalenz, das Gehetze, das Getriebensein, der ausschließliche Fokus auf Funktion, Leistung und Perfektion, sie sind (wenigstens im Kontext der Übung) einem neuartigen Handlungsspielraum, einer neuartigen Vermittlungsfähigkeit gewichen, in deren Rahmen mein Ich autonom(er) zu entscheiden vermag.

Natürlich ist das einmalige Durchführen einer Stuhldialog-Übung nicht als Heilung, Genesung etc. zu interpretieren. Ein einmaliges Aufschlüsseln persönlicher Instanzen reicht wohl kaum aus, um aus den (mitunter über Jahre antrainierten) maladaptiven Bewältigungsmodi langfristig auszusteigen. Zu stark sind die Gewohnheiten, die Strukturen in unserem Gehirn eingeprägt. Und doch sind die Übung, das Schnuppern der Luft des Gesunden Erwachsenen ein erster Schritt, der für den Prozess des Gesundwerdens wertvoll ist. Der Hintergrund der permanent empfundenen Anspannung kann ergründet, die Absichten der eigenen Ich-Anteile können (neu) erwogen und eingeordnet und der Automatismus des Funktionierens überhaupt erstmalig seit geraumer Zeit verlassen werden. Die Übung ermöglicht, neue Perspektiven zu entdecken. Perspektiven, die nötig sind, um unser Selbst neu zu sortieren und schließlich mehr Wohlbefinden zu erlangen.

Seit ich die Übung durchgeführt habe, begreife ich das Gefühl der andauernden Anspannung, der inneren Zerrissenheit, der Reizüberflutung, des Ausgeliefertseins, der Machtlosigkeit auf eine andere, für mich neue Weise. Tiefgehender. Ich kann meine – teilweise so konträren – Bedürfnisse, Wünsche, Verlangen anders einordnen, kann sie besser berücksichtigen. Ich habe eine neue Basis gefunden, auf welcher ich – immerhin phasenweise – über mehr, überhaupt über einen Handlungsspielraum verfüge bzw. wieder zu verfügen beginne. Für lange Zeit war die Vermittlungsfähigkeit meines Erwachsenen-Ichs derart stark beschränkt, derart schwach ausgeprägt, dass ich kaum noch Handlungsspielraum, Entscheidungskompetenz, Autonomie hatte. Den Modus des Gesunden Erwachsenen hatte ich offensichtlich vor vielen Jahren verlassen. Gesund war das nicht. Gut ging es mir dabei auch nicht.

Abschließend bleibt noch zu erwähnen, dass die Konzentration nicht darauf zu richten ist, jegliches Verhalten, das scheinbar einem dysfunktionalen, maladaptiven Bewältigungsmodus entspricht, zu vermeiden. Viel eher ist es »normal«, ab und an in diverse Modi einzutauchen, besteht doch die Fähigkeit eines gesunden Erwachsenen-Ichs genau darin, mal dem einen und mal dem anderen Ich-Anteil Raum zu geben. Der wesentliche Unterschied zwischen gesundem und erkranktem Erwachsenen-Ich liegt in seinem empfundenen Handlungsspielraum, in seiner gefühlten Vermittlungskompetenz, und ist vor allem erkennbar an seiner Befindlichkeit: Ist es andauernd angespannt, ist ihm alles zu viel, fühlt es sich den anderen Instanzen schutzlos ausgeliefert, wird es von einer bestimmten Instanz beherrscht? Oder ist es zufrieden, ausgeglichen, kann arbeiten, leisten, funktionieren und sich ab und an auch mal eine Pause nehmen?

Angsthierarchie erstellen

Am Behandlungsbeginn ist es zentral, das individuelle Erkrankungsbild eingehend zu erfassen. Insbesondere geht es darum, einen Status quo zu bestimmen, zu konkretisieren, welche Zwangsimpulse auftauchen, welche Katastrophengedanken dahinterstehen und welche Gewohnheiten im Umgang mit dem Gefühl der Angst im Leben des Betroffenen etabliert sind. Die Erstellung einer persönlichen Angsthierarchie ist eine fundamentale therapeutische Maßnahme und hilfreich für die weitere Behandlung. Diesen Therapiebaustein beschreibe ich wieder anhand meiner eigenen Erfahrungen:

Ich soll mir alle möglichen Situationen vorstellen, in denen mir Zwangsimpulse widerfahren, soll sämtliche Ängste notieren, um dann auf meine Reaktionen, auf meinen Umgang mit diesen Ängsten (sprich auf die Zwänge) eingehen und sie bearbeiten zu können.

Die erste Frage lautet: Welche Ängste habe ich?

Ich habe Angst, dass ...

- ich Kopfschmerzen kriege
- meine Kopfschmerzen nicht mehr aufhören
- mir schlecht wird
- ich brechen muss
- mein Tinnitus nicht mehr aufhört
- meine Augenschmerzen nicht mehr aufhören
- Mama, Papa oder meine Schwester krank werden, einen Unfall haben, unglücklich sind
- ich einen Unfall habe
- ich einen epileptischen Anfall bekomme
- ich unheilbar krank werde
- ich meine Hände nicht richtig gesäubert habe
- ich meine Augen nicht ausreichend gereinigt habe
- ich versage, alles falsch mache, Erwartungen nicht entspreche
- ich dumm bin
- ich dick werde
- ich hässlich bin
- ich unreine Haut habe
- mein Ausschlag am Dekolleté immer stärker wird
- ich überfallen werde
- ich keine Freude empfinden kann
- ich nicht mehr leistungsfähig bin/werde und nicht mehr arbeiten kann
- ich ein Nichtsnutz bin
- ich faul, unengagiert bin
- ich eine Last für andere bin

- ich meine Freunde verliere
- ich nicht gemocht werde
- ich nicht liebenswert bin
- ich einsam bleibe
- eine Spinne über mein Bett krabbelt
- ich mit Brille unattraktiv bin
- ich die Tür nicht richtig verschlossen habe
- ich das Glätteisen nicht ausgesteckt habe
- mir Geld oder meine Bankomatkarte aus meiner Geldbörse herausgefallen sind
- ich falsch esse, zu langsam, zu viel, zu ungesund
- ich zu lange im Badezimmer bleibe
- ich meine Wohnung nicht genügend pflege
- ich meine Schuhe nicht ausreichend oft einfette
- ich den Wasserhahn nicht richtig zugedreht habe
- ich die Flasche nicht dicht verschlossen habe
- ich das Licht nicht richtig abgeschaltet habe
- ich die Shampooflasche und Zahnpasta im Kulturbeutel nicht sicher verklebt habe
- ich nicht richtig auf die Toilette gegangen bin
- ich keine Entscheidung treffen kann
- ich nicht ernst genommen werde
- ich angemotzt, angeschrien, beschimpft werde
- ich immer weniger Kraft habe
- ich bald völlig zusammenbreche
- mir niemand helfen kann

etc.

Dies ist nur ein Auszug aus meiner Liste. Mir war, bis ich sie erstellte, nicht bewusst gewesen, wie angsterfüllt ich tatsächlich war, bin. Ich stellte außerdem fest, wie diffus, wie generalisiert meine Ängste waren, sind. Überall lauerten, lauern Gefahren, die immerzu der Abwehr bedürfen. Für etwas anderes bleibt kaum noch Zeit.

Die zweite Frage im Hinblick auf die Angsthierarchie erschließt sich von selbst, geht es bei einer Hierarchie doch immer um eine Rangfolge

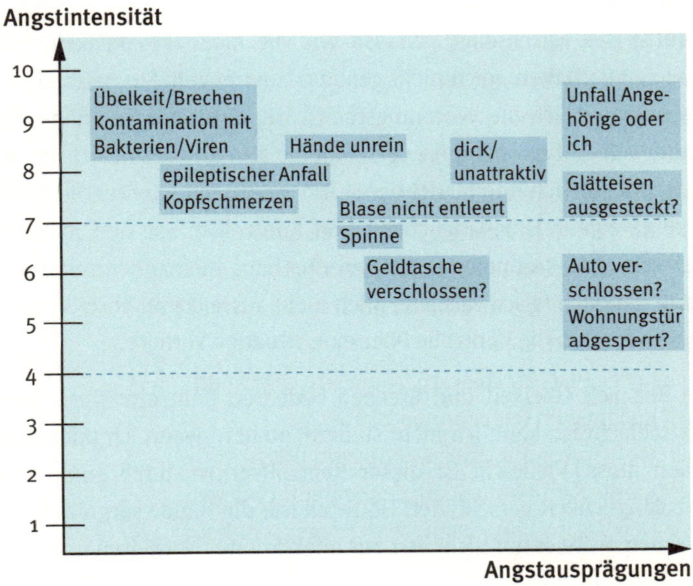

Abbildung 3: Angsthierarchie.

gewisser Aspekte in Bezug auf eine definierte Variable. Die Variable ist die Angstintensität auf einer Skala von 0 bis 10, wobei 0 für Angstfreiheit steht und 10 für Angsteskalation (Panik). Abbildung 3 (S. 167) skizziert einen Einblick in meine Angsthierarchie.

In der Darstellung sind einige meiner Ängste beispielhaft herausgegriffen und hierarchisch eingeordnet. Diese Einordnung der Ängste auf der Angstintensitätsskala von 0 bis 10 gibt Aufschluss über deren jeweilige Intensität. Dabei gibt die Darstellung bloß einen ungefähren Einblick, denn die Intensität einer konkreten Angstausprägung kann durchaus schwanken und ist nicht zu jedem Zeitpunkt gleich stark.

Ich meine zu erkennen, dass jede meiner Angstausprägungen mit Kontrollverlust und/oder eigener Unzulänglichkeit in Zusammenhang steht. Bei Kontrollverlust rührt mein Angstgefühl vermutlich daher, dass ich fürchte, ausgeliefert, hilflos und machtlos zu sein. Beispiele wären die Angst vor einem epileptischen Anfall oder vor zunehmenden Kopfschmerzen, d. h. Angelegenheiten, auf die ich keinen Einfluss nehmen kann. Zur persönlichen Unzulänglichkeit zähle ich jegliche Gefühle des Falschseins, genauso wie die bloße Möglichkeit, mich falsch zu verhalten, mich nicht genug anzustrengen. Ein Beispiel wäre die Angst, ob ich die Wohnungstür richtig abgeschlossen habe. Hier könnte ich Einfluss nehmen, verschuldete also die (vermeintliche) Katastrophe, die ich durch »richtiges« Tun abwenden könnte. Die beiden Aspekte eigene Unzulänglichkeit und Kontrollverlust sind nicht immer scharf zu trennen, sie können durchaus ineinandergreifen, z. B. wenn ich mich falsch verhalte, mich nicht ausreichend anstrenge und gerade deshalb die Kontrolle über eine Situation verliere.

Ein Beispiel: Übelkeit und Brechen bedeuten Kontrollverlust. Wenn mir schlecht ist, kann ich nicht steuern, ob bzw. wann ich mich übergeben muss. Vielleicht ist dieser Kontrollverlust durch eine eigene Unzulänglichkeit verschuldet: Hätte ich mir die Hände sorgfältiger gewaschen, wäre es gar nicht erst zur Infektion mit Noroviren und somit zur Übelkeit gekommen. Genauso wenig kann ich kontrollieren, ob eine Spinne über meine Bettdecke krabbelt. Und doch hätte ich vor dem Lichtausknipsen sorgfältiger das Zimmer inspizieren können. Kontrollverlust und eigene Unzulänglichkeit gehen miteinander einher. Offensichtlich kommt in solchen Szenarien nicht selten das Gefühl von Schuld hinzu. Hier drängt sich der Zusammenhang von Angstausprägungen, dahinterstehenden Grundängsten und Grundannahmen und den persönlichen Oberplänen auf. In Abbildung 4 (S. 169) werden einige meiner Ängste aufgegriffen und die Zusammenhänge mit Grundängsten, beispielhafter Grundannahme, schlussgefolgerter Katastrophe und entsprechenden Oberplänen (= bedingte Annahmen, Bewältigungsstrategien) skizziert.

Aus der Abbildung geht hervor, dass allen Angstausprägungen dieselben Ängste vor Kontrollverlust bzw. vor eigener Unzulänglichkeit zugrunde liegen, wobei beide mit Schuldgefühlen einhergehen. Damit in Zusammenhang steht die Grundannahme, die einer (im Krankheitsfall ungünstigen) Erfahrung entspringt und die Empfindung von Erlebnissen färbt und sich dadurch verstärkt. Zur Erinnerung: Aus meiner ursprünglichen Kopfschmerzerfahrung ging meine Annahme »Ich bin falsch« hervor. Ich nahm an, ich sei schuld an meinem Unwohlbefin-

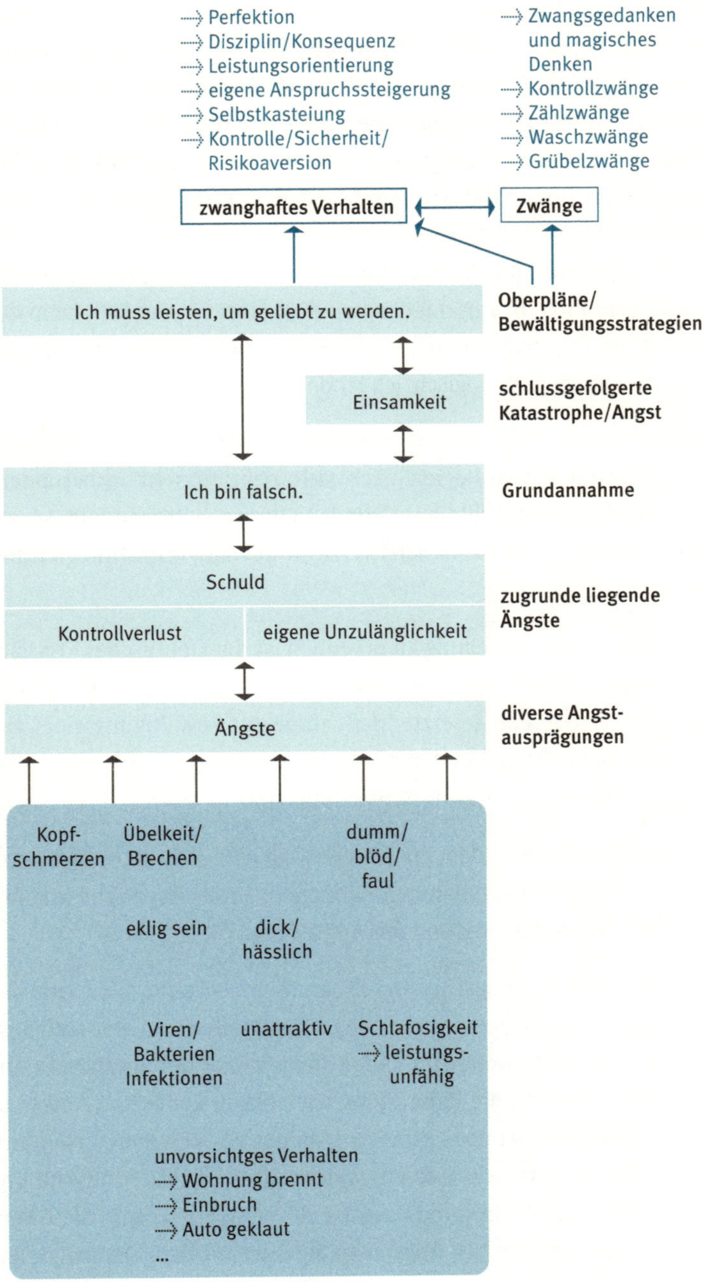

Abbildung 4: Konstrukt aus Ängsten, Grundannahme, schlussgefolgerter Katastophe und falschen Oberplänen/Bewältigungsstrategien.

den, ich hatte Angst vor Kontrollverlust und eigener Unzulänglichkeit, die Erfahrung des Schuldgefühls wiederholte sich, die Grundannahme festigte sich. In direkter Korrelation zur Grundannahme steht die Intensität der Angst vor möglichen schlussgefolgerten Katastrophen: Je stärker meine Überzeugung, falsch zu sein, war, desto mehr befürchtete ich Einsamkeit. Insofern brauchte es Bewältigungsstrategien, Oberpläne bildeten sich heraus: Ich musste leisten, um geliebt zu werden (um die Einsamkeit zu verhindern), immer mehr, immer besser, immer bemühter, in verschiedensten Kontexten: in der Schule, in der Freizeit, im sozialen Kontakt, im Sport usw. Bald waren die Bewältigungsstrategien pathologisch, ich landete im Zwang.

Anzumerken ist, dass selbstverständlich nicht jeder Oberplan krankhafte Bewältigungsstrategien nach sich zieht. Das ist insbesondere dann der Fall, wenn (falsche) Grundannahmen bestehen, die Ängste auslösen, denen mit krankheitswertigen Bewältigungsstrategien begegnet wird.

Eindeutig in der Darstellung zu erkennen ist der (teuflische) Kreislauf aus beispielhaftem Oberplan, drohender Katastrophe und Grundannahme. Durch jede gesetzte Maßnahme zur Bewältigung einer aus der (falschen) Grundannahme schlussgefolgerten Katastrophe wird genau das Gegenteil des Angestrebten bewirkt.

Wieso diskutiere ich den Zusammenhang von Angstausprägungen, Grundängsten, Grundannahmen, drohender Totalkatastrophe und falschen Oberplänen im Kontext der Angsthierarchie?

Zunächst, weil die Angsthierarchie sämtliche bekannten Situationen bzw. Ausprägungen persönlicher Ängste aufgreifen und verdeutlichen soll und es in der weiterführenden Behandlung der Zwangserkrankung wesentlich ist, die Einordnung eben dieser konkreten Ängste in das Gesamtkonstrukt des Erkrankungsbildes zu verstehen. Erst wenn wir verstehen, was sich abspielt, welche Streiche unsere Psyche uns spielt, ist es möglich, unseren Umgang zu verändern. Es gilt, diese Veränderung bei spezifischen Angstausprägungen mittlerer Intensität anzusetzen, also bei solchen Angstreizen, die auf einer Skala von 0 bis 10 ungefähr bei 4–7 liegen. Dazu im nächsten Abschnitt mehr.

Der Stufenplan als Vorgehensweise

Etwas Neues zu erlernen bedarf einer gewissen Zeit, unabhängig davon, ob es um Wahrnehmungs-, Denk- oder Handlungsweisen geht. Je nach Konsequenz, Motivation, Disziplin, vorhandener Unterstützung etc. wird uns das Lernen mehr oder weniger schwer fallen. Ist mit dem Neuen das Umlernen einer Angewohnheit gemeint, spielt zudem deren Festigung eine Rolle.

Der Ausstieg aus dem krankheitsbedingten Zwangssystem bedeutet das Verändern von Gewohnheiten bzw. Ritualen im Umgang mit Ängsten. Es ist nachvollziehbar, dass es dazu eines stufenweisen Lernprozesses bedarf. Die krankheitsbedingte Angewohnheit, Ängste mittels Zwängen zu beantworten, soll schrittweise gelockert werden. Und genau für diese schrittweise Veränderung ist die Angsthierarchie relevant. Es werden zunächst Ängste mittlerer Intensität (Stufen 4–7 auf einer Skala von 0 bis 10) angegangen, und zwar eine nach der anderen, um sich die jeweiligen zwanghaften Angstabwehrmechanismen zu vergegenwärtigen und sie durch einen gesünderen Umgang mit der Angst zu ersetzen. Nähmen wir uns Ängsten geringerer Intensität an, bliebe der Übungs- bzw. Lerneffekt möglicherweise aus, weil wir mit dem Angstgefühl kaum bis gar nicht in Berührung kämen. Beim Ansetzen am höchsten Angstintensitätsniveau (9–10) hielten wir es mit hoher Wahrscheinlichkeit nicht aus, die Angst nicht in gewohnter Weise abzuwehren, und rutschten blitzschnell in die üblichen zwanghaften Reaktionsmuster zurück. Auch so bliebe der Übungs- bzw. Lerneffekt aus. Vielmehr schürten wir durch ein zu ambitioniertes Vorgehen mitunter die weitere Krankheitsmanifestation.

Durch kontinuierliches Training auf mittlerem Niveau lernen wir, das unliebsame Gefühl Angst besser auszuhalten und weniger pathologisch zu besänftigen. Angstintensivere Situationen rücken so im Laufe der Zeit auf ein Angstniveau geringerer Intensität. Dann können wir uns auch ihrer annehmen und unseren Umgang mit nunmehr geringerer Fehlschlaggefahr zu verändern versuchen.

Bei mir war die Angst irgendwann derart generalisiert, dass sie so gut wie jeden Lebensbereich betraf und ich fast ausschließlich an ihrer Bekämpfung, an ihrer In-Schach-Haltung zu arbeiten hatte. Ich war es gewohnt, keine Pausen zu machen, auch noch die letzte Kraft aufzubringen, um weiterhin zu funktionieren, um meine ständig steigenden Ansprüche zu bedienen. Ich war bemüht, ich war in Eile. In Eile, um alle Angstabwehrhebel zeitgerecht, artgerecht, kontrolliert und perfekt, abgesichert und wiederholt zu ziehen.

Genauso eilig wollte ich am Anfang der Kognitiven Verhaltenstherapie mit dem Abbau der belastendsten Zwangsrituale beginnen. Verständlich, war ich doch so getrieben und konnte einfach nicht mehr. Ich lechzte nach Erleichterung. Hatte es eilig, mir irgendwie Erleichterung zu verschaffen. War bereit, alles dafür zu tun, schnell. Nachvollziehbarerweise entsprangen die intensivsten Zwänge den angstintensivsten Situationen. Wieso also sollte ich mir mittelgradig angstbesetzte Zustände vornehmen, wenn mich der Zwangsritualabbau doch viel Kraft kosten würde? Kraft, die ich sowieso nicht mehr hatte, die – wenn überhaupt – maximal noch für den Abbau eines oder zweier spezieller Zwänge ausreichte?

Die Antwort, die ich bekam, war nicht bloß simpel, sondern überaus einleuchtend: Wollte ich die allerletzte Energie in den Sand setzen, mit ihr die Erkrankung noch weiter vorantreiben, anstatt meine Lage immerhin ein bisschen zu erleichtern? Wollte ich die allerletzte Energie auf eine Übung verwenden, die ich im jetzigen Stadium mit hoher Wahrscheinlichkeit nicht bewältigen konnte?

Ich stellte fest und sah es ein: Ein schrittweises Vorgehen nach dem Stufenplan war meine Chance. Mich in Akzeptanz und Geduld zu üben und langsam voranzuschreiten, mit jedem Schritt ein bisschen Erleichterung zu bewirken, und die freigewordene Energie auf den nächsten Schritt zu verwenden, war tatsächlich meine einzige, meine letzte Chance.

Der Stufenplan lautet wie folgt:

Ich leide an einer Zwangsstörung (und chronischen Schmerzen, in meinem Fall) und bin dadurch sehr eingeschränkt. Meine Heilung erfolgt nach einem Stufenplan mit dosierten Anforderungen. Jede Stufe erfordert viel Anstrengung und radikale Akzeptanz der Krankheit. Jede Anforderung, die ich bewältige – egal auf welcher Stufe – ist ein Erfolg, auch wenn ich dabei gelitten habe.

Wenn wir die radikale Krankheitsakzeptanz als Fundament ansehen, dann ergibt sich als Konsequenz eine in zweifacher Weise veränderte Erwartungshaltung. Einerseits impliziert die radikale Krankheitsakzeptanz Erleichterung bzw. Erlösung in dem Sinne, dass mir an sich schöne Aktionen nicht unbedingt (schon jetzt) Freude bzw. Spaß bereiten müssen. Andererseits bringt sie eine Neubewertung insofern, dass alles, was ich trotz der Erkrankung schaffe, als Erfolg zu sehen ist. Zu hohe Ansprüche, zu hohe Maßstäbe werden im Rahmen des Stufenplanes ersetzt durch einfachere, »dosierte« Anforderungen, welche die Tatsache des Erkranktseins berücksichtigen, anstatt sie zu ignorieren, und durch deren Bewältigung ich schrittweise zu höheren Anforderungen übergehen kann.

Das Beispiel »Mädelsabend« soll diesen Abschnitt zum Thema Stufenplan abschließen:

So schön ein Mädelsabend eigentlich ist, so viel an Schönem hat er im Rahmen der Erkrankung für mich verloren. Freudige Ereignisse sind krankheitsbedingt angstbesetzt, bereiten mir Sorgen. Ich möchte dabei sein, möchte meine Freundinnen gerne sehen. Darf ich das überhaupt, wenn ich krank bin? Und würde ich sie belasten? Ich will es ihnen nicht zumuten zu spüren, wie schlecht es mir geht. Selbst wenn ich mich zusammenreiße, man merkt es mir an. Wäre es mir denn möglich, aufmerksam zu sein? Ich will sie nicht verlieren, will mich nicht ausschließen, und doch will ich sie keinesfalls anstrengen, ermüden, nerven, gar eine Last für sie sein. Ich habe Angst. Was soll ich tun? Egal wie meine Entscheidung ausfällt, Angst habe ich in jedem Fall: Angst vor dem Nichtteilnehmen genauso wie Angst vor dem Hingehen. Und sowieso macht es mir Angst, an sich freudige, derart die

Seele wärmende Ereignisse als Hürde zu empfinden. Wieso bedeuten sie für mich Aufgabe, Pflicht, etwas, was ich aushalten muss, und nicht, wie das eigentlich sein sollte, Vorfreude, Genuss und Wohlgefühl? Kann ich sie jemals wieder so empfinden? Ich will die Kontakte nicht verlieren. Zwinge mich hinzugehen, wenigstens zu manchen Treffen. Reiße mich zusammen, so gut ich eben kann, versuche, meine Krankheit und die Erschöpfung in den Hintergrund zu drängen, ich ziehe, automatisch, eben angstdirigiert, meine Maske auf. Das erfordert sehr viel Kraft.

Was hier passiert, entspricht einem dem Stufenplan genau entgegengesetzten Verhalten. Ich zwinge mich, an einem hochgradig angstbesetzten Ereignis (etwa Stufe 8) teilzunehmen, und das Verstecken meiner Erkrankung mit all ihren Symptomen kostet mich ungemein viel. Ich spüre, wie angestrengt, wie müde, wie erschöpft ich bin. Das macht mich traurig, und es verschärft meine Angst. Vor dem Hintergrund des Stufenplans erkenne ich: Ich verleugne meine Erkrankung, nehme mir mit dem Mädelsabend zum gegebenen Zeitpunkt eine zu hochgradige Angstsituation vor. Die Erfahrung, die ich mache, bestätigt: »Mit mir stimmt was nicht. Ich bin einfach falsch.« Ich überfordere mich nicht bloß, sondern werte mich auch noch ab. Bin nicht bloß frustriert, sondern bekomme noch mehr Angst. So komme ich nicht raus aus dem Teufelskreis des Zwangs.

Passen wir dasselbe Beispiel nun auf das Stufenmodell an:

Die Verleugnung bzw. mindestens das nicht Wahrhabenkönnen meiner Zwangserkrankung wird abgelöst von radikaler Krankheitsakzeptanz. Mit Berücksichtigung des Angstintensitätslevels stelle ich mich der Herausforderung »Teilnahme am Mädelsabend« dann, wenn ich meine Angst davor ungefähr (allerhöchstens) auf Stufe 7 einschätze, (noch) im mittleren Intensitätsbereich. Allein das Teilnehmen, auch wenn es mir (noch) keinen Spaß bereitet, ist als Erfolg anzusehen. Mein Maßstab ist jetzt ein anderer: Vor dem Hintergrund der Auffassung »Ich bin gesund« verleihe ich einer wenig angenehmen Teilnahme eine Negativbewertung, vor dem Hintergrund des neuen Maßstabs von »Ich leide an einer schweren Zwangsstörung und chronischen Schmerzen« kann ich das Teilnehmen selbst bereits als Erfolg ansehen. Mein Erleben derselben Situation wird umbewertet. Zudem bewirkt die Krankheitsakzeptanz an sich bereits Lockerung, ich muss mich etwas weniger zusammenreißen, muss meine Fassade nicht um jeden Preis wahren, die Krankheit nicht mit größtem Aufwand verstecken.

So komme ich in Bewegung in Richtung Genesung. Auch wenn ich langsam voranschreite, ich schreite voran. Und im Laufe der Zeit klettere ich auf die nächste Stufe, ein anstehender Mädelsabend bereitet mir aufgrund meiner neuen Erfahrung nun schon weniger Angst. Das Angstintensitätslevel der Situation ist von 7 auf 6 gesunken. Vielleicht ersetzt bald ein Gefühl von Freude für kurze Momente das Empfinden von Aushalten. Und wieder schreite ich voran, ein paar kleine Schritte in Richtung Ziel, wenn der Mädelsabend (wieder) genussvoll für mich sein wird.

Exkurs: Flooding

Beim Flooding handelt es sich um eine therapeutische Vorgehensweise, die entgegen meiner vorherigen Ausführungen zum stufenweisen Vorgehen genau das Gegenteil vorschlägt, nämlich eine Konfrontation mit möglichst vielen und möglichst angstintensiven Situationen innerhalb eines kurzen Zeitfensters. Es gibt Ausprägungen der Zwangserkrankung, bei denen therapeutische Experten eine Zwangskonfrontation mittels Flooding für angebracht, d. h. für durchaus hart aber nutzenbringend, halten. In manchen Situationen ist das Flooding auch schlichtweg nicht zu vermeiden.

Ein Beispiel: Eine Situation, in welcher ich von angstbesetzten, zwangsschürenden Gegebenheiten überflutet wurde, die sich nicht (gut) vermeiden ließ, war die Hochzeit einer meiner besten Freundinnen. Ich konnte es nicht vertreten fernzubleiben. Zu wichtig waren mir meine Freundin und ihr zukünftiger Mann, zu wichtig waren mir die Freundschaft, das Ereignis. Ich würde hingehen. Obwohl die Sorgen groß waren. Ich war krank, hatte permanent starke Schmerzen und wenig Energie. Woher sollte ich die Kraft nehmen, um einen ganzen Tag lang unter Leuten zu sein? Wie würde ich die Kopf- und Augenschmerzen aushalten? Wie die Fragen, wie es mir geht? Konnte ich sie umgehen? Würde mir das gelingen? Oder würde ich die Stimmung mit quasi unvermeidbaren Antworten runterziehen, an diesem schönen, so besonderen Tag? Wie konnte ich erklären, dass ich keinen Alkohol, nicht ein Glas Sekt trinken wollte? Ich konnte mit ungewaschenen Händen nicht das Brot anfassen und essen. Was würde ich tun, wenn viel Histaminhaltiges auf meinen Teller kam? Ich wollte nicht kompliziert sein, nicht heikel, ganz und gar nicht undankbar wirken.
Ich hatte Angst, ich hatte große Sorge und trotzdem ging ich hin. Die Konfrontation mit all diesen Ängsten an einem einzigen Tag schürte viel Spannung, davor, währenddessen und auch danach. Ich musste viel zwängeln, vielerlei Aufträge erfüllen, um die Angst in Schach zu halten, um mich bzw. meine Anspannung im Nachgang zu Hause herunterzuregulieren. Und doch war die

Überflutung mit angstbesetzten, zwangsauslösenden Situationen teilweise derart groß, dass ich nicht mehr dazu kam, auf jede Angst zu reagieren, sie durch Zwänge klein zu halten.

Das ist Flooding. Und im Anschluss sehe ich, ich habe überlebt. Die vielen Befürchtungen hatten sich aufgelöst, ohne sich zu bewahrheiten, und zwar obwohl ich sie nicht alle zwanghaft abzuwehren vermochte. Hierin liegt der Lerneffekt, insofern kann ein Flooding zur Genesung beitragen: Wir erfahren, dass auch ohne zwanghafte Angstabwehr diverse gefürchtete Situationen aushaltbar sind und keine Katastrophe auf dem Fuß folgt. Und bei genauerem Überlegen stellen wir fest, dass wir durch das Nichtreagieren auf jede Angst überdies noch Energie und Kraft sparen. Vielleicht fällt ein Auslassen des einen oder anderen Zwangsrituals in der Folge immerhin gelegentlich leichter.

In meinem Hochzeits-Beispiel ließ sich das Flooding schlichtweg nicht (gut) vermeiden. In anderen Fällen, wenn gewisse Angstausprägungen stark dominieren, d. h., wenn Ängste und Zwänge eines Patienten sich auf einen bestimmten Bereich beziehen, kann Flooding auch therapeutisch empfohlen sein: Dann lässt sich nämlich die Angstreizüberflutung auf ein spezielles Setting begrenzen. In diesem Bereich findet zwar eine hochintensive Angstkonfrontation statt, doch es stehen immer noch andere Lebensbereiche zur Entspannung, zur anschließenden Ruhe und Erholung bereit.

Ein Beispiel: Extreme Waschzwänge bzw. Kontaminierungsängste, wenn Betroffene u. a. ihre eigenen Schuhe nicht anfassen, ihre Wohnung nur mit desinfizierten Füßen, verpackt in frischen Plastikbeuteln, betreten können, oder wenn die Hände in definierter Wiederholungszahl vor jeder Mahlzeit mit Seife gereinigt und anschließend desinfiziert werden müssen, kann eine Konfrontation mittels Flooding durchaus sinnvoll sein. In therapeutischer Begleitung gehen die Patienten in die hochgradig angstbesetzte Situation und werden mit zwangstriggernden Reizen geradezu überflutet, sollen ihre dreckigen Schuhe anfassen, damit ihre Wohnung betreten usw. Gleichzeitig werden sie angehalten, den Zwangsimpulsen nicht nachzugeben, die Ängste auszuhalten. Eine (angeleitete, evtl. begleitete) Flooding-Konfrontation kann bei erfolgreicher Durchführung rasche Fortschritte herbeiführen.

Sind Ängste jedoch eher generalisierter Natur, ist Flooding zumeist weniger angebracht, da die Angstüberflutung sich schwer auf einen Kontext beschränken lässt. Ein Flooding bei generalisierten Ängsten mündet rasch in eine Überforderung. Betroffene sehen sich zu vielen verschiedenen Ängsten von zu hoher Intensität gegenüber und sind derart überreizt, dass sie entweder in die Panik rutschen, in der Zwangseskalation und ggf. im völligen Zusammenbruch enden, oder im Rahmen von Dissoziation aus der Situation innerlich aussteigen. Beide Reaktionen bewirken keinen Therapieerfolg. Es erfolgt kein Umlernen krankhafter Verhaltensmuster, stattdessen erleben Betroffene Frustration und unter Umständen die fortschreitende Festigung ihrer Zwänge.

Schlussendlich ist eine Vorgehensweise nach dem Stufenmodell in vielen Krankheitsfällen, insbesondere bei generalisierten Ängsten und in fortgeschrittenem Stadium, die Variante der Wahl. Das Risiko von Frustration, Demotivation, ggf. ansteigender anstatt sinkender Angst wird möglichst klein gehalten. Die Eventualität einer Reizüberforderung, einer Zwangseskalation oder dissoziativen Verhaltens wird begrenzt, wohingegen beim Flooding zwar ein rascheres Voranschreiten im Sinne des Zwangsabbaus, der Genesung möglich sein kann, es jedoch genauso gut passieren kann, dass Patienten nicht vorankommen, weil sie der Reizüberflutung nicht standhalten können. In manchen Situationen lässt sich Flooding schlichtweg nicht vermeiden, insofern kann es dazu kommen, auch wenn Patienten nicht dafür bereit sind, oder wenn es wenig sinnvoll erscheint. Anzumerken ist, dass Fehlversuche zwar für den Betroffenen sehr unangenehm sein können, in therapeutischer Hinsicht jedoch keinen wirklichen Schaden verursachen.

Der rote und der grüne Bereich, Zusammenhang von chronischen Schmerzen und Zwängen

Das Modell »Roter und Grüner Bereich« soll das Bewusstsein Zwangsbetroffener für gesundheitsförderliche Verhaltensweisen schärfen. Eigentlich kommt das Modell aus der Schmerztherapie und gilt vor allem für den Umgang mit chronischen Schmerzen. Weil chronische Schmerzen (wie auch in meinem Fall) bzw. Erschöpfungssymptome jedoch nicht selten mit Ängsten und Zwängen einhergehen, möchte ich das Modell nicht vorenthalten. Es weist Überschneidungen zum Vorgehen nach dem Stufenmodell (insofern auch zur Angsthierarchie) sowie zur Thematik um (falsche) Grundannahmen und Oberpläne auf.

In diesem Modell werden individuelle Aktivitäten vor dem Hintergrund eines der Krankheitssituation angemessenen Maßstabes eingeteilt. Es werden rote Bereiche und ein grüner Bereich differenziert, wobei die roten Bereiche kritisch und der grüne der gesunde Bereich sind (Abbildung 5, S. 180). Rote Aktivitäten sind krankheitsverschärfend. Aktivitäten des grünen Bereichs sind genesungsfördernd. Unter Aktivitäten sind sämtliche Unternehmungen des Betroffenen, von Arbeiten über das Wahrnehmen sozialer Kontakte, Haushaltsführung, Autofahren, Freizeitaktivitäten bis hin zu Reisen zu verstehen. Wenn wir den grünen Bereich als gesundheitsfördernd, die roten Bereiche als krankheitsmanifestierend erachten, dann versteht sich von selbst, dass es darum geht, uns möglichst häufig im grünen Bereich aufzuhalten und diesen auszuweiten, rote Aktivitäten indessen eher bleiben zu lassen. Selbstverständlich ist dies nicht immer möglich, müssen wir doch erst die eigenen Grenzen zwischen Rot und Grün ausloten. Häufig, gerade wenn Schmerz- und Zwangserkrankung miteinander einhergehen, geschieht es, dass wir weiterfunktionieren, auch wenn es uns längst nicht mehr gut geht. Die Schmerzen werden ignoriert, verleugnet, die Angst (beispielsweise zu versagen, nicht zu genügen etc.) ist stärker und treibt uns an. Dieses Funktionieren und Weiterfunktionieren sind Aktivitäten des roten Bereichs. So genesen wir nicht, die Krankheit schreitet fort.

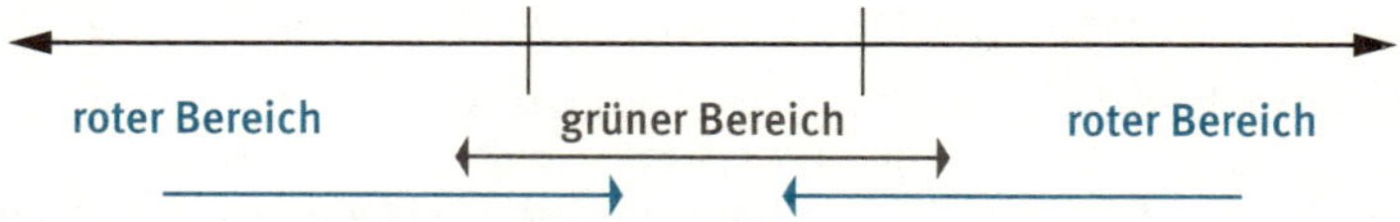

Abbildung 5: Roter und grüner Bereich.

Stattdessen gilt es, unsere Aktivitäten derart zu gestalten, dass sie unserer Situation angemessen sind. Der Maßstab für unsere Aktivitätsgestaltung lautet richtigerweise: »Ich bin krank.« Die Schmerzen, die Erschöpfungssymptome sind der Seismograf, der bestimmt, welche Aktivitäten in welcher Dauer den roten Bereichen bzw. dem grünen Bereich zuzuschreiben sind.

Die Grenzen zwischen Rot und Grün sind nicht fix. Aktivitäten, die zu Behandlungsbeginn in die roten Bereiche fallen, können bei fortschreitender Genesung in den grünen Bereich wechseln, wenn sie uns vielleicht noch immer herausfordern, aber nicht mehr überfordern, bewältigbar(er) sind. Der Maßstab verändert sich mit fortschreitender Genesung, die Grenzen zwischen Rot und Grün verschieben sich, und die Bereiche verändern ihre Größe. Deshalb sind die Grenzen stets zu reflektieren, bevor eine Aktivität als rote oder grüne Aktion kategorisiert und ausgeführt wird (Abbildung 5, S. 180).

Während ein überwiegender Verbleib im grünen Bereich eine Ausweitung desselben, also eine fortlaufende Verbesserung der Befindlichkeit verspricht, impliziert ein häufiges Bewegen in den roten Zonen im besten Fall ein unverändertes Bild. Wahrscheinlicher aber ist es, dass mit zunehmender Verweildauer in den roten Bereichen diese an Raum gewinnen und der grüne Bereich schmaler und schmaler wird. Wollen wir die Erkrankung nicht wahrhaben, ignorieren oder verleugnen wir sie, bewegen wir uns vermutlich sehr häufig im roten Bereich. Selbstverständlich immer in bester Absicht, in der Annahme oder Hoffnung, dass ein Weiterfunktionieren uns aus unserem Unwohlsein heraushievt, während das genaue Gegenteil passiert …

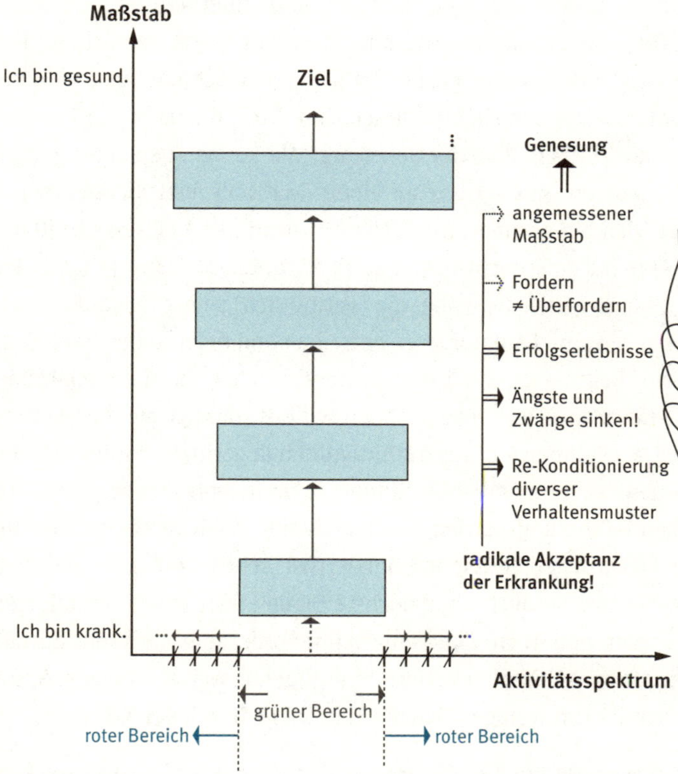

Abbildung 6: Zusammenhang von rotem und grünem Bereich und Stufenplan, Fokus grüner Bereich.

In Abbildung 6 (S. 181) werden die Modelle »Roter und grüner Bereich« (aus der Schmerztherapie) und »Stufenplan« (aus der Zwangstherapie) zusammengeführt. Dies ist aufschlussreich hinsichtlich der gesundheitlichen Auswirkungen diverser (roter oder grüner) Aktivitäten, d. h., inwieweit sie uns die Stufen empor- oder hinabführen.

Die x-Achse spannt das Gesamtaktivitätsspektrum auf und ist unterteilt in den grünen Bereich und die roten Bereiche. Auf der y-Achse steht der Maßstab, der die Bandbreite von krank bis gesund zeigt und gewissermaßen das Kontinuum aus dem Stufenplan aufgreift.

Wenn wir unsere Krankheit einsehen und außerdem die unliebsame Situation radikal akzeptieren oder dies zumindest versuchen, dann mag der verbleibende grüne Bereich recht schmal sein. Mitunter gleicht er bloß noch einem dünnen Grat. Doch die radikale Akzeptanz öffnet die Tür zum Pfad der Genesung: Wir können den eigenen Maßstab anpassen. Anstatt uns an einem Maßstab festzubeißen, der da lautet: »Ich bin gesund«, modifizieren wir ihn und fahren damit auch das Aktivitätsanspruchsniveau stark herunter. »Ich bin gesund« legt uns Anspruchsniveaus nahe, die (vermutlich) selbst Gesunde (über-)fordern, die zum Funktionieren antreiben und tiefer in die Erkrankung führen. Beim krankheitsangemessenen, stark heruntergefahrenen Aktivitätsanspruchsniveau beenden wir das ständige eigene Übernehmen. Dazu können wir uns für Aktivitäten in geringerer Intensität entscheiden, für geringere Zeitspannen, in geringerer Frequenz, mit ausreichend Erholungsphasen. Entsprechende Aktivitäten bringen uns gute Erfahrungen, Erfolgserlebnisse, wir sehen, wir schaffen etwas Vorgenommenes auch ohne höchste Qualen oder einen darauffolgenden Zusammenbruch. Ein weniger überfordernder, unserem Zustand angepasster Maßstab evoziert konsequenterweise weniger Ängste und damit auch weniger Zwänge. Hier schließt sich der Kreis.

Setzen wir also bei Tätigkeiten aus dem (schmalen) Grünbereich an, dann vermögen wir nicht bloß das weitere Intensivieren chronischer Schmerzen, bei gleichzeitiger Zwangserkrankung damit einhergehend auch das Fortschreiten von Ängsten und Zwängen, aufzuhalten, sondern drehen quasi die Abwärtsspirale um, verändern pathologische Verhaltensmuster und führen gesunde ein und bewegen uns entlang der grünen Aufwärtsspirale. Durch das geringere Aktivitätsanspruchsniveau haben wir Erfolgserlebnisse bzw. wohltuende Erfahrungen, sehen, was trotz Schmerzen geht, der Fokus ist verändert, wir lernen, mit den Schmerzen besser umzugehen, es wird insgesamt angenehmer, der grüne Bereich weitet sich aus. Durch die Verringerung des Frustrationspotenzials ist auch eine Angst- und somit Zwangsreduktion wahrscheinlich. Energien werden frei, Schmerzen besser aushaltbar, Angstsituationen besser annehmbar. Wir bewegen uns in Richtung »Ich bin gesund« bzw. Schritt für Schritt hoch im Stufenmodell.

Wenn wir die Überschneidungen von Stufenmodell und grünem und rotem Aktivitätsspektrum betrachten, lässt sich nicht nur die wechselseitig ungünstige Einflussnahme von Schmerzen und Zwängen erläutern, sondern auch, wie wir aus dem Schmerz-Zwangs-Teufelskreis aussteigen und Befindlichkeitsverbesserung erfahren können. Legen wir hierzu den Fokus auf die roten Bereiche.

Erkrankte, die sich ihrer Erkrankungen nicht bewusst sind oder sie leugnen, agieren (mehr oder weniger unbewusst) in den roten Bereichen. Der Maßstab ist unangemessen. Es wird ein Aktivitätsanspruchsniveau angesetzt, welches ihnen Energien abverlangt, über die sie (zum gegebenen) Zeitpunkt nicht verfügen. Sie übernehmen sich, sind überfordert. Der schmale grüne Bereich, das gesundheitsfördernde Aktivitätsspektrum wird zunehmend schmäler. Gleichzeitig erleben sie Frustration, was unbewusst die (falsche) Grundannahme bestätigt, die Angst und entsprechende Oberpläne verstärkt. Die Zwänge als Bewältigungsmechanismen intensivieren sich. So gesunden wir nicht.

Die Abbildung 7 (S. 184) zeigt den Zusammenhang von Stufenmodell, von rotem und grünem Aktivitätsbereich mit Konzentration auf »rote Aktivitäten«, und von (falschen) Grundannahmen und Oberplänen.

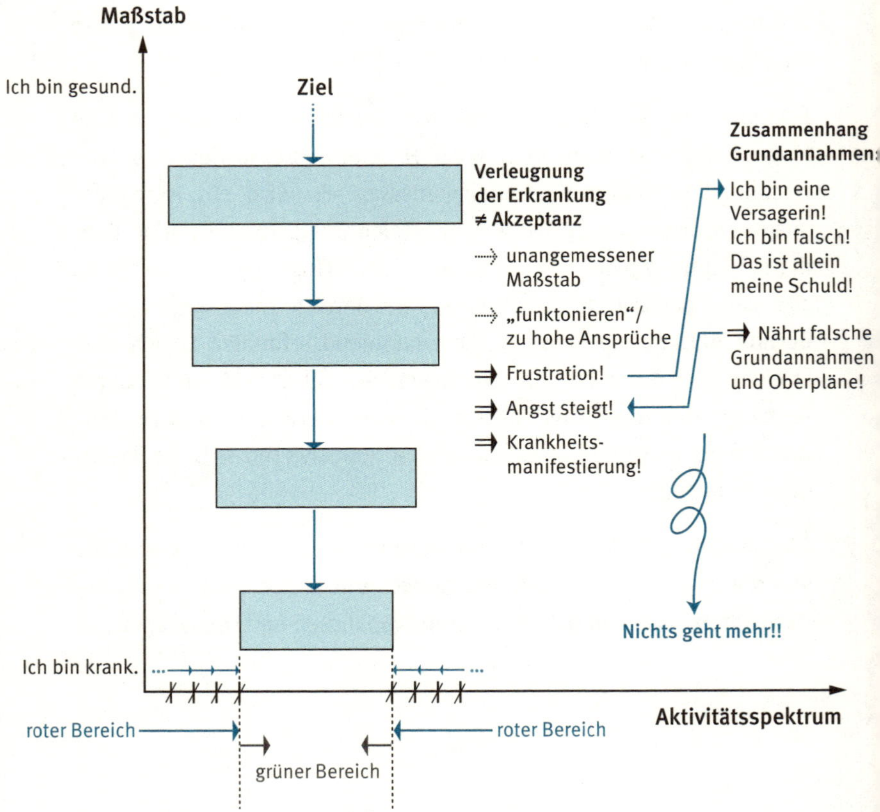

Abbildung 7: Zusammenhang von rotem und grünem Bereich und Stufenplan, Fokus roter Bereich, und Zusammenhang zu Grundannahmen und Oberplänen.

Reizkonfrontation und Reaktionsverhinderung üben, üben, üben

Nun, da wir die Komplexität der Zwangserkrankung begriffen haben, da das Zusammenspiel verschiedener Faktoren, verschiedener Vorgänge umrissen ist, legen wir den Fokus in den nachfolgenden Abschnitten auf Methoden zum schrittweisen Zwangsabbau.

Im Kern der Übungen geht es darum, sich angstsauslösenden Situationen auszusetzen, um dann im Moment des Zwangsimpulses ganz bewusst und gezielt gegenzuhalten. Reizkonfrontation bedeutet, einem angstbesetzten, zwangsimpulsauslösenden Reiz bewusst gegenüberzutreten bzw. ihn zu bemerken, wenn er auftritt. Reaktionsverhinderung ist die Veränderung der Reaktionsgewohnheit auf einen solchen Reiz, das Unterlassen der bisweilen zwanghaften Angstbeantwortung. Anstatt dem gewohnten Reaktionsmuster zu folgen, lernen Betroffene, den Zwängen zur Angstabwehr eben nicht nachzugeben. So erfahren sie, dass sie eine angstbesetzte Situation auch aushalten können, ohne die (vermeintliche) Gefahr abzuwehren. Was zweifellos deutlich einfacher klingt als es ist.

Sehen wir uns die in der Zwangstherapie essenzielle Übung der Reizkonfrontation und Reaktionsverhinderung im Detail an.

Zwangsimpulse erkennen

Grundlegend für das Üben von Reizkonfrontation und Reaktionsverhinderung ist das Erkennen eines Zwangsimpulses. Nur wenn wir den Impuls zum zwanghaften Reagieren auf eine (vermeintliche) Gefahr bemerken, und zwar in dem Moment, da er auftritt, und noch bevor wir uns in der Impulsbeantwortung wiederfinden, ist es uns möglich, uns dem Zwang zu widersetzen.

Es geht also darum, einen einschießenden Zwangsimpuls »zeitgerecht« zu erkennen und Impuls und Reaktion ganz bewusst zu trennen. Zeitgerecht heißt zeitgleich mit dem Impulsauftritt bzw. mindestens so bald, dass diese Trennung von Impuls und Reaktion stattfindet, bevor es wie gewohnt zum fließenden Übergang von Impuls zu Reaktion kommt. Hilfreich für dieses zeitgerechte Erkennen von Zwangsimpulsen ist die individuell zu erörternde Frage nach Situationen und Reizen, in bzw. bei denen Zwänge häufig auftreten.

In folgenden Szenarien können Zwangsimpulse auftreten:

- bewusstes Hineingehen in eine angstbesetzte Situation, absichtliche Konfrontation mit einem angstbesetzten, zwangsimpulsauslösenden Reiz
- aufmerksames zeitgerechtes Bemerken des eigenen Sich-Wiederfindens in einer angstbesetzten Situation, d. h., die Konfrontation geschieht unabsichtlich.
- Ertappen eines einschießenden Zwangsimpulses, d. h., der Angstreiz bleibt unbemerkt, die Angst als Gefühl bleibt unbemerkt, stattdessen sofortiges Einschießen des Impulses zum Zwang; dieses Überspringen der Angst tritt insbesondere im fortgeschrittenen Krankheitsstadium auf, wenn Zwänge im Leben des Erkrankten bereits stark manifestiert sind und derart feste Rituale darstellen, dass sie bereits das Aufkommen der verabscheuten Angstgefühle verhindern.

Zwangsimpulse sind zu erkennen an speziellen Gedanken (S. 75):

»Wenn …, dann …«

»Nur wenn …, dann …«

»Ich muss …, sonst …«

»Ich muss …«, »xx muss …«

»Ich darf nicht …«, »xx darf nicht …«

Während die ersten drei Formulierungen die Angst integrieren, indem sie die gefürchtete Katastrophe anführen, wird die Gefahr in den letzteren zwei Formulierungen ausgeklammert. Bei diesen Impulsvarianten erfahren wir zwar, was wir zu tun oder zu denken haben oder wie etwas zu sein hat, wir erhalten jedoch keinerlei Information über den Grund für das uns angetragene Denken oder Tun.

Das Erkennen eines einschießenden Zwangsimpulses stellt die Grundlage für die Übung der Reizkonfrontation und Reaktionsverhinderung dar. Nach dem ersten Schritt, dem Erkennen des Zwangsimpulses, ist als zweiter Schritt die den Zwangsimpuls bedingende Angst zu erwägen. Diese kann bereits im Rahmen des Impulses aufgeführt sein, oder ist, wenn sie versteckt gehalten ist, zu eruieren: »Warum soll ich xx denken?«, »Wieso soll ich xx tun?«, »Warum muss xx genau so oder so sein?«

Wichtig sind:

- Schritt eins: einschießenden Zwangsimpuls, gleich welcher Art, erkennen
- Schritt zwei: hinter dem Zwang stehende Angst erwägen

Tragen wir diesen Aspekten Rechnung, sind wir bereits die ersten Schritte gegangen, um eine langfristige Befindlichkeitsbesserung herbeizuführen.

Angstintensität einschätzen

Wird ein Zwangsimpuls zeitgerecht bemerkt und ist die den Zwang bedingende Angst erörtert, gilt es, die Intensität der jeweiligen Angst zu erwägen. Wie hoch ist meine Anspannung? Wie hoch ist das Angstintensitätslevel? Wie sehr fürchte ich den Eintritt der (vermeintlichen) Gefahr? In diesem Kontext ist die Angsthierarchie (S. 164) von Bedeutung.

Der mittlere Angstintensitätsbereich gilt als wirksamster Übungsbereich. Wird die Angstintensität ungefähr eingeschätzt, lässt sich feststellen, ob eine Situation eine Übungssituation darstellt. Die Ermessung der Anspannung, der Angst obliegt immer der betroffenen Person. Objektive Maßstäbe sind hier schwierig festzulegen. Anhaltspunkte sind: Ein Angstreiz des unteren Intensitätsbereichs beschäftigt uns kaum, er resultiert wenig bis gar nicht in physischen Angstsymptomen wie Herzrasen, Atemnot, Schwitzen, treibt uns kaum zu einer Angstabwehrhandlung an, noch hält er uns lange auf. Völlig anders sieht es aus bei einem sehr hohen Angstintensitätsniveau. Hier wird eine solche Furcht vor dem Eintritt einer Katastrophe verspürt, dass sofort zum Abwehr- bzw. Kontrollmechanismus übergegangen, beinahe jede Anstrengung in Kauf genommen wird, bloß um die Angst in Schach zu halten. Stark ausgeprägte physiologische Reaktionen wie Zittern, Atemnot, Beklemmungsgefühl, Herzrasen, Schweißausbruch, Übelkeit, Kälte etc. gehen mit dem hochintensiven Angstreiz einher. Ein wohl deutlich spürbares Gefühl der Anspannung, der Nervosität, der Ungewissheit, eventuell Herzklopfen oder andere physiologische Angstsymptome, wenngleich weniger stark ausgeprägt, und ein Drang, etwas gegen den möglichen Katastropheneintritt zu unternehmen, zeigen konsequenterweise einen mittelgradigen Angstintensitätsbereich an.

Sind wir also entweder bewusst in eine mittelgradig intensive Angstsituation hineingegangen oder finden wir uns in einer nicht absichtlich herbeigeführten (Alltags-)Situation wieder, in der wir unsere Anspannung als mittelgradig intensiv einschätzen, und erkennen den mit der Anspannung konnotierten Zwangsimpuls zeitgerecht, dann befinden wir uns im besten Übungsrevier. Dann heißt es die Chance ergreifen und üben, üben, üben.

Ängste aushalten

Der »gewöhnliche« Umgang Zwangserkrankter mit Ängsten ist Zwangsverhalten: Ein Angstreiz führt zum Zwangsimpuls, das entsprechende Zwangsverhalten beabsichtigt die Abwehr der vermeintlichen oder tatsächlichen, der greifbaren oder versteckten Angst. Die Problematik liegt darin, dass nicht bloß die Angst an sich, sondern zu allem Übel auch noch das Kontrollieren außer Kontrolle gerät. Dann sind Betroffene gefangen im Teufelskreis des Zwangs.

Nun gilt es, sich andersartig, entgegen der bisherigen Angstreaktion, zu verhalten. Die Angst soll nicht (mehr) abgewehrt werden, sondern aufkommen dürfen, um schlichtweg ausgehalten zu werden. Das ist der Weg, der uns – mag er kurzfristig unangenehm, hart, anstrengend, zehrend, mühsam, vor allem beängstigend sein – langfristig die so stark ersehnte Erleichterung bringt. Die These um das Zwangssystem zu verlassen lautet also: Je weniger Kontrolle, desto weniger Angst. Klingt paradox? Mag auf den ersten Blick so sein. Doch die wesentliche Frage ist: Wie lange hält der beruhigte(re) Zustand nach einer Angstabwehrreaktion an? Nämlich kurz. Wird auf diese kurzfristige Erleichterung verzichtet, steigt die Angst kurzfristig zwar stärker an, langfristig jedoch bringt genau dies die ersehnte Erleichterung, denn die Angst geht bald von selbst zurück, das Gehirn speichert das, die Angst steigt bei der nächsten Reizkonfrontation nicht mehr ganz so hoch an, verlangt weniger dringlich nach einer Abwehrreaktion.

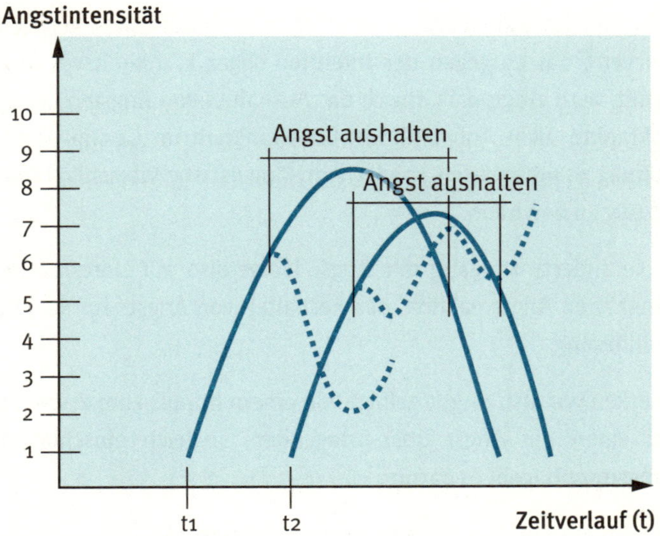

Abbildung 8: Angstkurven, Aushalten von Ängsten.

Die Abbildung 8 (S. 189) verdeutlicht die Bedeutung der Reaktionsverhinderung, d. h. des Aushaltens der Ängste, für die langfristige Befindlichkeitsbesserung. Die gestrichelten Kurven sind bekannt: Der Angstreiz im Zeitpunkt t1 verlangt nach einer Reaktion (Zwang), danach geht die Angst zurück. Doch die Beruhigung hält nicht an, in t2 verlangt ein ähnlicher Angstreiz wieder nach Angstabwehr, sogar bereits auf niedrigerem Anspannungsniveau. Wieder geht die Angst temporär zurück, um dann erneut anzusteigen. Langfristig haben wir es mit einer ständig ansteigenden Wellenkurve zu tun.

Die durchgezogenen Linien spiegeln das Aushalten von Ängsten wider und zeigen den umgekehrten Trend: Der Angstreiz in t1 wird nicht abgewehrt, die Angst steigt höher als mit Abwehr und wird so lange ausgehalten, bis sie ohne Zutun nachlässt. Das Gehirn merkt sich das. Auch die in t2 ausgelöste Angst wird nicht abgewehrt und geht durch die Erfahrung aus t1 bereits bei einem geringeren Intensitätslevel ohne Abwehr zurück. Langfristig also erfahren Betroffene durch das Aushalten der Ängste Erleichterung:

- Dieselben Angstreize lösen im Zeitablauf sinkende Angstintensitäten aus.
- Das zunehmende Pensum an Angstabwehraufwand (gestrichelte Kurven), das entgegen der Intention sogar krankheitsverstärkend wirkt, wird eingespart. Durch das Aushalten von Ängsten betreiben Erkrankte nicht Aufwand, um die Krankheit im Gesamttrend beständig zu verschärfen, sondern um längerfristig tatsächlich Erleichterung zu bewirken.

Der veränderte Umgang mit Angst lautet also auf Unterlassen der zwanghaften Angstreaktion, das Aushalten von Angst: auf Reaktionsverhinderung.

Bemerken wir also Angst, gefolgt von einem Impuls zum Zwang, oder eben einen die Angst überspringenden, sogleich einschießenden Zwangsimpuls, geht es darum,

- den Impuls zum Zwang zeitgerecht zu bemerken,
- sich die Angst, die hinter dem Zwangsimpuls steht, bewusst zu machen,
- dem Zwangsimpuls nicht (wie bisher, wie gewohnt) nachzukommen, sondern sich vielmehr auf das Aushalten der Angst zu konzentrieren.

Simples Nichtreagieren, simples Unterlassen der Angstabwehrreaktion mag einfach klingen und doch stellt dies für Zwangspatienten die Herausforderung schlechthin dar. Wehren wir die Angst nicht gerade deshalb ab, weil wir meinen, sie nicht aushalten zu können?

Es ist wichtig, sich darüber im Klaren zu sein, dass Angst unschädlich, ungefährlich ist. Sich Ängsten zu stellen, die Angst nicht abzuwehren, sie stark zu spüren ist – obwohl sehr unangenehm – tatsächlich unbedenklich. Außerdem bemerkenswert ist, dass ein jedes Aushalten einer angstbesetzten Situation, ein einmaliges Gelingen des Nichtnachgebens gegenüber irgendeinem Zwangsimpuls zählt. Jedes Gelingen ist wertvoll im Hinblick auf die schrittweise Genesung. Auch wenn Betroffene in einer gleichartigen wiederkehrenden Situation die Angst entsprechend ihren (krankheitsbedingten) Gewohnheiten erneut abwehren müssen, es ihnen nicht erneut gelingt, dem Zwangsimpuls nicht nachzugeben, ist das einmalige Sich-der-Angst-Widersetzen nicht wirkungslos. Metaphorisch gesprochen wächst ein zur Schaffung unseres Pfades gefällter Baum nicht sofort nach, bloß weil uns das Fällen des nächsten Baumes nicht auf Anhieb gelingt.

Um der Herausforderung »Ängste aushalten« besser begegnen zu können, gibt es folgende unterstützende Techniken zur Reaktionsverhinderung.

Ängste wiederholt benennen und sich bewusst machen

Um den Umgang mit dem Gefühl der Angst zu verändern ist es hilfreich, sich die eigenen Ängste wieder und wieder bewusst zu machen, sie wieder und wieder ganz klar für sich zu benennen. Wovor habe ich Angst? Welche Katastrophen befürchte ich? Welche Gefahren scheinen zu lauern? In welchen Situationen, an welchen Orten, zu welchen Zeiten fühle ich mich angespannt? Es geht darum, sich mit genau diesen Fragen auseinanderzusetzen. Wir können unsere Ängste kognitiv benennen, wir können sie aufschreiben, wir können sie aussprechen. In welcher Art wir die Ängste benennen spielt keine Rolle, wichtig ist bloß, dass wir es tun und dass wir es immer und immer wieder tun.

Dies ist wesentlich, wenn Betroffene lernen, Zwangsimpulse zeitgerecht zu bemerken und dahinterstehende Ängste zu eruieren, um sie dann möglichst auszuhalten. Doch auch ohne direkten Anlass in Form eines Zwangsimpulses ist die Übung bedeutsam, weil die Thematisierung der genannten Fragen das Begreifen der persönlichen Ängste fördert. Und dies geht in weniger angstbesetzten bzw. zwangsgesteuerten Momenten einfacher von der Hand als bei gleichzeitigem Erfahren eines Zwangsimpulses. Zudem ist hier das Frustrationspotential begrenzt, weil die volle Konzentration der Angstbenennung gewidmet werden kann und nicht geteilt werden muss, um den gegenwärtig aufflammenden Zwang niederzuhalten. Gerade diese Erkenntnis motiviert zum wiederholten Benennen der eigenen Ängste in angstfreie(re)n Momenten, mit der Aussicht auf langfristige Erleichterung.

Außerdem ist die Angstbenennung in zwangsimpulsbesetzten Momenten eher auf die gegenwärtig dominierende Angst konzentriert, das sozusagen »reine Üben« im zwangsimpulsfreien Moment greift weiter. Dieses kontextfreie Angstbenennen richtet sich auf alle möglichen Angstausprägungen und nicht einzig auf die gegenwärtig vorherrschende Angst.

Zur besseren Verständlichkeit der Übung stelle ich einige persönliche Übungsexzerpte vor. Ersteres ist ein Auszug aus meinen generellen Ängsten, die folgenden konkretisieren diese generellen Ängste, sind somit eher spezifischer Art.

Ich habe (generell) Angst, dass ...

- ich Kopfweh habe/bekomme
- meine Augen kaputt sind
- die Schmerzen beständig schlimmer werden/nie mehr aufhören
- mir schlecht ist/wird
- ich kränker und kränker werde
- ich einen epileptischen Anfall bekomme
- ich nicht schlafen kann
- ich etwas nicht kann, versage, leistungsunfähig bin
- es nahestehenden Personen nicht gut geht/sie verunfallen
- ich selbst verunfalle oder einen Unfall verschulde
- ich etwas falsch mache (schuldhaftes Verhalten)
- ich falsch bin (schuldhaftes Sein)
- ich unattraktiv bin
- ich allein bin/bleibe

In Bezug auf meine generelle Angst vor (Kopf-)Schmerzen habe ich u.a. Angst, dass ...

- sie häufiger/stärker werden
- sie nie mehr aufhören
- sie mich zunehmend einschränken
- sie mich leistungsunfähig/arbeitsunfähig/unproduktiv machen
- sie mich in eine Abhängigkeit drängen
- ich die Schmerzen nicht mehr aushalten kann
- die Schmerzursache verkannt wird
- ich als Müßiggängerin erachtet werde
- sie mein Freude- und Lustempfinden auslöschen

In Bezug auf meine generelle Angst vor der sich intensivierenden Krankheitssituation habe ich u.a. Angst, dass ...

- mein Befinden zunehmend mieser wird
- ich nichts mehr tun mag
- für mich nichts mehr angenehm sein wird
- ich keine Ausgelassenheit, (Vor-)Freude etc. mehr spüren kann
- ich nichts mehr außer Leere und Anspannung zu spüren vermag
- ich der Erkrankung ausgeliefert bin und bleibe

In Bezug auf meine generelle Angst vor Leistungsunfähigkeit und Versagen habe ich u.a. Angst, dass ...

- ich den Lernstoff/die Arbeitsaufgaben nicht verstehe
- ich den Lernstoff/die Arbeitsaufgaben nicht einwandfrei beherrsche
- ich in der Prüfung versage bzw. durchfalle
- ich mich blamiere
- ich die Arbeitsaufgaben nicht (entsprechend den Erwartungen der anderen) lösen kann
- ich als dumm, blöd, naiv, begrenzt leistungsfähig, unaufmerksam, unkonzentriert, zerstreut, chaotisch, unengagiert, lustlos, nicht belastbar etc. wahrgenommen werde

In Bezug auf meine generelle Angst vor schuldhaftem Verhalten und Sein habe ich u. a. Angst, dass …

- ich mich zu wenig bemühe
- ich zu unvorsichtig bin
- ich nicht auf meine Sachen aufpasse
- ich nicht ausreichend dankbar bin, zu wenig zurückgebe
- ich zu wenig häufig oder zu ungenau putze
- ich Geräte nicht angemessen warte, die Couch nicht einfette, den Tisch oder Parkettboden nicht einöle, die Kaffeemaschine, das Backrohr zu selten reinige, die Waschmaschine oder den Geschirrspüler nicht im Leerlauf durchspülen lasse etc.
- ich unnötig das Licht einschalte bzw. es nicht richtig abschalte und zu viel Strom verbrauche
- ich eine Spinne auf meiner Bettdecke übersehe
- ich vor dem Schlafengehen nicht richtig auf die Toilette gegangen bin
- ich meine Haare nicht ganz trocken geföhnt habe
- ich mich nicht richtig abgetrocknet habe
- ich diverse Geräte wie Glätteisen, Föhn, Herdplatte, Backofen, Computer, Fernsehapparat, Radio etc. nicht richtig abgeschaltet habe und einen Kurzschluss/Brand verschulde
- ich die Wäsche so stehen lasse, dass die heraustriefenden Wassertropfen den Boden kaputt machen
- ich die Wohnung falsch lüfte
- ich das Auto mit falscher Reifenposition parke
- ich zu wenig lerne, zu wenig arbeite, zu wenig Sport treibe, zu wenig aufmerksam bin, mich zu wenig um meine Familie und Freunde kümmere, zu wenig hilfsbereit bin, zu wenig gebe, den anderen zu wenig zur Hand gehe, nicht fleißig genug bin
- ich meine Augen nicht angemessen pflege
- ich mein Gesicht nicht angemessen reinige
- ich meine Blase vor dem Abendessen nicht richtig entleere
- ich den Nachrichten nicht aufmerksam zuhöre und mich mit dem aktuellen Geschehen nicht auskenne

- ich Speisen nicht gelungen zubereite und sie meinen Gästen nicht schmecken
- ich zu lange im Badezimmer brauche
- ich beim Essen schmatze, zu langsam bin, zu häufig kaue
- man auf mich warten muss
- ich meinen Eltern vielleicht keine Enkel schenken kann
- ich im Weg bin
- ich eine Last/Pflicht für andere und keine angenehme Zeitgenossin bin
- ich nicht liebenswert bin
- es für andere angenehmer wäre, es gäbe mich nicht

In Bezug auf meine generelle Angst, dass Angehörige und Freunde sich unwohl fühlen, habe ich u. a. Angst, dass ...

- Papa, Mama, meine Schwester, Angehörige und Freunde traurig, einsam, besorgt, gestresst oder krank sind/werden
- ich eine Befindlichkeitsverschlechterung anderer nicht bemerke, mich zu wenig kümmere oder helfe
- meine Erkrankung/das Miterleben meines Leids das Befinden meiner Angehörigen beeinträchtigt
- wir keine ausgelassenen Familienmomente erleben können, weil zu viel auf mich Rücksicht genommen werden muss bzw. schwere Themen vorherrschen oder verdrängt werden müssen
- meine Eltern beruflich nicht erfüllt sind
- meine Eltern keine Zeit für Hobbys haben, sich zu wenig Zeit für sich selbst nehmen

In Bezug auf meine generelle Angst vor eigener Unattraktivität habe ich u. a. Angst, dass ...

- ich hässlich bin/werde
- ich zu wenig sportlich bin/werde
- ich untrainiert/dick bin/werde
- ich schlaffe Hautstellen habe
- mir meine Hosen zu eng werden
- ich mit Brille gar nicht hübsch sein kann
- meine Finger nicht zarten Damenfingern entsprechen

- meine Hände zu trocken und rot sind
- meine Haut unrein ist
- ich einen Ausschlag am Dekolleté habe/bekomme und ich als eklig, abstoßend etc. empfunden werde
- mir die Wimpern ausfallen
- mir Härchen an Stellen wachsen, wo keine hingehören
- ich trockene und brüchige Haare habe
- ich keine Lachfalten um die Augen bekomme und mir anzusehen ist, dass es mir nicht gut geht

In Bezug auf meine generelle Angst vor Einsamkeit habe ich u. a. Angst, dass ...

- ich zunehmend eingeschränkt bin
- ich zunehmend energielos, schwach und erschöpft bin
- ich an meine eigenen vier Wände, an meine Couch gefesselt bin/bleibe
- ich meine sozialen Kontakte nicht angemessen pflegen kann
- ich zu wenig aufmerksam, hilfsbereit, einladend, zuvorkommend, lustig, ausgelassen, entspannt etc. für andere bin
- ich mich zu wenig melde, zu wenig gebe
- ich nicht mehr arbeiten und ausgehen kann
- ich sowieso nur noch eine Belastung, eine Last, eine Pflicht bin
- ich niemanden kennenlernen werde/kann
- ich die Einsamkeit nicht mehr ertrage
- ich nicht liebenswert bin
- ich nicht gemocht werde
- ich ausgeschlossen, abgelehnt werde
- ich abgewertet werde, über mich schlecht geredet wird
- mich niemand als Freundin haben möchte
- ich keinen Freund finde
- ich mich sogar in Gesellschaft aufgrund der Erkrankung einsam fühle
- ich allein bleibe

Diese Angstauszüge lassen die Komplexität, die Vielschichtigkeit, den Variantenreichtum, diese gewisse Uferlosigkeit des andauernden Fortspinnens der Ängste erkennen. Und genau diese Erkenntnis ist bedeutend, um aus dem Zwang herauszugehen. Es ist unbedingt nötig, dass Zwangsbetroffene sich ihrer Ängste völlig bewusst werden, dass sie das eigene Angstausmaß in vollem Umfang begreifen. Erst wenn sie dem Zwangsimpuls nicht stattgeben und stattdessen bei der Angstbenennung bleiben oder sich die Ängste in zwangsimpulsfreien Momenten wieder und wieder bewusstmachen, können sie die das Gewöhnliche weit übersteigende Angstintensität erfassen und gewissermaßen ad absurdum führen.

Als ich mit der Kognitiven Verhaltenstherapie begann, fiel es mir schwer, mitunter war es mir schlichtweg nicht möglich, in zwangsbestimmten Phasen meine Ängste zu benennen, weil ich Angstbenennung und Zwangswidersetzung parallel hätte ausführen müssen und ich meistens dem Zwang (zur Angstabwehr) verfiel. Also nutzte ich die zwangsfrei(er)en Momente zum Üben, um mir meine Ängste überhaupt klarzumachen. Ich notierte mir eine Angst nach der anderen, sagte sie mir beim Spazierengehen, beim Einkaufen, im Bad, sagte sie mir überall und immer wieder vor. Ich sprach sie auf, hörte mir die im Mobiltelefon abgespeicherte Angst-Litanei mehrmals täglich an. Und begriff so eingehender und eingehender die völlige Absurdität meines Konstrukts aus Angst.

Ich begann zu verstehen: Ich fürchtete beinahe alles. Egal was ich tat, egal an welchem Ort ich mich befand, unabhängig von Uhrzeit und Gesellschaft, immer und überall empfand ich Angst. Gab es Momente, die angstfrei(er) waren? Ja, wenn ich abgelenkt war, wenn es mir gelang, mich beispielsweise derart auf mein Gegenüber, ein Gespräch, eine Aufgabe, einen Lerninhalt, eine Sportart zu konzentrieren, dass die Angst und ihre Abwehr immerhin phasenweise nicht im Fokus meiner Aufmerksamkeit standen. Derartige Momente waren rar, meist bahnte sich die Angst bald einen Weg in mein Empfinden. Ich verstand allmählich das ausufernde Ausmaß meiner Ängste. Ich begriff, dass sie weit übersteigert waren. Auch, dass sie bei mir beständig ihren Zweck verfehlten: Sie boten mir keinen Schutz, stattdessen benötigte ich Schutz vor ihnen.

Mit steigender Erkenntnis der Absurdität meines Angstempfindens ging das Verständnis der mindestens genauso absurden Zwänge einher. So wurde es mir mit fortschreitendem Angstbenennungsüben möglich, in Momenten eines auftretenden Zwangsimpulses diesen zeitgerecht zu erfassen, und, bevor ich ihm wie bislang brav Folge leistete, zu erwägen, was ich mit dem zwanghaften Denken bzw. Tun zu bezwecken gedachte, welche Angst hinter dem Auftrag stand, ob hier tatsächlich ein kausaler Bezug von Angst und Zwangsauftrag vorhanden war. So schaffte ich es, dem Zwang selbst bei drängendem Impuls nicht (immer) nachzukommen.

Das Benennen der persönlichen Ängste und das Erkennen ihrer (pathologisch bedingten) Absurdität – so unangenehm und anstrengend diese Übung kurzfristig sein mag – sind zentral dafür, langfristig Erleichterung zu erfahren. In diesem Sinne kann ich Baum für Baum fällen, um aus dem Dickicht des Waldes hinauszugelangen, um sie zu erreichen, die Lichtung …

Provokation des Zwangs

Eine weitere Herangehensweise an angstbesetzte, zwangsauslösende Situationen ist eine Reaktionsverhinderung in dem Sinne, dass dem Zwang nicht »bloß« nicht nachgekommen wird, sondern dass Erkrankte absichtlich genau entgegengesetzt dem Zwangsauftrag handeln bzw. denken. Sie widersetzen sich dem Zwang nicht »bloß« durch Unterlassen der Reaktion, sondern indem sie »provokativ« genau das Gegenteil des Geforderten tun. Im Vergleich zum «bloßen« Aushalten integriert die Provokation des Zwangs eine etwas aktivere Komponente.

Unabhängig von passivem oder aktivem Unterlassen der Zwangsreaktion, schlussendlich entsprechen die veränderten Denk- und Verhaltensweisen in angstbesetzten Situationen ein und demselben Prinzip: der Reaktionsverhinderung bei Reizkonfrontation. Die Angst kommt auf und wird nicht abgewehrt!

Wie nun sieht eine solche Provokation des Zwangs, ein solches »es extra anders tun« konkret aus?

Unabhängig davon, ob der zwangsimpulsgebende Gedanke ein Bedingungsgedanke oder Auftragsgedanke ist, die Provokation des Zwangs im Sinne von »es absichtlich anders machen« besteht in der Verkehrung des an uns gestellten Auftrags. Gibt der Zwang beispielsweise vor »Wenn du auf den Gullydeckel trittst, musst du brechen«, dann lautet die zwangsprovozierende Reaktion auf »absichtlich auf den Gullydeckel treten«, anstatt ihn wie bisher gehorsam zu umgehen. Wir treten auf den Gullydeckel. Links, rechts, und nochmal links. Hüpfen, in der Mitte, am Rand, treten daneben, um erneut auf den Deckel zu springen. Ja, wir denken uns: »Scheiß Zwang, wer braucht dich schon?! Ein Gaukler bist du, und sonst nichts.« Oder: »Ich brauch dich nicht, Zwang. Du hilfst mir nicht, du machst mir mein Leben schwer. Ich hör nicht mehr auf dich.« Und nehmen gleichzeitig die Katastrophe in Kauf: »Ich stehe auf dem Deckel. Dann muss ich halt brechen.« Oder: »Gleich kotz ich sicher alles voll.« So begreifen wir sie mehr und mehr, die Absurdität unseres bisherigen Tuns, die Absurdität unseres Denkens. Denn wir erleben: Wir müssen nicht brechen. Nichts Schlimmes passiert, nur weil wir auf den Gullydeckel treten.

Wie Schuppen fällt es uns von den Augen: Wer sind wir? Sind wir Marionetten? Die Puppen, die Spielzeuge des Zwangs? Offensichtlich sind wir das, jedenfalls phasenweise, jedenfalls gewesen. Was geschieht, wenn wir die Fäden durchschneiden, einen nach dem anderen? Die Fäden, die unsere Glieder mit dem Spielkreuz des Zwangs verbinden. Was passiert, wenn die Verbindung gekappt ist, wenn wir die Hand nicht mehr heben, den Kopf nicht schütteln, wenn das Bein nicht mehr tanzt, obwohl der Zwang das will? Was geschieht wohl, wenn wir die Hand heben, den Kopf schütteln, das Bein tanzt, dann, wenn wir das wollen? Wir können das selbst entscheiden, können sie selbst bestimmen, unsere Bewegungen, unser Denken, unser Sein. Wenn wir die Fäden durchtrennen, dann werden wir freier, freier, und frei. Der Zwang kann uns anschicken, kann das Spielkreuz bewegen, forsch, hastig, ruppig, so grob. Doch seine Aufträge, die kommen gemäßigter, bald nicht mehr bei uns an.

Bei der Provokation des Zwangs geht es also um die Verkehrung der Forderungen des Zwangs. Die Forderungen sind zeitnah zu bemerken und provokativ nicht zu befolgen, mag der Zwang auch noch so fest das Spielkreuz bewegen, an den einzelnen Fäden ziehen. Selbstverständlich haben wir da Angst. Angst, die uns bisweilen antreibt, sofort dem Zwangsauftrag Folge zu leisten, weil sonst eine Katastrophe passiert.

Was hat es denn auf sich, mit dieser Katastrophe? Lauert eine tatsächliche oder doch eine bloß vermeintliche Gefahr? Wird sie uns bloß vorgehalten, damit wir dem Steuerelement leichtfüßig folgen und tanzen, im Takt des Zwangs? Was kann schon passieren, was ist schon so schlimm? Dann kotzen wir halt, kotzen alles voll. Was bleibt uns anderes übrig, als Katastrophe und Angst zu riskieren, wenn wir erfahren wollen, ob es so für uns schlussendlich angenehmer, leichter wird?

Ich möchte hier noch einmal auf das Thema der »Ich-muss-…«-Zwänge eingehen. Bei einem Zwangsimpuls als Auftragsgedanke erfährt der Betroffene (nur noch), was er zu tun oder zu denken hat, die lauernde Gefahr, die (vermeintlich) abzuwehrende Katastrophe bleibt verborgen.

Während zu Beginn meiner Krankheitsgeschichte, als sich der Zwang langsam in mein Leben einschlich, Bedingungsgedanken überwogen, wurden diese mit fortschreitendem Krankheitsstadium mehr und mehr von solchen Auftragsgedanken abgelöst. Bei diesen »Ich-muss…«- anstelle von »Wenn-…-dann…«-Gedanken spürte und spüre ich wohl genauso die steigende Anspannung, das eindeutige Zeichen der keimenden Angst, jedoch wird die jeweils hinter einem Zwang stehende Angst, die gefürchtete Katastrophe nicht (mehr) benannt. Beispiel: »Ich muss um den Gullydeckel herumgehen« benennt die zuvor als »Kotz-Angst« konkret im Gedankengang enthaltene Katastrophe nicht. Die den Zwangsauftrag schürende Angst ist schwer bis gar nicht mehr zu greifen. Der Zwang ist bereits derart fest in meinem Denken etabliert, dass er mir sofort den Auftrag zur Angstabwehr vermittelt, noch bevor ich überhaupt die Angst als solche zu beschreiben, gar zu bemerken weiß.

Indes bleibt die Provokation des Zwangs unverändert, lautet also bei den die Angst aussparenden Zwangsaufträgen ebenso: »es absichtlich anders machen«. Wie bei den Bedingungsgedanken lässt sich die Verkehrung des Zwangs auch bei den Auftragsgedanken aus dem jeweiligen Auftrag ableiten und heißt für das obige Beispiel wiederum »Ich trete auf den Gullydeckel«.

Im Sinne der Übung der Reizkonfrontation und Reaktionsverhinderung ist die Provokation des Zwangs gleichermaßen wirksam wie ein Aushalten der Ängste (S. 188), da »es absichtlich anders machen« als eine Form des Angstaushaltens aufzufassen ist. Die vom Zwang geforderte Reaktion zur Angstabwehr wird auch in diesem Fall verhindert, der Effekt bleibt der gleiche.

Wenn wir die Provokation des Zwangs als gleichbedeutend mit dem Aushalten von Ängsten (S. 188) verstehen, dann ergibt sich folgerichtig, dass die Ausführungen im Abschnitt »Ängste wiederholt benennen und sich bewusst machen« (S. 191) hier genauso hilfreich sind. Die für beide Varianten genesungsförderliche Maßnahme ist das wiederholte Benennen und Sich-bewusst-Machen der jeweiligen Angst. Im Kontext der Zwangsprovokation ist dieses Sich-bewusst-Werden bzw. Sich-bewusst-Sein insofern wesentlich, als dass nicht bloß die große Absurdität herumschwirrender Angstgefühle sehr wahrscheinlich begriffen wird, sondern so außerdem die Verkehrung des Zwangsauftrages erleichtert bzw. überhaupt erst möglich wird.

Während die Vergegenwärtigung der Angst für ein und denselben den Zwangsauftrag einleitenden Zwangsgedanken stets »Ich habe Angst, dass ...« lautet, kann ein Herausfordern des Zwangs zudem unterstützt werden, indem die Katastrophe ausdrücklich in Kauf genommen wird. Entsinnen wir uns des vorigen Beispiels: »Ich habe Angst, dass ich brechen muss.« Wichtig ist einzig, dass ich dem Zwangsauftrag nicht nachkomme, die von ihm geforderte Reaktion nicht setze. Stattdessen verbleibe ich beim Gefühl der Angst, benenne die Angst wieder und wieder, so lange, bis die Anspannung nachlässt, obwohl ich die geforderte Reaktion nicht ausführe. Tatsächlich verlangt die provozierende Variante – so empfinde ich das – noch eine gewisse Portion mehr an Mut. Denn hier führe ich den (erwarteten) Katastropheneintritt offensichtlich absichtlich herbei, verschulde mich sozusagen absichtlich. Wenn ich bewusst anders als vom Zwang verlangt reagiere, muss ich auch bewusst die Katastrophe in Kauf nehmen. Sprich, ich vergegenwärtige mir nicht bloß: »Ich habe Angst, dass ich brechen muss«, sondern sage mir katastrophenbezogen überdies: »Dann kotze ich halt«, »Gleich kotze ich«, »Ich kotze sicher alles voll«. Und wieder erkenne ich die Absurdität der diffus herumschwirrenden Ängste, das Missverhältnis von betriebenem Aufwand und angeblich abgewendeten Gefahren. Verstehe die Zusammenhangslosigkeit, ja das Fehlen der Kausalität, die ganz offensichtlich bloß eine scheinbare ist.

Und wie ist es mir möglich, die Angst auszuhalten, die Katastrophe in Kauf zu nehmen, wenn die Katastrophe nicht als solche vom Zwang benannt wird? Wenn der den Zwangsimpuls auslösende Reiz derart heftig ist, dass der Zwang bloß rasch den Auftrag als solchen schickt, nicht aber angibt, auf welchen Reiz damit reagiert, welche Angst, welche Katastrophe dadurch abgewehrt werden soll? Der Zwangsgedanke lautet dann beispielsweise auf: »Du darfst den Gullydeckel nicht betreten«, »Du musst um den Gullydeckel herumgehen« (Auftragsgedanken). Wozu? Die Frage bleibt offen. Nun, da wir weniger, mitunter keinerlei Ahnung haben, wieso wir tun sollen, was uns aufgetragen ist, bleiben wir im besten Fall schlichtweg untätig oder verhalten uns gegensätzlich, weil uns die Zweckdarlegung fehlt. Da jedoch meistens mit dem Impuls zum Zwangsauftrag eine starke Anspannung einhergeht, die wir schnellstmöglich loswerden müssen, erscheinen uns »Nichtstun« genauso wie »es absichtlich anders machen« ziemlich schwer, wenn nicht unmöglich.

Das ist es aber nicht, auch nicht bei subtiler, bei im Zwangsgedanken nicht benannter Angst. Eben dann nicht, wenn wir den Zwangsimpuls als solchen bemerken, wenn wir stutzig werden ob des Auftrages ohne erkennbaren Zweck. Im Beispiel bedeutet dies, mir käme komisch vor, dass ich den Gullydeckel nicht betreten soll. Allein das

Erkennen eines komischen Auftrages gibt uns die Möglichkeit, unser Reagieren zu überlegen, um uns dann bewusst statt quasi automatisch für eine Reaktion zu entscheiden, und gleichzeitig dranzubleiben, beim Erwägen des die (starke) Anspannung begründenden Reizes. Wovor haben wir Angst, welche Katastrophe befürchten wir? So schwierig die Beantwortung, die Ergründung der hinter dem Zwangsimpuls liegenden Angst auch sein mag, sie hilft uns, die Absurdität von Angst und Zwang zu begreifen, und uns dem Untätig-Verbleiben bzw. Widersetzen (Reaktionsverhinderung) als gesundheitsfördernde Denk- und Handlungsmaxime zu verschreiben.

Ein Überblick: Zum Üben der genesungsfördernden Reaktionsverhinderung müssen Patienten lernen,

- Zwangsimpulse zeitgerecht zu erkennen oder
- Zwangsimpulse per Intention auszulösen.

Dabei sind krankheitsbedingt »zufällige« Zwangsimpulse als natürlich auftretende Reizkonfrontationen zu begreifen, während absichtlich ausgelöste Zwangsimpulse als bewusst geschaffene Übungsfelder aufzufassen sind.

Es bestehen zwei Reaktionsmechanismen, die der Reaktionsverhinderung entsprechen. Anstatt dem Zwangsauftrag nachzukommen, sollen Betroffene entweder

- »nichts tun« (Ängste aushalten) oder
- »es extra anders tun« (Provokation des Zwangs).

Unterstützende Mechanismen zum Verändern (bisweilen zwanghafter) Reaktionsmuster sind

- wiederholtes Sich-bewusst-Machen und Benennen der Ängste und
- Inkaufnehmen des (vermeintlichen) Katastropheneintritts.

Es fällt leichter, Ängste auszuhalten bzw. zu provozieren, wenn durch das wiederholte Thematisieren deren pathologisches Ausmaß und deren Absurdität erkannt werden, außerdem kann ein vermeintlicher Katastropheneintritt einfacher riskiert werden.

Persönliches »Sündenregister« erstellen

Eine weitere therapeutische Maßnahme, die den Umbau krankheitsbedingter Angewohnheiten unterstützt, ist das Erstellen eines persönlichen »Sündenregisters«. Was hat es damit auf sich? Sollte Sünden nicht ausgewichen, müsste sündhaftes Denken bzw. Verhalten nicht gerade vermieden werden?

Die Vorstellung von Sünde kann moralischen, ethischen, religiösen, gesellschaftlichen etc. Ursprungs sein. Gewissem Denken bzw. Tun sollen wir nicht nachkommen, weil es sündhaft ist. Dagegen ist grundsätzlich nichts einzuwenden. Doch es gibt Ausnahmen. Eine besteht vor dem Hintergrund der Zwangserkrankung, wenn Betroffene gewisses Denken bzw. Tun als verboten, strengstens verboten und in jedem Fall als zu unterlassen erachten, obwohl diese verbotenen Denk- und Handlungsweisen tatsächlich in keiner Weise einer Sünde gleichkommen, vielmehr ein gesundes Maß an Selbstfürsorge bedeuteten. Und diese ist wesentlich, nicht nur für das eigene Wohlbefinden, sondern vor allem auch für das des persönlichen sozialen Umfeldes. Heißt es doch nicht umsonst: »Nur wenn es dir selbst gut geht, kann es auch deinem Umfeld gut gehen.«

Stattdessen etabliert sich bei Zwangspatienten ein Regelwerk, das mehr und mehr Verbote integriert, das zunehmend an Komplexität, an Einfluss auf ihr Leben gewinnt. Viele der Denk- und Handlungsmöglichkeiten Gesunder kommen für sie einer Sünde gleich. Es entsteht eine Sündenkartei, fortlaufend ergänzt, die uns Zwangspatienten vorgibt, was wir denken und tun dürfen, was hingegen sündhaft und daher strengstens zu vermeiden ist. Ausdruck finden die »Sünden« in Formulierungen wie »Ich darf nicht ...« oder »Es ist verboten, dass ...«. Damit bilden sie offensichtlich den Gegenspieler zu den Zwangsaufträgen, die in irgendeiner Form – im engeren oder weiteren Sinne – lauten auf »Ich muss ...«. Diese Ausdrücke grenzen allesamt unseren Denk- und Handlungsspielraum derart stark ein, dass bald keinerlei Gestaltungsraum für eigene Entscheidungen mehr übrig bleibt.

In der Praxis bedeutet das: Im Sinne des Zwangs gilt es zu funktionieren, jeglichen (vermeintlichen) Erwartungen – eigenen oder fremden – zu entsprechen, (angebliche) Aufträge zu erfüllen, den »Ich-darf-nicht-...«-, »Es-ist-verboten-dass-...«-, »Ich-muss-...«-Anweisungen zu gehorchen. Es gilt, nach der Perfektion der Perfektion zu streben. Alles andere, kleinstes Abweichen vom Optimum (und die Anspruchsniveaus steigen fortwährend!) wird als Sünde bewertet. Zwangserkrankte bemühen sich stets – eingehend, übersteigert, selbstlos und aufopfernd, überfokussiert – um das Perfektionieren der perfektionierten Perfektion, und dies aufgrund von Angst. Angst vor eigener Unzulänglichkeit, vor Fehlern, vor eigenem Falschsein. Heißt, sie bemühen sich nicht (vorrangig), um etwas zu erreichen, um unter Umständen ein Erfolgserlebnis zu erfahren, sondern schlichtweg, um keine Sünde zu begehen, sich nicht in sündhafter Denk- bzw. Handlungsweise zu vergehen, um sich nicht zu verschulden, um die bloße Angst davor flach zu halten. Die dabei entstehende Problematik kennen wir bereits, den Teufelskreis des Zwangs: Je mehr Angstabwehrreaktionen wir setzen, desto stärker wird die Angst (langfristig) und desto mehr Angstabwehrreaktionen werden nötig.

Das Sündenregister kann helfen, den Teufelskreis des Zwangs zu verlassen. Im Grunde ist das Sündenregister eine Kartei, die Betroffene motivieren soll, Denk- und Verhaltensweisen zu setzen, die eben aufgrund der Sündhaftigkeit bisweilen zu vermeiden waren, die tatsächlich aber gar nicht sündhaft sind.

Einige Beispiele:

- Der Prüfungstermin ist in vier Tagen, ich habe den Lernstoff an diesem Tag bereits durchgearbeitet, teilweise kann ich ihn auswendig wiedergeben, teilweise noch nicht: »Ich darf nicht schwimmen gehen«, »Ich darf nicht aufhören, bevor ich den Stoff nicht noch drei Mal wiederholt habe, jeden Tag müssen es vier Wiederholungen sein«.
- Am Vormittag habe ich zu Hause gearbeitet, für den Nachmittag mit einer Freundin ein Treffen vereinbart, ich spüre starke Erschöpfung, starke Schmerzen: »Ich darf ihr nicht absagen«, »Ich darf nicht unzuverlässig sein«, »Ich darf nicht unaufmerksam, lasch, unlustig, wenig fürsorglich etc. sein«, »Ich darf sie nicht allein lassen«.

- Mama und Papa haben beruflich viel zu tun, sie helfen mir, wo sie können, unterstützen mich nach allen ihrer Möglichkeiten. Sie bitten mich, für sie etwas einzukaufen, dafür müsste ich einen Laden betreten, angstbedingt fühle ich mich dazu unfähig: »Ich darf ihre Bitte nicht abschlagen«, »Überhaupt muss ich viel zuvorkommender sein«, »Ich muss ihnen mehr abnehmen«, »Ich muss ihnen mehr zurückgeben«, »Ich muss mich mehr anstrengen«, »Ich darf nicht so faul sein«, »Ich muss funktionieren«, »Ich darf sie nicht belasten«.
- Ich bin müde, erschöpft, habe starke Schmerzen: »Ich darf keine Sportpause machen, ich muss trainieren«, »Ich muss heute noch mindestens eine Stunde auf den Crosstrainer«, »Ich darf keine Kohlenhydrate essen«, »Speziell abends sind Kohlenhydrate streng verboten«, »Ich darf nicht dick werden«.

Reizkonfrontation und Reaktionsverhinderung sind bekanntlich oberste Maximen zur Verbesserung der eigenen Befindlichkeit bei einer Zwangserkrankung. Das Erstellen eines persönlichen Sündenregisters ist eine Hilfestellung zum Üben der Reaktionsverhinderung und kann als Alternative zur »Provokation des Zwangs« (S. 198) verstanden werden. Während bei der Zwangsprovokation der Fokus auf »es absichtlich anders machen« liegt, geht es beim Sündenregister darum, etwas Verbotenes überhaupt zu tun, »eine Sünde zu begehen«. Das Erstellen bzw. Führen eines persönlichen Sündenregisters soll Betroffene anspornen, sich aus ihrer krankheitsbedingten »Komfortzone« herauszubewegen und sich eben nicht dem strengen Regime des Zwangs zu fügen, sondern proaktiv(er) und eigenständig zu entscheiden, was wirklich wohltuend sein könnte. Könnte, weil dies im ersten Anlauf vermutlich noch nicht der Fall sein wird, weil Betroffene mit dem Begehen einer Sünde starke Angst verbinden und diese aushalten müssen, anstatt sie wie gewohnt durch »korrektes« Verhalten (dem Zwangsauftrag entsprechend) abzuwehren.

Das Erstellen eines persönlichen Sündenregisters motiviert Betroffene, die eingefleischten krankheitsbedingten Reaktionsmuster durch neuartige Verhaltensweisen zu ersetzen. Zwangspatienten könnten sich vornehmen, täglich mindestens eine Sünde zu begehen. Solche sündhaften Verhaltensweisen wären in Anlehnung an die zuvor genannten Beispiele u. a.:

- Ich gehe schwimmen, obwohl ich noch nicht den gesamten Lernstoff auswendig wiedergeben kann und den Stoff an diesem Tag erst einmal statt der täglichen vier Mal wiederholt habe. Ich vergeude wertvolle Lernzeit im Schwimmbad.
- Ich sage das Treffen mit meiner Freundin ab und lege mich hin.
- Ich schlage Mama und Papa ihre Bitte ab.
- Ich lasse das Training auf dem Crosstrainer heute ausfallen. Ich bewege mich heute nicht.
- Ich höre früher mit dem Training auf (z. B. nach 40 statt nach 60 Minuten).
- Ich esse am Abend Brot.

Indem Betroffene sich vornehmen, täglich eine Sünde zu begehen, wollen sie sich täglich einer angstbesetzten Herausforderung stellen. Nun gilt es, den Umgang mit dieser durch das Begehen der Sünde absichtlich evozierten Angst zu verändern, dem Zwang zur Angstabwehr nicht stattzugeben, sondern sich ihm eben »sündhaft«, »falsch«, »ungehorsam«, »schuldhaft« zu widersetzen. Die Ängste, die Anspannung gilt es auszuhalten (S. 188), sich bewusst zu machen und wiederholt zu benennen (S. 191). Auch eine nachträgliche Angstkompensation ist nicht zielführend und wann immer möglich zu unterlassen.

Erwähnenswert in diesem Kontext ist auch die Beachtung der Angstintensität (S. 187). Beim Sündenregister ist ebenfalls zunächst bei klei-ne(re)n und mittleren Sünden anzusetzen, um sich dann fortlaufend größerer bzw. stärkerer »Verstöße« anzunehmen, sodass die hierdurch bewusst induzierten Ängste eben aushaltbar sind und durch das »Training« schließlich auch größere Sünden begehbar und aushaltbar werden.

Auch hier bedeutet das Aushalten der Angst ein Inkaufnehmen der erwarteten, der gefürchteten (vermeintlichen) Katastrophen, die doch durch »gehorsames« Denken bzw. Tun, durch ein Befolgen des Zwangsauftrags, der Regeln hätten abgewendet werden können. Ein Inkaufnehmen der Katastrophen, die ich durch mein Tun, meinen Widerwillen, meinen Ungehorsam, mein Sündigen herbeiführe. Katastrophen wie:

- Ich beherrsche den Stoff nicht.
- Ich falle durch die Prüfung.
- Ich bin faul, nicht engagiert, undiszipliniert, nicht konsequent. Ich strenge mich zu wenig an.
- Ich vergeude mein Potenzial.

- Ich bin unzuverlässig, nicht aufmerksam, nicht zuvorkommend, nicht fürsorglich, nicht hilfsbereit.
- Ich bin unlustig, ich bin keine angenehme Zeitgenossin.
- Sie wird mich nicht mehr mögen. Unsere Freundschaft zerbricht. Ich bin allein.
- Ich bin einsam.

- Ich bin keine Hilfe.
- Ich bin faul. Ich strenge mich zu wenig an, ich bemühe mich nicht genug.
- Ich belaste Mama und Papa.
- Ich bin undankbar. Ich zeige mich nicht erkenntlich. Ich nehme nur, gebe nicht oder zu wenig zurück.
- Ich bereite Mama und Papa keine Freude.
- Ich mache es falsch. Ich bin falsch.
- Meine Familie wendet sich von mir ab. Ich bin nicht gewollt, gemocht, geliebt und nicht willkommen. Ich bin und bleibe einsam.

- Ich bin faul, undiszipliniert, inkonsequent.
- Ich werde dick.
- Ich bin fett, hässlich, unattraktiv.
- Ich gefalle niemandem. Keiner findet mich hübsch.
- Ich finde nie einen Partner. Ich bleibe allein und das ist meine Schuld.

Das therapeutisch vorgeschlagene Sündenregister stellt einen Anstoß für Erkrankte dar, sich an neuartigen, dem Zwang widersetzenden Verhaltensweisen zu üben. Es fördert Erfahrungen, die für die Gene-

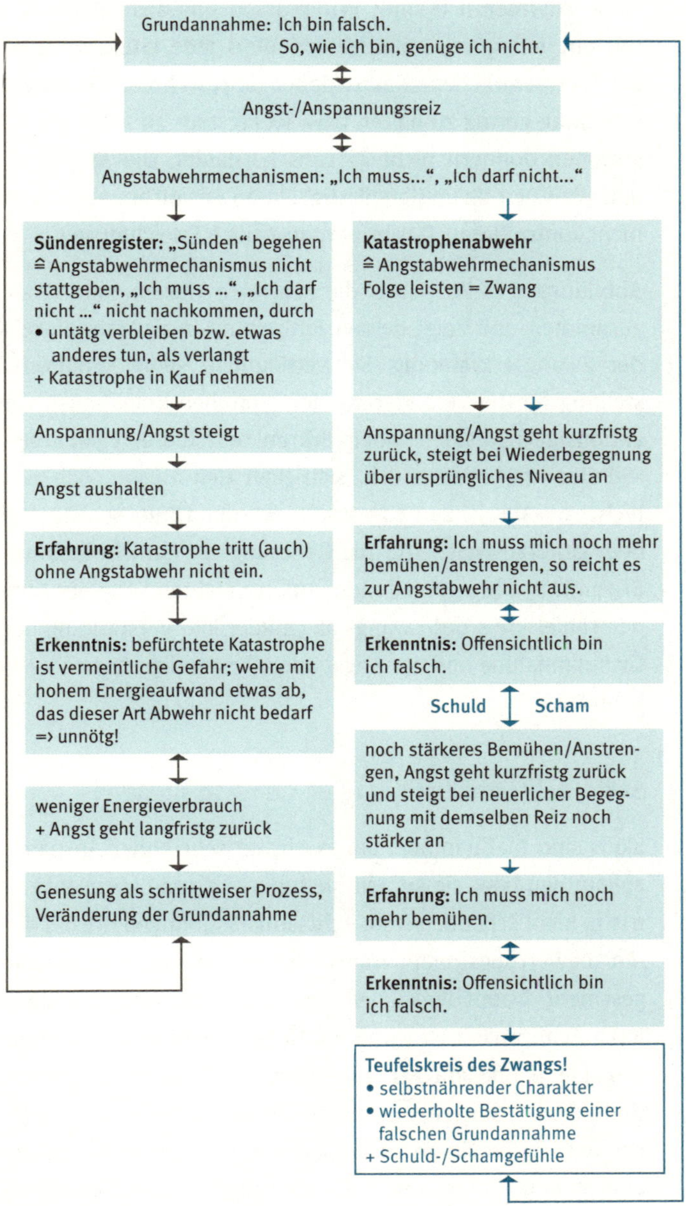

Abbildung 9: Sündenregister.

sung so wesentlich sind: Wir müssen uns nicht derartig abmühen, uns um jeden Preis »richtig« verhalten, jede »Sünde« vermeiden, um die (vermeintlichen) Katastrophen abzuwehren, die Angst, die Anspannung gering zu halten bzw. wenigstens zu reduzieren. Die Katastrophen donnern nicht auf uns hernieder. Die Angst geht zurück, auch bzw. vor allem (langfristig), wenn wir nicht auf sie reagieren, sie nicht kontrollieren. Das bringt tatsächlich Erleichterung.

Abbildung 9 (S. 209) fasst die zentralen Thesen zum Sündenregister zusammen und zeigt dessen Einbettung in das komplexe Konstrukt der Zwangserkrankung. Sie verdeutlicht seine Funktion als Hilfestellung für die Veränderung der typischen krankheitsbedingten Reaktionsmechanismen. Indem Erkrankte sich u. a. regelmäßig anhalten, »Sünden« zu begehen, d. h., sich einer »Ich-muss- …«- bzw. »Ich-darf-nicht- …«-Ansage zu widersetzen, werden Übungschancen geschaffen oder genutzt, welche für die Genesung wesentliche Erfahrungen und Erkenntnisse bringen können. Auf der rechten Seite der Abbildung ist der Teufelskreis des Zwangs abgebildet, die Verstärkung der falschen Grundannahme und der Angst durch beständige Angstabwehr sind erkennbar.

Skills, Achtsamkeitsübungen, Genusstraining

Skills sind Maßnahmen, um rasch von sehr hoher Anspannung wegzukommen bzw. sie auf ein niedrigeres Niveau abzusenken, die langfristig nicht schädlich sind. Achtsamkeitsübungen dienen der bewussten, bewertungsfreien Wahrnehmung dessen, was gerade ist oder geschieht. Damit lenken wir die Aufmerksamkeit auf das Hier und Jetzt. Achtsamkeit ist somit ein Gegenspieler von Gewohnheiten und Ritualen. Beim Genusstraining liegt der Fokus auf angenehmen Empfindungen. Insofern geht es um Übungen, die solche Empfindungen bewusst zu bewirken versuchen, um eine möglicherweise verlernte oder in den Hintergrund gerückte Fähigkeit zum Genießen gezielt zu trainieren.

Je nach Anspannungsintensität sind Skills und Achtsamkeitsübungen hilfreich für Erkrankte. Während Skills vor allem nützlich sind, um von einem sehr hohen Anspannungsbereich zurück in den »Übungsbereich« mit mittelgradiger Anspannungsintensität zu gelangen, sind Achtsamkeitsübungen wertvoll, um das Aushalten (anstatt Abwehren) mittelgradiger Angst zu unterstützen. Insofern sind Skills und Achtsamkeitsübungen im Zusammenhang mit der Grundsatzübung der Reizkonfrontation und Reaktionsverhinderung hilfreich. Genusstraining wird ergänzend in der Behandlung von Zwangspatienten eingesetzt, auch in weniger angstbesetzten Momenten.

Es kann sein, dass ein Reiz sogleich eine derart hohe Angst bewirkt, dass sie dem Hochspannungsbereich zuzuordnen ist. Als Hochspannungsbereich gilt der Bereich zwischen 8 und 10 auf der Angstintensitätsskala von 0 bis 10. Ebenso kann es vorkommen, dass Patienten beim Üben in einen Hochspannungszustand gelangen, also dann, wenn sie sich anhalten, auf einen Angstreiz (beispielsweise der Intensität 6) nicht mit einer Zwangshandlung zu reagieren, und versuchen, die Angst auszuhalten oder sie gar zu provozieren.

Beim Empfinden sehr starker Angst wird es kaum möglich sein, diesen Zustand »einfach« hinzunehmen und auszuhalten. Vielmehr landen Patienten gewissermaßen wehrlos im Zwang. Nicht selten geschieht es, dass Betroffene sogar in Panik geraten, noch bevor sie die starke und rasch ansteigende Angst wegzwängeln können.

Um sowohl die dysfunktionale zwanghafte Angstabwehr als auch Panik zu vermeiden, ist besonders im Hochspannungsbereich das Anwenden von Skills angeraten. Dadurch reagieren Betroffene zwar auf die Angst, anstatt sie auszuhalten, vermögen jedoch (hoffentlich) die Anspannung immerhin funktional so weit herunterzuregulieren, dass sie einem mittelgradigen Anspannungsniveau (ca. 4–7 auf der Skala der Angstintensität) entspricht. Ein Niveau, auf welchem es wieder möglich ist, das Angstaushalten zu trainieren. Beispiele für Skills wären: in eine Chili oder Zitrone beißen, ein sehr scharfes Bonbon essen oder die Hände und Unterarme unter eiskaltes Wasser halten. Anstatt also bei sehr starker Angst ins dysfunktionale, gegebenenfalls selbstverletzende Zwängeln bzw. gar in Panik zu geraten, halten Erkrankte beim Bemerken des Zwangsimpulses und der hochgradigen Anspannung bewusst mit Skills dagegen.

Können sie so die Anspannung auf ein mittelgradiges Niveau senken, oder bemerken sie Angst im mittleren Intensitätsbereich, können Achtsamkeitsübungen helfen, die unangenehmen Empfindungen auszuhalten, anstatt sie abzuwehren. Die Konzentration wird auf andere Sinneswahrnehmungen gerichtet: auf visuelle und auditive Eindrücke, auf taktiles Empfinden, auf Gerüche (olfaktorische Eindrücke) und Geschmackserlebnisse (gustatorische Eindrücke).

Beispiele für visuelle Achtsamkeitsübungen:

- Spaziergang: Welche Bilder sind besonders eindrücklich? Welche davon nehme ich mit nach Hause? Welche Farben dominieren? Wie ist die Stimmung, ist es düster, nebelig, sonnig, hell, dunkel usw.? Wie ist das Licht, ist es warm, kalt, fällt die Sonne flach oder steil ein?
- Bildbetrachtung: Welche Farben sehe ich auf dem Bild im Wohnzimmer? Kann ich sie alle benennen? Wie viele Abstufungen einer Farbe erkenne ich? Welche Formen sehe ich, erkenne ich Gegenstände, Symbole etc.?
- Gegenstände: Kleidungsstücke, Küchengeräte, Möbelstücke, Bodengestaltung, Schreibutensilien, Geschirr etc. – auch hier lassen sich die zuvor genannten Fragen anwenden.
- Wohnungsbesichtigung: Welche Farben, welche Gegenstände, welche Materialien kann ich erkennen? Wie ist das Wohnungsflair, wie wirkt die Wohnatmosphäre? Ist sie kühl, steril, ist sie wohnlich, warm? Vermittelt sie ein einladendes Gefühl? An welcher Einrichtung, an welchen Gestaltungsbedingungen mache ich das fest? Sind Bilder vorhanden? Sind Teppiche ausgelegt?
- Raumbetrachtung: Wohnzimmer, Schlafzimmer, Büro, Küche, Badezimmer, Auto, Fahrstuhl, Treppenhaus, Wartezimmer, Zug, Bäckerei, Gasthaus, Kinosaal etc. – auch hier lassen sich die zuvor genannten Fragen anwenden.

Beispiele für auditive Achtsamkeitsübungen:

- Spaziergang: Welche Geräusche, welche Laute nehme ich wahr? Höre ich Stimmen? Den Wind, das Rascheln der Blätter, den rauschenden Fluss? Höre ich Verkehrslärm? Fahren viele Autos, Busse, LKWs an mir vorbei? Ist der Geräuschpegel des Verkehrs gleichbleibend laut, oder ist es mal leiser, mal lauter? Wie hört sich ein näherkommendes Auto an? Bei nasser Straße, bei Trockenheit? Höre ich meine Kleidung rascheln, wenn ich mich bewege? Kann ich die eigenen Fußtritte hören? Machen meine Haare im Wind ein Geräusch? Welche Laute kommen wohl aus dem Fabrikgebäude, an dem ich vorbeigehe? Welche Geräusche macht der Regen, höre ich die auf dem Boden aufklatschenden Regentropfen?
- Autofahrt: Welche Geräusche macht das Auto? Höre ich ein besonderes Geräusch beim Bremsen, beim Beschleunigen, beim Schalten, beim Kuppeln? Oder beim Blinken, beim Scheibenwischen, beim Heizen? Welche Musik kommt im Radio, wie laut ist sie, ist die Lautstärke angenehm für meine Ohren? Höre ich sonstige Geräusche? Welche kommen aus dem Innenraum des Wagens, welche von außen?
- Wohnraum: Welche Geräusche höre ich? Kommen sie von innen oder von außen? Höre ich Küchengeräte, Haushaltsgeräte, die Heizung etc.? Höre ich den Wind draußen, den Regen, den Sturm? Höre ich Stimmen im Treppenhaus?
- Gegenstände: Wie klingt die Tastatur, wenn ich die einzelnen Tasten anschlage? Welche Geräusche sind für mein Handy charakteristisch? Welche Stimmen, welche Geräusche, welche Melodien höre ich aus dem Fernsehapparat? Wie klingt der Dunstabzug, wie der eingeschaltete Backofen? Macht der Herd auch ein Geräusch? Ist die Waschmaschine lauter als die Geschirrspülmaschine? Hört sich die Stimme einer Vertrauensperson ähnlich oder gleich an, wenn ich mit ihr per Telefon und persönlich spreche?

Beispiele für taktile Achtsamkeits- und Genussübungen:

- Spaziergang: Wie fühlt sich der Boden an? Ist er nass, trocken, weich, hart, rutschig, eisig, griffig? Ist er glatt, rau, eben, uneben? Wie fühlt sich die Baumrinde an, wie das Gras? Wie fühlt sich der Stängel einer Blume oder eines Blattes an, wie die Blumenblüte? Wenn ich mit der Blüte über mein Gesicht fahre, was spüre ich? Fühlt sich die Blume weich, sanft an, kitzeln die Blütenblätter?
- Wohnraum und Gegenstände: Wie fühlen sich die verschiedenen Materialien an, das Holz des Tisches, das Holz des Parkettbodens? Die Fliesen im Badezimmer, die Fliesen in der Küche? Die Arbeitsfläche am Küchenblock, die Platte des Couchtisches? Wie greift sich das Leder der Couch an, wie das Frottee des Bettbezuges? Fühlt sich das Handtuch weich und flauschig an oder eher rau?
- Kleidung: Spüre ich die Kleidung auf meiner Haut? Die Socken an meinen Füßen, die Jeans, das T-Shirt, den Pullover? Spüre ich das Haargummi, das meine Haare auf dem Kopf als Dutt zusammenhält? Kann ich den Lack auf meinen Nägeln wahrnehmen? Sind meine Schuhe eng, weit, weich, steif oder hart? Spüre ich den Gürtel an meiner Hüfte? Kann ich die Silberkügelchen des Armbandes an meinem Handgelenk spüren, oder den Anhänger, der vom Armband baumelt? Trage ich eine Uhr, spüre ich sie, ohne hinzusehen? Wie fühlen sich die Ringe an den Fingern an?
- Kälte- und Wärmeübungen: Ein Wärmekissen auf Bauch, Rücken, Schultern, Schläfen etc. legen – wie fühlt sich das an? Wie fühlt sich eine heiße, eine kalte Dusche an? Ist das warme, über den Kopf rinnende Wasser angenehm? Wie fühlt sich ein warmes Bad an, spüre ich die Wärme an meinem Körper überall gleich?
- Yoga-Übungen (in beliebiger Anzahl wiederholbar):
  - Einatmen – Kopf gerade. Blick geradeaus.
  - Ausatmen – Kopf senken. Einatmen – Kopf nach oben. Ausatmen – Kopf senken. Kopf gesenkt lassen – einatmen. Kopf gesenkt lassen – ausatmen. Einatmen – Kopf nach oben.
  - Ausatmen – Kopf nach rechts neigen. Einatmen – Kopf zurück zur Mitte. Ausatmen – Kopf nach rechts neigen. Kopf geneigt lassen – ausatmen. Kopf geneigt lassen – einatmen. Kopf geneigt lassen –

  ausatmen. Spüre ich die Dehnung? Spüre ich eine Öffnung? Ist die Bewegung angenehm? Einatmen – Kopf zurück zur Mitte.
  - Ausatmen – Kopf nach links neigen. Einatmen – Kopf zurück zur Mitte. Ausatmen – Kopf nach links neigen. Kopf geneigt lassen – ausatmen. Kopf geneigt lassen – einatmen. Kopf geneigt lassen – ausatmen. Spüre ich die Dehnung? Spüre ich eine Öffnung? Ist die Bewegung angenehm? Einatmen – Kopf zurück zur Mitte.
  - Einatmen – Schultern hochziehen. Ausatmen – Schultern fallen lassen. Einatmen – Schultern hochziehen. Ausatmen – Schultern fallen lassen.
  - Regelmäßig weiteratmen, Schultern nach vorne und nach hinten kreisen.
  - Einatmen – Kopf gerade. Blick geradeaus. Ausatmen – Kopf gerade. Blick geradeaus.
- Bodyscan im Liegen: Wie fühlt sich welcher Körperteil an? Spüre ich Wärme, Kälte, Spannung, ein Kribbeln? Spüre ich die Muskeln, spüre ich meine Haut?
  - Gehen wir zu den Zehen des linken Fußes. Wie fühlt sich der große Zeh, wie der kleine an? Und wie spüre ich die Zehen dazwischen? Sind sie kalt, warm, angespannt, fühle ich ein Kribbeln? Wie fühlt sich meine Fußsohle an? Wie der Fußrücken, meine Ferse, mein Fußgelenk? Spüre ich den Knöchel? Was nehme ich an meinem linken Unterschenkel wahr? Ist er kalt, warm, spüre ich die Haut, ein Kribbeln, eine Anspannung? Spüre ich die Muskeln in den Waden? Wie fühlt sich mein Knie an, wie der linke Oberschenkel, wie das Hüftgelenk? Und kann ich mein Empfinden auf das gesamte linke Bein lenken?
  - Gehen wir nun hinüber auf die rechte Seite, zur rechten Hüfte und hinab bis zum Fuß des rechten Beines. Stellen wir uns dieselben Fragen wie zuvor: Wie fühlt sich der große, der kleine Zeh an, wie die Zehen dazwischen? Wie die Fußsohle, der Fußrücken, wie die Ferse und das Fußgelenk? Spüre ich den Knöchel, das Schienbein, die Wade, mein Knie? Wie fühlt sich der Oberschenkel auf dieser Seite an, wie die Hüfte, und kann ich das ganze Bein ins Gewahrsein nehmen? Wie fühlt es sich an, wenn ich meine Aufmerksamkeit auf meine beiden Beine richte?

- Gehen wir nun den Körper entlang weiter hinauf und lenken unsere Aufmerksamkeit auf unseren Hüft- bzw. unteren Bauchbereich. Ist er entspannt, tut etwas weh? Spüre ich irgendwo ein Ziehen? Ist die Haut am Bauch warm, ist der Bauch weich oder hart? Spüre ich mein Herz, spüre ich wie es pocht, wie es schlägt? Hebt sich mein Bauch, heben sich meine Lungen, wenn ich einatme, senken sie sich, fallen gewissermaßen zusammen, wenn ich langsam ausatme? Probieren wir das doch einfach aus: Einatmen. Luft kurz anhalten. Ausatmen, langsam. Kurze Pause. Einatmen, Luft kurz anhalten, langsam ausatmen. Wie fühlt sich das an? Bekomme ich reichlich Luft, oder muss ich nach ihr ringen, regelrecht nach Luft schnappen? Sind die Atemzüge entspannt und ausgedehnt? Atme ich länger aus als ein, spüre ich, wie die Luft in meinen Körper strömt, und dann wieder hinaus?
- Wie fühlen sich meine Schultern, meine Oberarme und meine Unterarme an? Sind die Schultern locker, liegen sie angenehm auf dem Untergrund auf? Spüre ich die Haut, die Muskeln, die Knochen im Oberarm, im Unterarm? Spüre ich die Ellbogen, mein linkes, mein rechtes Handgelenk? Wie fühlen sich meine Handinnenflächen, meine Handrücken an? Spüre ich Daumen, Zeigefinger, Mittelfinger, Ring- und kleine Finger? Sind die Hände, die Finger locker, entspannt, gekrümmt, warm, oder kalt?
- Gehen wir zurück hinauf zum Schulterbereich, und von da die Hinterseite unseres Rumpfes entlang den Rücken hinab. Spüren wir unser Kreuz, liegt unser Rücken flächig auf der Unterlage auf? Fühlen wir ein Ziehen in der Nierengegend, sind die Schulterblätter zu spüren, sind sie locker oder angespannt? Fühlen wir ein Kribbeln im oberen Rückenbereich, ist unser Rücken kalt oder angenehm warm?
- Wie fühlt sich unser Nacken an, ist er gelöst, liegt er locker auf dem Kissen auf? Spüren wir ein Kribbeln? Oder merken wir eine Anspannung, eine Steifigkeit, eine Kälte im Nackenbereich? Können wir dem Nacken entlang hinaufspüren, hinter die Ohren, und an die Ohren selbst? Spüren wir die Knorpel der Ohrmuscheln, eine Wärme, eine Kälte?

- Wie fühlt sich unser Gesicht an? Ist es locker, entspannt oder ganz im Gegenteil fest angespannt? Pressen wir die Zähne aufeinander, ist der Kiefer verspannt? Ist unser Mund geschlossen, oder leicht geöffnet, spüren wir die Lippen, sind sie weich? Ist unsere Nase frei oder vielleicht verstopft? Wie fühlt er sich an, unser Augenbereich? Liegen die Lider sanft und entspannt über den Augen geschlossen, oder pressen wir die Augenlider fest zusammen, spannen den gesamten Augenbereich an? Sind die Schläfen entspannt, kribbeln sie vielleicht, oder sind sie kalt? Und unsere Stirn, ist sie warm oder angenehm kühl? Spüren wir vielleicht einen leichten Luftzug, der über unsere Stirnhaut streicht? Können wir die Kopfhaut wahrnehmen, spüren wir die Haare, am Kopf und im Gesicht? Ist die Kopfhaut angespannt oder locker leicht, spüren wir ein leichtes Kribbeln, ein Prickeln, wenn wir uns darauf besinnen?

Beispiele für olfaktorische Achtsamkeits- und Genussübungen:

- Drinnen: Welcher Duft, welcher Geruch ist charakteristisch für mein Zuhause? Wie riecht meine Wäsche, wonach duftet meine Kleidung, wie meine Haare? Habe ich verschiedene Parfums daheim, riecht das eine süßlich, das andere frisch, ein anderes lieblich, und ein anderes vielleicht blumig? Duftet der Kaffee intensiv, ist das Aroma ein starkes oder eher mild? Habe ich Gewürze und Kräuter zu Hause? Wie riechen sie? Wie ist der Duft von Zimt, wie der von Vanille, von Kakao, von Curry, von Muskat oder von Oregano, Petersilie, Schnittlauch, usw.?
- Draußen: Wie riecht es in der Stadt? Nehme ich die Abgase des Verkehrs wahr? Erkenne ich verschiedene Duftnoten, aus Cafés, Restaurants, vom Imbissstand, vom Bäcker, vom Blumenhändler? Wie riecht es auf dem Land, in der grünen Natur? Kann ich den Wald riechen, den Duft von Holz? Kann ich den Geruch von frischem Gras erkennen, aus dem Gesamtspiel an Gerüchen herausfiltern? Rieche ich Bärlauch, Holunderblüten, verschiedenste Blumen? Wie duftet eine Narzisse, wie hingegen ist der Duft dieser sattroten Rose? Sind Obstbäume in der Nähe, wie duftet ein frischer Apfel? Süßlich oder eher säuerlich? Wie riecht es, wenn es im Frühsommer eben aufgehört hat zu regnen?

Beispiele für gustatorische Achtsamkeits- und Genussübungen:

- Obst- und Gemüsesorten: Wie schmeckt die Karotte, ist sie mild oder intensiv im Geschmack? Schmeckt sie süßlich? Wie ist der Geschmack von Kohlrabi, von Roter Bete, von Paprika? Schmeckt ein Stück rote Paprika deutlich anders als ein Stück grüne oder gelbe Paprika? Wie ist der Geschmack des Apfels, süß oder doch eher säuerlich? Ist der Geschmack angenehm oder mag ich ihn nicht? Schmecke ich vielleicht etwas Saures, wie den Saft einer Zitrone? Wie schmecken die Brombeeren direkt vom Gartenstrauch? Sind sie schon reif, saftig und süß oder sind sie noch hart und säuerlich im Geschmack?
- Kräuter: Wie schmecken Kümmel, Anis, Muskat, Curry oder Zimt? Wie schmeckt Petersilie, wie Oregano? Woran erinnert uns der jeweilige Geschmack? Wie schmecken das Basilikum, der Schnittlauch, direkt aus dem Garten?
- Leckereien: Wie schmecken Mamas Vanillekipferl, wie der Hefezopf von Papa, der Kuchen der besten Freundin? Mag ich den Geschmack von heißer Schokolade oder von einem warmen Wintertee?

Weitere Achtsamkeitsübungen:

Es gibt vielerlei Alltagsaktivitäten, die – solange sie funktional und nicht dysfunktional, d. h. nicht krankheitsbestimmt geschehen – als Achtsamkeitsübungen funktionieren. Dazu gehören u. a. Haushaltsaktivitäten wie Putzen, Saugen, Waschen, Kochen, sportliche Unternehmungen (solange diese nicht selbst zwanghaft sind), Bewegung im Allgemeinen, soziale Aktivitäten wie Gespräche, gemeinsames Spazieren etc. Auch Schreiben, beispielsweise zeitlich begrenztes Freewriting (einfaches Niederschreiben eigener Gedanken, willkürlich, strukturlos), Sudoku, Knobelspiele oder Handarbeitstätigkeiten wie Stricken, Häkeln, Töpfern, Basteln sind als Achtsamkeitsübungen möglich. Wesentlich ist, dass die Übungen niederschwellig, d. h. einfach zu beginnen sind und bleiben.

Wichtig: Bei der Anwendung von Skills, Achtsamkeits- und Genussübungen sind die genannten Beispiele keineswegs vollständig oder chronologisch abzuarbeiten. Stattdessen können dem jeweiligen Kontext entsprechend Übungen herausgegriffen oder eigenständig hergeleitet werden (mit Blick auf Sinneswahrnehmung und niederschwellige Aktivitäten). Jede oder jeder Betroffene sucht sich heraus, was bei ihr oder ihm am besten funktioniert.

Die Skills-Ausführung verlangt Betroffenen einiges an rascher Reaktionsfähigkeit und an Konsequenz und Training ab. Schließlich werden Skills angewandt, um aus dem Hochanspannungsbereich auf ein Anspannungs- bzw. Angstniveau mittelgradiger Intensität zu gelangen, und es ist genau diese Hochspannung, die Betroffene blitzschnell, teilweise gefühlt automatisch, in die gewohnten Zwangsmechanismen führt. Es gilt einmal mehr, den Zwangsimpuls zeitgerecht zu bemerken, die dahinterstehende Angst bzw. Anspannung zu reflektieren und deren Intensität einzuschätzen, um im Hochspannungsbereich mittels Skills, im mittleren Intensitätsbereich mit dem Angstaushalten, gegebenenfalls in Kombination mit Achtsamkeitsübungen, zu reagieren.

Das heißt konkret: Wird der Impuls zum Zwang bemerkt und erscheint es nicht möglich, die dahinterstehende Angst »einfach« geschehen zu lassen, können Patienten einen Sinn aus dem Sinnesrepertoire auswählen und ihre Aufmerksamkeit bewusst auf visuelle, auditive, taktile, olfaktorische oder gustatorische Wahrnehmungen lenken. Ergänzend können die Fragen »Woran erinnert die jeweilige Wahrnehmung, das jeweilige Empfinden?« bzw. »Welche Gefühle löst die jeweilige Wahrnehmung aus?« gestellt werden. Oder aber es wird sozusagen auf ein vorbereitetes Übungssortiment zurückgegriffen: Haben Erkrankte zum Beispiel herausgefunden, dass ein scharfes Bonbon hilft, Hochspannung abzubauen, oder ein dreiminütiges Freewriting, mittelgradige Angst auszuhalten, vielleicht indem die Körpersymptome niedergeschrieben werden, haben sie ein scharfes Bonbon oder einen Notizblock und Kugelschreiber stets griffbereit.

Es geht bei Skills, Achtsamkeits- und Genusstraining keinesfalls um ausufernde, endlos auszuführende Übungen, sondern um kleine (funktionale) Aktivitäten, die spontan über einen Anspannungshöchstpunkt hinüberretten bzw. helfen, mittelgradige Angst auszuhalten. Und trotzdem kann es passieren, dass Betroffene in Panik geraten.

Panikattacke – in Panik geraten und damit umgehen

Panik ist ein Zustand intensiver Angst vor einer tatsächlichen oder angenommenen Bedrohung. Diese übermächtige Angst bedeutet eine starke Stressreaktion des Organismus und geht mit vielfältigen Symptomen einher. Charakteristisch sind Herzrasen, Schwindelgefühl, Atemnot, Schweißausbruch, Zittern und Übelkeit. Des Weiteren berichten Betroffene teilweise über das Gefühl, neben sich zu stehen, über die Befürchtung, ohnmächtig zu werden oder zu sterben. Panik tritt in Form von Panikattacken meist plötzlich auf.[4]

Auslöser für Panikattacken ist die Überrumpelung durch einen Angstreiz, der die Anspannung blitzartig auf ein sehr hohes Angstintensitätslevel steigen lässt. Eine Angstregulation ist in der Situation nicht möglich, weder auf funktionale noch auf dysfunktionale Weise. D. h. Betroffene geraten in Panik, wenn sie dieses intensive Angstgefühl nicht abzufangen, nicht auszuhalten, nicht abzuwehren vermögen.

Neben solch jäh auftretenden starken Angst- bzw. Paniktriggern kann eine Panikattacke auch ausgelöst werden durch Überforderung beim gezielten Üben von Reizkonfrontation und Reaktionsverhinderung, d. h., wenn absichtlich einem Angstreiz gegenübergetreten (hierzu zählt auch die Provokation des Zwangs) und die Angstabwehr unterlassen wird. Weil Zwangspatienten typischerweise überaus tüchtige, gewissenhafte, ehrgeizige, perfektionistische, engagierte, leistungsorientierte Charaktere sind, ist meistens auch ihr Anspruchsniveau in der Therapie sehr hoch. Zum Beispiel halten sie sich im Rahmen der Reizkonfrontation und Reaktionsverhinderung nicht an Ängste mittelgradiger Intensität, erscheint ihnen dieser mittelgradige Übungsbereich als »zu leicht«. Sie setzen sich folglich Angstreizen aus, die eine Anspannung höherer, gar höchster Intensität auslösen. Gleichbedeutend wäre ein Nicht-Beachten des Stufenplans, d. h. ein Überspringen von Stufen, um schneller ans Ziel zu kommen. Ein zu engagiertes, zu ehrgeiziges, zu rasches Vorgehen ist nicht bloß unwirksam, sondern kann sehr unangenehm sein, wenn es Betroffene in die Panik führt. Im Worst Case kann es sogar krankheitsverschärfend sein, wenn das übermotivierte Vorgehen in dysfunktionaler Kompensation, d.h. zwanghafter Angstabwehr mündet.

Ich selbst kann dies bloß bestätigen: Jahrelang habe ich mich bemüht, gesund zu werden. Mein Leistungscredo »Ich muss funktionieren. Ich muss mich anstrengen« weitete ich (unbewusst) selbst auf das Setting Gesundheit aus. »Gesund werden durch Leistung!« war mein Prinzip. Gesund werden durch Leistung? Liegt hierin nicht der Widerspruch schlechthin? Es dauerte Jahre, bis ich begriff, dass sich mein Leistungscredo selbst auf die Gesundung übertragen hatte. Ich tat alles, funktionierte, um gesund zu werden. Hielt mich konsequent an alle Tipps, Verhaltensgebote bzw. -verbote, führte jede aufgetragene oder angebotene Übung aus: Therapieübungen, Dehnungs-, Haltungs-, Atem- und Meditationsübungen, Druckmassagen, Physiotherapieübungen, Wechselduschen, regelmäßiges Ausdauertraining, Augentraining, Ernährungsanweisungen usw. Ich »stellte« mich der Angst, trat ihr gegenüber, hielt mich eisern an, ihr »einfach« nicht nachzugeben. Dies entspricht wohl weniger einem Angstaushalten als vielmehr einer gewissen Abwehr, ich ignorierte sie einfach oder versuchte, sie durch Leistung zu kompensieren. Wie sollte ich sie denn aushalten, wenn ich doch nicht in Kenntnis der funktionalen Unterstützungstechniken war. Heißt, ich landete regelmäßig im Zwang oder geriet in Panik. Manövrierte mich, entgegen meiner besten Absicht, bedauerlicherweise tiefer und tiefer in die Erkrankung hinein. Das Dogma »Gesund werden durch Leistung« musste ich ersetzen durch »Langsamer ist schneller!«.

Bevor ich die Möglichkeiten zum Umgang mit Panikattacken erläutere, schildere ich eine persönliche Panikerfahrung:

Es ist ein grauer Frühlingstag. Der Himmel ist wolkenverhangen. Es ist weder besonders kalt noch besonders warm. Ich bin zu Hause, esse lustlos zu Mittag. Mir geht es nicht gut. Ich habe Schmerzen, bin erschöpft. Abwechselnd fühle ich mich leer, teilnahmslos und ängstlich, angespannt. Ich zwinge mich, die Küche aufzuräumen, sehne mich danach, mich auszuruhen, mich etwas zu erholen. Ich kann nicht mehr. Ich sinke auf die Couch und liege einfach nur da. Mein Körper schreit.

Alles ist entzündet, so fühlt sich das an. Eine bleierne Schwere breitet sich über mir aus, gleichzeitig pfeifen meine Ohren, mal rauschend, mal schrill. Ich bin kaputt. Defekt. Error. Was soll ich bloß tun, wie hört das auf?

Ich bin machtlos, meine Anspannung steigt. Ich liege da, träge, schwer, meine Beine und Arme völlig reglos von mir gestreckt. Ganz anders sieht es in meinem Inneren aus. Mein Herz pocht, schnell, schneller und schneller, meine Atmung ist flach. Mein Körper, so reglos, so schwer er daliegt, er ist trotzdem angespannt, richtig verkrampft. Meine Gedanken beginnen zu kreisen, zu rasen. Was kann ich tun? Ich werde wütend, sauer, weiß nicht mal auf wen. Sag's mir doch einfach, ich tu alles, damit das aufhört, damit es mir bloß ein bisschen besser geht. Aber ich kann nichts tun, wenn ich nicht weiß wie und was. Ich beginne zu weinen. Ich bin ein Versager. Ein Nichtsnutz, unproduktiv, und krieg nicht mal ein bisschen Befindlichkeitsbesserung hin. Wie soll das nur weitergehen?

Ich bekomme Angst, immer mehr. Ich bin so kaputt, bin so erschöpft und kann doch nicht hier liegen bleiben, das halte ich nicht aus. Unproduktiv! Nichtsnutz! Ich bin ein Versager! Ich muss mich zusammenreißen, sonst hört das nie auf. Was kann ich tun? Putzen, aufräumen, oder einfach hinausgehen? Bewegung, frische Luft, das soll ich doch machen, täglich, das tut Patienten gut. Im Flachen spazieren bringt doch nichts. Da strenge ich mich nicht an, bringe weder den Kreislauf in Schwung, noch verbrenne ich so ordentlich. Den Hausberg hochlaufen, das wäre wenigstens irgendwie produktiv. Trau ich mich das, so ganz allein? Was, wenn mir ein großer Hund entgegenkommt, womöglich nicht angeleint? Was, wenn dieser gesuchte Mann mir plötzlich begegnet? Und überhaupt, darf ich das? Krank sein und wandern gehen, das passt doch nicht zusammen. Soll ich doch lieber daheimbleiben? Aber da drehe ich durch, ich kann nicht bloß rumliegen. Ich muss in die Gänge kommen. Muss alles normal machen, sonst hört das nie auf.

Ich ringe mit mir. Kämpfe mit mir. Lange. Sitze auf der Couch, husche durch die Wohnung, hektisch, kann bloß schwer atmen. Die Gedanken wiederholen sich, ich bin zerrissen. Ich weiß nicht, was ich tun soll. Und ziehe mich schließlich, zwei Stunden später, um. Schlüpfe in die Sportklamotten, habe mich noch immer nicht entschieden. Gehe ich »bloß« spazieren, oder wage ich doch den Hausberg-Versuch? Kaum habe ich mich umgezogen bin ich versucht, die Kleidung erneut zu wechseln. Vielleicht gehe ich doch nicht auf den Berg, das ist schon ein bisschen viel. Ach wo, jetzt sei keine Memme. Ich soll mich doch Angstsituationen stellen, soll das doch üben. Und überhaupt ist es lächerlich, dass ich mich fürchte, da hochzulaufen, was soll schon passieren, früher bin ich da wöchentlich fünf Mal rauf. Unentschlossen und mit mir hadernd bewege ich mich gefühlt ferngesteuert die Treppe hinunter. Meine Beine bewegen sich in Richtung Hausberg, tragen mich das erste steile Stück hinauf. Offenbar ist die Entscheidung getroffen. Ich versuche mich zu beruhigen, ich kann doch jederzeit umkehren. Ein Versuch ist es wert, ich soll doch üben!

Ich bin erstaunt, dass das Bergaufgehen mir leichter fällt als gedacht. Ich komme zügig vorwärts, mein Ehrgeiz packt mich, ich will ganz hinauf. Ich gehe weiter, sehe auf die Uhr. Ich habe Angst, es ist düster im Wald. Ist das gefährlich, allein hier zu gehen? Ich taste nach dem Pfefferspray in der Jackentasche. Wo ist der Auslöseknopf, ist das Spray überhaupt noch funktionsfähig?

Die nächste Katastrophe gaukelt vor meinen Augen. Was soll ich tun, wenn ich jemandem begegne, den ich kenne, der mich für schmerzgeplagt und energielos hält? Der sieht mich dann als Simulantin. Mache ich vielleicht allen, gar mir selbst was vor? Was soll ich sagen, was soll ich dann tun? Wird schon nicht so kommen, dass ich genau heute jemanden treffe. Was, wenn doch?

Ich sehe auf die Uhr, es ist kurz nach halb vier. Um diese Zeit sind noch nicht viele Leute unterwegs, versuche ich mich zu beruhigen. Meine Gedanken kreisen, mein Kopf gibt keine Ruhe. Ich fühle mich schwindelig. Ich zittere, meine Knie sind ganz weich. Ich bin klatschnass, ich schwitze stark und mir ist eiskalt. Mein Herz pocht, heftig, laut. Ich kann das Pochen in meinen Ohren hören. Ich ringe nach Luft, bleibe doch nicht stehen, eile weiter, den Berg hinauf.

Und dann, plötzlich, da kommt dieser Augenblick. Mein Herz »klinkt« sich aus. Das kenne ich. Das passiert manchmal, wäre nicht weiter gefährlich, heißt, es käme von meiner frühkindheitlichen Herzrhythmusstörung, einer gewissen Art Tachykardie. Die hatte sich ausgewachsen, kehrte in der Pubertät zurück. Seither, meist unter körperlicher Belastung oder in hormonellem Zusammenhang, tritt diese Rhythmusstörung alle paar Monate auf. Ich habe herausgefunden, wie ich diese Art Herzrasen stoppen kann, nämlich, indem ich mich flach hinlege und warte. Je nachdem, wie lange mein Herz bereits rast, kann es einige Minuten oder auch ein oder zwei Stunden dauern, bis ich ihn spüre, den harten Stich. Mit diesem Stich »klinkt« sich mein Herz wieder »ein«, schlägt, als wäre die »Ausklink«-Eskapade niemals geschehen. Nur bin ich danach noch müder, noch erschöpfter, als ich es sowieso schon bin. Ich fühle mich dann noch stärker ausgelaugt.

Einige Schritte noch schwanke ich weiter bergauf, noch immer halte ich mir vor, mich zusammenzureißen, mich der Angst zu stellen. Ich muss weitergehen, und zwar bis ganz hinauf. Und dann, plötzlich, hält mich irgendwas an. Wie ferngesteuert bleibe ich stehen, in einer der steilsten Passagen. Ich drehe mich um, blicke hinab ins Tal. Schlagartig wird alles ganz hell, ganz weiß. Mir ist so schwindelig, so furchtbar kalt. Ich zittere stark. Falle langsam in mich zusammen, sacke zu Boden. Noch immer blicke ich auf das Tal hinab, noch immer ist alles so hell, so seltsam grell. Irgendwie bin ich ausgestiegen. Stehe neben mir, befinde mich gefühlt nach rechts oben versetzt, und blicke auf mich selbst hinab. Da kauere ich am Boden, bin irgendwie erstarrt. Traue mich nicht, mich zu bewegen. Ich kann nicht aufstehen. Ich habe keine Kraft. Könnte nicht stehen, derart schwach fühle ich mich, derart wackelig sind meine Beine.

Ich löse meinen Arm, meine Hand aus dieser Starre. Bewusst? Unbewusst? Ich weiß es nicht. Es geschieht einfach. Ich greife in die Jackentasche. Fische mit zittrigen Fingern nach meinem Telefon. Gelange in die Anrufliste, drücke auf die Nummer in der ersten Zeile. Das Display wird schwarz, dann steht »Papa« und »Verbinde …« da. Mittlerweile kauere ich nicht mehr in der Hocke auf dem nass-matschigen Boden, mittlerweile sitze ich im Dreck. Es klingelt, einmal, er hebt sofort ab. »Wo bist du?«, frage ich leise. Im Büro. Klar, wo auch sonst, mitten am Nachmittag. Wo ich bin, will er wissen. Da presse ich mit letzter Kraft ein leises »Ich bin am Berg« heraus. Schiebe noch »auf ungefähr zwei Drittel der Gesamthöhe«, und »Mir ist so schwindelig, ich kippe gleich weg« hinterher. Papa versichert mir, sofort zu kommen. Ich kann nicht mehr antworten, ich fühle mich zu schwach. Ich lege nicht auf, halte regungslos das Telefon in meiner eiskalten Hand. Bewege mich nicht von der Stelle, sitze im Dreck, warte einfach nur ab. Alles ist weiß, alles ist hell, so grell.

Die 15 Minuten, bis Papas Auto hinter der Kurve auftaucht, fühlen sich an wie eine Ewigkeit. Ich meine wegzukippen, noch bevor er kommt. Ich zittere, ich friere, ringe nach Luft. Ich spüre mein Herz, höre den Puls, jeden einzelnen Schlag.

Ich kippe nicht weg. Papa fährt dicht an mich heran. Ich greife nach dem Türgriff, ziehe mich irgendwie hoch. Steige ins Auto, bin peinlich berührt. Ich schäme mich. Ich bin eh schon ein Nichtsnutz, arbeitsunfähig und so. Und muss dann den Hausberg hochlaufen, um beinahe wegzukippen, sodass ich auch noch aufgelesen werden muss. Ich bin ein Versager, das ist alles meine Schuld.

Papa bringt mich nach Hause, begleitet mich bis in meine Wohnung. Er muss gehen, er hat einen Geschäftstermin. Ich lege mich hin, direkt auf den Boden. Noch immer zittere ich, noch immer dreht sich alles. Ich hoffe, dass das Herz sich beruhigt. Es dauert eine Weile, bis es komisch sticht. Der Stich, der mir anzeigt, es hat sich »eingeklinkt«. Auch jetzt bin ich noch angespannt. Einige Male zieht sich mein Herz krampfartig zusammen. Noch immer atme ich flach, getraue mich nicht, die Luft tiefer in meine Lungen zu ziehen. Ich fühle mich schwach, irgendwie kaputt. Vor allem aber falsch, richtig blöd. Ich schäme mich, schäme mich stark. Was denkt Papa wohl? Was tue ich bloß? Ich gehöre geohrfeigt, bin krank und mache Sport. Diese ganze Misere, offensichtlich ist sie allein meine Schuld. Wieso bin ich nicht einfach umgekippt, ganz weggekippt? Wäre wohl besser gewesen. Wäre es überhaupt besser, ich wäre weg? Wer hat noch Freude mit mir? Wie wäre das möglich? Mit mir, als Last.

Die Gedanken kreisen. Kreisen, kreisen jedoch langsamer als so oft sonst. Sie sind schwer. Werden schwerer und schwerer, drücken mich nieder, füllen mich mehr und mehr aus. Die Anspannung, die Leere, sie weichen der Schwere.

Ich beginne zu weinen. Ein tiefer Schmerz durchzieht meinen Körper, eine tiefe Traurigkeit nimmt mich ein. Noch immer liege ich auf dem Boden. Laute Schluchzer wechseln sich mit leisen Wimmergeräuschen ab. Nach einiger Zeit bin ich offensichtlich leergeweint. Da ist sie wieder, die Leere, die sich tatsächlich noch schlimmer anfühlt als diese tiefe Traurigkeit.

Ich fühle mich leer und werde böse mit mir selbst. Ich bin falsch. Ich bin schuld. Selbst schuld. Das alles, es ist meine Schuld.

Ich stehe auf, bewege mich ins Badezimmer. Teilnahmslos dusche ich, trockne mich ab, ziehe mir was Frisches an. Kriege das noch nicht mal richtig mit. Noch einige Male krampft mein Herz. Phasenweise fällt mir das Atmen schwer. Sind das die Vorboten eines Herzinfarkts, ist es denn noch immer nicht genug? Ich habe Angst.

Ich berichte meiner Therapeutin vom Hausberg-Vorfall. Sie klärt mich auf: Das Ereignis wäre mit hoher Wahrscheinlichkeit eine starke Panikattacke gewesen.

Panikattacke! Panikattacke? Das auch noch?

Mir werden die kognitiven und vegetativen Abläufe bzw. Symptome von Panik bzw. Panikattacken erläutert, ebenso die auslösenden Umstände bzw. Faktoren. Ich beginne zu begreifen, ein Einordnen des Hausberg-Vorfalls als Panikattacke ist durchaus vorstellbar. Dasselbe gilt für die zahlreichen (vor allem abendlichen) Befindlichkeitsstörungen. Mir war schlichtweg nicht klar, dass es sich bei diesen vielen, mitunter mehrmals täglich auftretenden Phasen von Atemnot, Zittern, Schwindel etc., die allesamt einhergehen mit einem sehr hohen Anspannungslevel, möglicherweise um (kleinere oder größere) Panikattacken handelt.

Was nun bringt diese Erkenntnis für einen Nutzen mit sich? Vor allem begreife ich, dass bei mir Angstempfinden auf höchstem Intensitätsniveau vorkommt. Die Ausprägung meiner Angst- und Zwangserkrankung wird mir ziemlich unverblümt vor Augen geführt. Ich erlebe Angst im ausgeweiteten und hohen Maße, was die langjährige Manifestierung meiner Zwangserkrankung noch eingehender erklärt.

Wie lautet die angemessene, die genesungsförderliche, die empfohlene Umgangsweise mit Panik? Wenn wir Panik als Zustand intensiven Angstempfindens begreifen, lässt sich der angebrachte Umgang, die angebrachte Reaktion auf Panikattacken gewissermaßen von selbst herleiten. Der Umgang mit Angst diverser Intensitäts- bzw. Anspannungsniveaus wurde bereits mehrfach angesprochen und diskutiert. Da Panik eine Form von Angst im höchsten Intensitätsbereich ist, entspricht auch der empfohlene Umgang mit Panik genau derjenigen Umgangsweise, wie sie für Angst (im Hochanspannungsbereich) ausgeführt ist: Angst bemerken, Intensität einschätzen, Angst benennen und aushalten bzw. gegebenenfalls zuvor funktional herunterregulieren (Skills) auf mittelgradige Intensität.

Zusätzlich möchte ich an dieser Stelle eine Art Panik-Notfallplan vorstellen. Bei Panik kann die Ratio sehr plötzlich und zeitweilig stark eingeschränkt sein, deshalb ist der Notfallplan als niedergeschriebene Gedankenstütze, die »bloß« in die Hand zu nehmen und zu befolgen ist, mitunter sehr hilfreich im Umgang mit der Situation. Natürlich vorausgesetzt, es gelingt, die Panikattacke bei ihrem Auftreten als solche zu begreifen.

Panikattacke – Notfallplan:

1. Ich habe eine Panikattacke.
2. Ich kann sie ruhig geschehen lassen, sie schadet mir nicht.
3. Angstkurve zeichnen, Verlauf der Panik notieren
4. Angstsymptome benennen, mündlich und/oder schriftlich
5. Ende der Panik abwarten

Während es zunächst wesentlich ist, die Angstintensität richtig einzuschätzen, d. h., die Panikattacke als solche überhaupt zu erkennen, kann es dann helfen, sich die Tatsache, dass die Panik zwar unangenehm, jedoch nicht schädlich bzw. lebensbedrohlich ist, zu vergegenwärtigen. Dementsprechend gilt es, Panik als hochintensive Form der Angst auszuhalten zu versuchen. Wiederum hilfreich ist das Sich-bewusst-Machen der (starken) Angst, wobei das Benennen von Angstsymptomen (»Ich spüre, wie mein Herz rast«, »Ich schwitze stark«, »Mir ist schwindelig«, »Ich bekomme schwer Luft«, »Meine Beine zittern« etc.) genauso wie das Verbildlichen der Angstkurve, indem der Panikverlauf gezeichnet wird, zweckdienlich ist. Wenn wir uns erinnern, dass im Hochspannungsbereich funktionale Skills angewandt werden können, um auf ein Anspannungsniveau zu gelangen, auf dem die Angst auszuhalten ist, könnten das Benennen der Angstsymptome oder das Zeichnen des Panikverlaufs als solche Skills ausgelegt werden. Schlussendlich geht es auch bei der Panik darum, sie geschehen und vorübergehen zu lassen, anstatt sich dysfunktionaler Kompensationsmechanismen zu bedienen. Auch panische Angst flacht nach gewisser Zeit ab.

Begrenzungen einrichten zur Schaffung zeitnaher Erleichterung

Meist sind gewisse Lebensbereiche eines Zwangspatienten stärker bzw. hochgradiger angstbesetzt als andere. Zu Beginn der Therapie ist die Umsetzung der einzelnen therapeutischen Maßnahmen für Zwangspatienten besonders schwierig. Wir beginnen zwar, die Erkrankung als solche zu verstehen, eingehender und eingehender im fortschreitenden Therapieverlauf, trotzdem ist die Veränderung gewohnter Reaktionsmuster eine Herausforderung. Speziell, weil es um Gewohnheiten geht, die der Regulation unangenehmer Gefühle zu dienen scheinen. Kognition ist das eine, Emotionen wie Angst jedoch sind stark denk- und handlungsleitend und erschweren eine kognitiv angestoßene Wandlung des Verhaltens. Aus diesem Grund bedarf es eines schrittweisen Vorgehens.

Weil ein schrittweises Vorgehen Zeit bzw. Geduld bedingt, der Leidensdruck der Zwangspatienten am Therapiebeginn aber zumeist bereits gravierend ist (wir erinnern uns an die durchschnittliche Krankheitsmanifestationszeit von sieben bis zehn Jahren bis zur Diagnosestellung sowie an die teilweise Stunden andauernden Zwangsrituale) und die Erkrankten in ihrer Lebensführung stark beeinträchtigt sind, ist es gerade anfangs hilfreich, auf die Möglichkeit der Einrichtung von Zwangsbegrenzungen zurückzugreifen. Sie kann zeitnahe Erleichterung bringen.

Anders als beim Kernelement der Zwangsbehandlung, der Veränderung der krankhaften Verhaltensmuster, zielt die Zwangsbegrenzung weniger auf einen Wandel der Zwangsgewohnheiten als vielmehr auf die (vorläufige) Beschränkung dieser zwanghaften Rituale ab. Eine Begrenzung der Zwangseskapaden wird von den Patienten zumeist als deutlich leichter umsetzbar empfunden, weil sie nicht den Angstabwehrmechanismus (Zwang) an sich einstellen sollen (der Versuch des abrupten Unterlassens von jahrelang gepflegten Zwängen führte sowieso nur in die Frustration!), sondern gewohnten Angstabwehrreaktionen immerhin zeitweilig stattgeben dürfen. Durch Begrenzungsmaßnahmen erfahren sie dabei trotzdem bereits Erleichterung. Die Zielsetzung ist eine andere: Die Zwangsbegrenzung beabsichtigt zeitnahe Erleichterung, während Reizkonfrontation und Reaktionsverhinderung auf langfristige Befindlichkeitsbesserung abzielen.

Zwangsbegrenzungen sind generell bei jeder Angstintensität anwendbar. Insbesondere sind sie für Situationen des Hochspannungsbereichs, für die am stärksten belastenden Zwangsrituale vorgeschlagen. Angstreize und -situationen mittlerer Intensität liegen bekanntlich im Übungsbereich und sollten dementsprechend zum Verändern der krankheitsbedingten Verhaltensmuster genutzt werden. Und dennoch können Begrenzungen auch hier helfen, hartnäckige pathologische Verhaltensmuster immerhin vorerst zu entschärfen.

Grundsätzlich gibt es zwei Herangehensweisen zur Einrichtung der Zwangsbegrenzung:

- zeitliche Begrenzung
- anzahlmäßige Begrenzung

Zum Beispiel kann ein ausgeprägter Waschzwang, bei dem die dahinterstehende Angst derart intensiv ist, dass sie die Übungsbereichsintensität übersteigt, auf eine gewisse Zeitspanne oder ein bestimmtes Zeitfenster eingegrenzt werden. Ich vereinbare also mit meiner Therapeutin, die bisweilen mehrere Stunden täglich dauernden Waschrituale auf maximal zweimal täglich für je eine halbe Stunde zu limitieren. Meine Angst vor Unreinheiten, vor dem Hautausschlag im Dekolletébereich ist zu stark, als dass ich mir bereits zutraue, diese Angst durch Bewusstmachen und Benennen oder gar ein Provozieren des Zwangs auszuhalten. Die stundenlangen Wascheskapaden jedoch kosten mich die letzten Nerven und verbrauchen Energie, über die ich doch sowieso nicht mehr verfüge. Die zeitliche Begrenzung erlaubt mir (vorerst noch) ein gründliches Reinigen, dessen heruntergefahrenes Ausmaß ich akzeptieren und aushalten kann, und verhindert zugleich ein Ausarten der Reinigungsprozesse ins Unermessliche, wie das bislang der Fall war. Das heißt, ich kann Erleichterung erfahren, indem ich mir höchst belastende und als unmöglich zu unterlassen anmutende Zwangsrituale (zunächst) nicht gänzlich verbiete, sondern sie durch einen zeitlichen Rahmen begrenze.

Da das Ausüben von Zwangsritualen meist mit einem hohen Zeitverbrauch einhergeht, lässt sich die zeitliche Begrenzung auf vielerlei Zwangsgewohnheiten umlegen. Denken wir bloß an meine krankheitsbedingten Badezimmererfahrungen, bei denen ich viel Zeit mit Herumdrücken und Bearbeiten meiner Haut verbrachte, oder auch an die Zwangsrituale auf dem Schulweg, als ich bestimmte Stellen zu betreten und andere unbedingt auszusparen hatte, an meine Zwänge beim Ankleiden, beim Kochen, beim Lernen, beim Lesen, beim Verlassen der Wohnung, beim Zu-Bett-Gehen, wenn ich wiederholt alle elektronischen Geräte auf deren Abschaltung überprüfen musste, oder ans zwanghafte nächtliche Grübeln etc., dann ist der pathologisch implizierte Zeitaufwand deutlich.

Selbst beim Grübeln kann die zeitliche Begrenzung erleichternd wirken: Wenn wir sogleich beim Bemerken kreisender Gedanken mit uns vereinbaren, wohl eine gewisse Zeit (zehn Minuten, eine halbe Stunde etc.) über die Thematik nachzudenken, uns aber nach Ablauf dieser Zeitspanne bewusst auf etwas anderes zu konzentrieren. Dies könnte so aussehen: »Ich darf mich mit der Problematik der Passung meines Berufs und meiner Talente in der nächsten halben Stunde gedanklich auseinandersetzen. Nach Ablauf dieser Zeitspanne konzentriere ich mich auf etwas anderes, vielleicht auf eine Idee für das Geburtstagsgeschenk für Mama, für das Wochenendprogramm, für eine Hilfeleistung, die ich jemandem anbieten kann, oder auch auf die Durchführung eines Bodyscans. Mit euch, liebe Gedanken zum Beruf, beschäftige ich mich nach Ablauf der halben Stunde für heute nicht mehr, ich nehme mir morgen wieder für euch Zeit.«

Steht die zu begrenzende Zwangsgewohnheit in Zusammenhang mit einer numerischen Komponente, lässt sich eine Situation außerdem entschärfen, indem der Zwang anzahlmäßig begrenzt wird. Wichtig ist, die Anzahl nicht von einer Zwangszahl (bspw. 9 wird als »gute« Zahl befunden) in eine neue Zwangszahl (bspw. gilt auch die Zahl 3 als »gut«) umzuwandeln. Vielmehr sollte versucht werden, die zwanghafte Anzahl auf bzw. mindestens in Richtung »normale« Anzahl zu reduzieren. Nicht wenige Zwangsausprägungen bringen eine numerische Komponente mit sich. Denken wir hierzu nur an die krankheitsbedingten Vorgaben von x-fachem Kontrollieren von Herd, Türschloss, Licht, Wasserhahn, von x-fachem Toilettengang, von x-fachem Umziehen, von x-fachem Durchlernen des Prüfungsstoffes, von x-fachem Lesen einer Textstelle, von x Sporteinheiten wöchentlich, von x Mahlzeiten täglich, und überhaupt an die x Mal durchzuführenden Wiederholungen eines Zwangsauftrages, ob dessen »korrekter« Erstausführung wir uns unsicher sind. Hier ist neben der zeitlichen Begrenzung die anzahlmäßige Begrenzung des jeweiligen Zwangsrituals möglich.

Ein Beispiel wäre die Begrenzung der abendlichen Türschlosskontrollen auf zwei Mal. Hierdurch würde ein Betroffener, der gewöhnlich 20 Mal das Türschloss auf dessen sicheren Verschluss kontrolliert, bereits eine deutliche Erleichterung erfahren. Anstatt dem (für den

Übungsbereich unbedingt empfohlenen) Unterlassen der Türschlosskontrollen und entsprechendem Angstaushalten erfolgt hier (zunächst) eine anzahlmäßige Limitation. Dies ist für den Patienten leichter realisierbar, denn er muss nicht die Kontrollen, die offensichtlich in hohem Maß angstgetriggert sind, von heute auf morgen gänzlich unterlassen. Obwohl die Reaktionsverhinderung das Credo in der Behandlung der Zwangserkrankung darstellt, würde ein abruptes Unterlassen nicht der realistischen Umsetzungsweise des stufenweisen Vorgehens entsprechen.

Weiter ist die anzahlmäßige Begrenzung beispielsweise nützlich beim Zwang zur Wiederholung bereits durchgeführter Absicherungsmaßnahmen. Also dann, wenn Betroffene einen Zwangsauftrag erhalten und diesen bestmöglich ausführen, sich aber im Anschluss oder noch während der Ausführung ob der fehlerlosen Durchführung unsicher sind und sogleich einen neuen Auftrag, nämlich jenen zum x-fachen Wiederholen der Auftragsausführung, erhalten.

Stellen wir uns dies wie folgt vor: Der Zwang gibt mir vor: *Ich muss mir drei Mal die Hände waschen, und zwar in der Abfolge Hände nass machen – zwei Minuten einseifen – eine Minute unter heißem Wasser abspülen, bevor ich mit dem Essen beginnen darf, sonst muss ich mich übergeben, und Mama und Papa haben einen Autounfall.* Ich befolge die Anweisungen des Zwangs, reinige mir die Hände in definierter Weise. Noch während des Reinigungsprozesses flammt die zunächst sinkende Anspannung erneut auf. Habe ich die Hände eben tatsächlich zwei Minuten eingeseift? Habe ich vergessen, sie zuvor extra nass zu machen? Es sind derartige Fragen, die meine Unsicherheit anzeigen, die ursächlich sind für das Einschießen des Wiederholungszwangs: *Ich muss die Hände nun sechs Mal waschen, und zwar wie folgt: Hände nass machen – vier Minuten einseifen – zwei Minuten unter heißem Wasser abspülen. Nur dann muss ich nicht brechen, nur dann haben Mama und Papa keinen Unfall.* So kann sich der Prozess in Endlosschleifen fortziehen. Um diese Beeinträchtigung, diese sich ins Unermessliche steigernde Zwangstortur zu stoppen, bietet sich (zunächst) wiederum die Möglichkeit der Begrenzung zur Schaffung zeitnaher Erleichterung an.

Ich kann also die Vereinbarung treffen: Ich wasche mir vor jedem Essen ein Mal, oder auch zwei Mal (so wenig, wie ich eben gegenwärtig realistischerweise glaube auszuhalten) die Hände, alle weiteren Händewaschaufträge sind eindeutig zu zwanghaft, sie spare ich als ersten Schritt aus. Wiederum muss ich so nicht von mir verlangen, die eingefleischten Zwangsgewohnheiten von heute auf morgen gänzlich sein zu lassen, was bei ihrer Verankerung und Intensität schlichtweg einer Unmöglichkeit gleichkäme. Ich erhalte mit der wiederholungszahlmäßigen Begrenzung ein Instrument an die Hand, mit welchem ich mir relativ rasch Entlastung verschaffen kann.

Hilfreich für die Einrichtung von Zwangsbegrenzung zur Schaffung zeitnaher Erleichterung sind u. a.:

- Wecker stellen
- die Frage nach dem »verträglichen«/noch angemessenen Maß

Bekanntlich gehen Zwangseskapaden zumeist mit hohem Zeitanspruch einher, weshalb das Wecker-Stellen eine der hilfreichsten und zugleich eine sehr einfache Begrenzungsmöglichkeit ist. Ich kann mir beispielsweise den Wecker stellen, bevor ich ins Badezimmer gehe, um die Abendhygiene auszuführen, sodass der Weckerton mich vor zu langem Ausharren und Zwängeln im Badezimmer warnt. Allein das Wissen um den Weckerton hält mich dazu an, mich aufs Wesentliche zu konzentrieren, anstatt mich stundenlang den Zwängen hinzugeben. Man wird es schwer glauben, auch ich glaubte es kaum, dass es nötig ist, den Wecker tatsächlich zu stellen und dies nicht nach einigen Tagen wieder sein zu lassen. Es ist das Wissen, der Wecker klingelt tatsächlich, zeigt mir an, das Badezimmer zu diesem Zeitpunkt zu verlassen, das offensichtlich notwendig ist. Selbstverständlich weiß ich um die ungefähre Dauer der »erlaubten« 15 Minuten für die Abendhygiene auch ohne Wecker, kann auf die Uhr sehen oder mich auf mein Gefühl stützen, und doch ist das nicht dasselbe, scheint anders zu wirken. Ohne Wecker-Begrenzung zupfe ich »nur noch schnell« das Härchen aus, beseitige »nur noch schnell« die Unreinheiten, wasche »nur eben nochmal« die Hände, und aus den »Nur-nochs« wird dann eine lange Zeit. Mitunter vergehen Stunden. Stunden, die ich sinnlos vergeude, sogar schädlich vergeude, Stunden, die mir für den Schlaf, die Erholung, für Soziales, für etwaige Trainings, für den Haushalt, für tatsächlich wichtige(re) Aktivitäten fehlen. Die Kleinigkeit des Wecker-Stellens hat sich als äußerst hilfreich erwiesen.

Auch die Methode der Frage nach dem »verträglichen« Maß hat sich für mich bewährt. Während beispielsweise zu Beginn der Kognitiven Verhaltenstherapie ein Unterlassen der abendlichen Kontrollen meines Türschlosses auf korrekten Verschluss undenkbar gewesen wäre, konnte ich mich zumindest auf ein Reduzieren der Kontrollzahl auf zwei Mal pro Abend einlassen (zuvor kontrollierte ich das Türschloss mitunter mehr als 30 Mal an einem Abend). Hierbei hat mir die Frage nach dem »verträglichen« Maß geholfen. Die völlige Kontrollunterlassung erschien mir nicht aushaltbar, die Durchführung von 20 oder 30 Kontrollen war jedoch mit einem gesunden Dasein kaum vereinbar. Selbstverständlich ist mir bewusst, dass ein gesunder Mensch die Tür abschließt und es damit gut sein lässt, vielleicht gibt es noch eine »vorsichtigere« Gruppe, welche die Tür ein, zwei Mal nachkontrolliert, was noch immer als »verträgliches« Maß angesehen werden kann. Ein zweimaliges Kontrollieren ist wohl selten als beträchtliche Einschränkung in der Lebensführung zu beschreiben.

Zielsetzung bzw. Zweck von Angstkonfrontation mit Zwangsverhinderung und von Zwangsbegrenzung sind unterschiedlich, genauso die entsprechenden Prozesse: Reizkonfrontation und Reaktionsverhinderung zielen auf die Genesung, bringen langfristig Erleichterung, bedürfen aber wiederholter Übung sowie der Bereitschaft, (kurzfristig) unangenehme Gefühle auszuhalten. Zwangsbegrenzung hingegen beabsichtigt die Schaffung zeitnaher Erleichterung. Entsprechende Maßnahmen sind für Betroffene kurzfristig leichter umsetzbar, ihr Nutzenpotenzial liegt dafür weniger in der langfristigen Genesung. Und doch ist das vorwiegend kurzfristige Nutzenpotenzial der Zwangsbegrenzung nicht mit einer Wirkungslosigkeit hinsichtlich langfristiger Befindlichkeitsbesserung gleichzusetzen. Eine derart beschränkte Wirkung tritt bzw. träte dann zutage, wenn jedes schwere Zwangsritual »nur« mittels Begrenzung angegangen würde. Dabei würde jedoch außer Acht gelassen werden, dass

- dies bei fortgeführter Therapie nur selten der Fall sein wird, weil die begrenzten Zwangsrituale ebenso wie die sie auslösenden, die konnotierten Angstreize sich im Laufe der Zeit verändern. Es werden Erfahrungen im Aushalten von Ängsten mittelgradiger Intensität gemacht, der Anspannungspegel insgesamt sinkt und dadurch bewegen sich auch die schwerwiegendsten Ängste und Zwänge vom Anspannungshöchstniveau auf ein niedrigeres Niveau. Dann kann die Herangehensweise von der Zwangsbegrenzung zum Angstaushalten geändert werden. Die ursprüngliche Begrenzung der schwerwiegendsten Zwangsrituale setzt Energien für das Üben der Reaktionsverhinderung bei mittelgradigen Ängsten frei, wobei genau diese Erfahrungen wiederum den tatsächlichen Abbau auch der zunächst »bloß« begrenzten Rituale erlauben.
- die Möglichkeit zur Kombination beider Herangehensweisen besteht. Die Zwangsbegrenzung wird um die Frage nach der hinter dem Zwang stehenden Angst ergänzt: Wovor habe ich gerade Angst? Was befürchte ich? Vor welcher Katastrophe bewahrt mich dieser Zwang? Dieses bei Zwangsbegrenzung parallel eingeschaltete Erörtern der (vermeintlich) abzuwehrenden Angst kommt zwar nicht der für die Genesung notwendigen Reaktionsverhinderung gleich. Die Begrenzung erlaubt (noch!) die Reaktion auf die Angst, wenngleich in geschmälertem Ausmaß. Immerhin aber trägt die Angstbenennung dazu bei, dass die Begrenzung im Laufe der Zeit zur Reaktionsverhinderung gewandelt werden kann: Die Begrenzungen können weiter eingegrenzt werden, d. h., die Angstabwehrmechanismen werden schrittweise reduziert, von einem pathogenen über ein »verträglicheres« auf ein »gewöhnliches« Maß. Außerdem ist das Benennen der Ängste zumeist weit weniger anstrengend als die permanente Angstabwehr. Auch insofern trägt die Angstthematisierung bei Zwangsbegrenzung zur Erleichterung bei. Es stellt sich heraus, dass die Zwangsbegrenzung in Kombination mit Angstbenennung schlussendlich langfristig ebenso gesundheitsfördernd ist wie die Reizkonfrontation und Reaktionsverhinderung. Einzig die Ansatzpunkte und die Vorgangsweisen unterscheiden sich: Reaktionsverhinderung setzt bei mittelgradiger Angst an, Zwangsbegrenzung vor allem bei höchstgradigen Angstreizen, wo-

bei die erste Begrenzung Energien freilegt, die auf die Angsterörterung verwendet werden können, und die Angstbenennung wiederum die weitere Zwangsbegrenzung ermöglichen soll. In diesem Kontext ist die Zwangsbegrenzung gewissermaßen als Skill zu betrachten, der es uns ermöglicht, die initiale Hochspannung funktional auf ein Niveau zu regulieren, auf welchem die Reaktionsverhinderung zwar (noch!) nicht möglich ist, immerhin aber die Angstreflexion. Schlussendlich gelangen wir über beide Wege, sowohl direkt durch Reaktionsverhinderung als auch über die Kombination aus Zwangsbegrenzung und Angstthematisierung, zum angestrebten Aushalten von Angst, zum Unterlassen der Zwangsrituale. Und dann? Dann heißt es üben, üben, üben. So bahnen wir uns Schritt für Schritt den Weg in Richtung Genesung.

Kognitive Umstrukturierung am Beispiel von Reframing

Kognitive Umstrukturierung ist ein weiterer Baustein der Kognitiven Verhaltenstherapie zur Behandlung der Zwangserkrankung. Dabei geht es um die Veränderung falscher Grundannahmen, indem alternative funktionale für dysfunktionale Gedanken gefunden werden. Reframing ist eine beispielhafte Methode für die Kognitive Umstrukturierung. Ein gewisser Rahmen wird verschoben, durch den neuen Kontext erhält der Inhalt (ein Problem) eine veränderte Bedeutung. Persönliche, vermeintlich schlechte Eigenschaften oder Aktivitäten werden neu, auf andere Weise, genauer betrachtet, mit der Absicht, auch deren gute Seiten zu erkennen.

Ein paar Beispiele:

- Ich bin egoistisch.
- Ich bin faul.
- Ich bin unvorsichtig.
- Ich bin trotzig.

Egoismus, Faulheit, Unvorsichtigkeit und Trotz sind für mich mit negativen Assoziationen belegt, ganz speziell in Bezug auf mich selbst. Wenn ich egoistisch bin, achte ich zunächst, wenn nicht ausschließlich, auf mich selbst. Ich stelle meine Bedürfnisse ins Zentrum und beachte diejenigen meines sozialen Umfelds nicht. Als ebenso unangebracht, schlecht und verboten empfinde ich eigene Faulheit. Bedeutet das doch, ich ruhe mich unnötig aus, strenge mich viel zu wenig an, nutze mein Potenzial nicht, und das selbst verschuldet. Ich könnte mich doch anstrengen, mich mehr bemühen, mich engagieren, ins Zeug legen. Als genauso fehl am Platz erachte ich es, unvorsichtig bzw. trotzig zu sein. Kann ich mich nicht besser kontrollieren, gewissenhafter vorgehen, überhaupt bedachter sein? Vermag ich nicht, mich am Riemen zu reißen, anstatt zu trotzen und mich nicht anzupassen, nicht zu entsprechen? Es steht mir nicht zu, meine Bedürfnisse in den Vordergrund zu stellen, sie zu verteidigen, sie durchzusetzen.

Es zeigt sich deutlich, für mich stellen die genannten Eigenschaften schlechte, mithin unerlaubte Dispositionen dar, jedenfalls in Bezug auf meine eigene Person – bis ich sie »reframe«, d. h. den Bezugsrahmen verändere.

Könnten die Eigenschaften auch etwas Gutes haben? Fühlten sich die genannten Eigenschaften bei neuerlichem Erwägen in gewisser Art und Weise vielleicht ganz okay, sogar irgendwie gut an? Sehen wir uns die Bedeutung der Eigenschaften in verändertem Kontext erneut an:

Egoistisch:

- Ich sorge für mich.
- Ich darf mich um meine Bedürfnisse kümmern, ich darf sie stillen.

Faul:

- Ich gestehe mir Ruhe und Entspannung zu.
- Ich darf gelassen sein.
- Ich darf für Erholung sorgen.
- Ich darf Pausen machen und ich brauche diese Entlastung auch.

Unvorsichtig:

- Ich bin spontan.
- Ich bin flexibel.
- Ich bin mutig.
- Ich bin locker.
- Ich bin unkompliziert.
- Ich lasse mich auf Spannendes, Aufregendes, Lustiges, Abenteuerliches ein.

Trotzig:

- Ich darf meine Bedürfnisse durchsetzen und verteidigen.
- Ich darf für mich einstehen, mich wehren.
- Ich darf wütend und ärgerlich sein.
- Ich darf sagen, was ich mag und was ich nicht mag, ich darf zu mir selbst stehen.

Mittels Reframing der als schlecht begriffenen Eigenschaften ist es mir möglich, diese in ein anderes Licht zu rücken. Egoismus, Faulheit, Unvorsichtigkeit und Trotz haben allesamt auch etwas Gutes. Es ist das »gesunde« Maß, sprich ein einigermaßen ausgeglichenes Verhältnis, das die Verträglichkeit der genannten Eigenschaften bestimmt. Purer Egoismus ist wohl selten angebracht, ein gesunder Egoismus hingegen durchaus. Er ist wesentlich für gutes Befinden, und dieses ist nicht bloß immens wichtig für mich selbst, sondern auch für mein soziales Umfeld.

Die Frage drängt sich auf: Was bitteschön hat mein Umfeld davon, wenn ich mich egoistisch zeige? Gesunder Egoismus bedeutet: Ich sorge für mich und meine Bedürfnisse. Wenn ich das tue, bin ich zufriedener, ausgeglichener. Dann bin ich nicht bloß angenehmer im Umgang, sondern verfüge vermutlich außerdem über mehr Energie, mehr Ressourcen, um für die anderen da zu sein, um zur Erfüllung ihrer Bedürfnisse beizutragen. Das Prinzip dürfte klar sein.

Reframing lässt sich neben Eigenschaften auch auf als schlecht befundene Aktivitäten umlegen. So kann ein selbstabwertendes »Ich mache zu wenig Sport« umgewandelt werden in »Ich schone meine Energieressourcen« oder in »Ich gestehe mir eine Erholungsphase zu«. Auch das selbstverachtende »Ich helfe zu wenig« erhält eine veränderte Bedeutung, indem der Rahmen verschoben wird auf angebrachte Selbstfürsorge: »Ich gestehe mir eine Pause zu«, »Ich nehme Rücksicht auch auf meine Bedürfnisse«.

Was in Bezug auf andere oft leichter begreiflich erscheint, mag sich bei einem selbst als weitaus herausfordernder darstellen. Häufig heißen wir Eigenschaften und Verhaltensweisen bei anderen gut und werten sie bei uns selbst ab. Wer kennt die Aussage nicht: »Pass gut auf dich auf. Sorge für dich. Kümmere dich um deine Bedürfnisse. Du stehst an erster Stelle.« Was wir in Bezug auf andere als gesunden Egoismus bezeichnen und ihnen nahelegen, erachten viele von uns im Kontext der eigenen Person als Verbrechen. Wieso gibt es für uns selbst den gesunden Egoismus nicht, während wir ihn anderen doch so sehr empfehlen? Die bewusste Auseinandersetzung mit der Bewertung persönlicher Eigenschaften und Aktivitäten mittels Reframing kann helfen, dem wiederholten Abwerten der eigenen Person ein Stopp-Schild entgegenzuhalten. Damit wird ein beständiges Bekräftigen ungünstiger Grundannahmen verhindert.

Ich erwähne das Reframing (beispielhaft für die Kognitive Restrukturierung) als Therapiebaustein in der Behandlung der Zwangserkrankung, weil die Bewertung persönlicher Eigenschaften bzw. persönlichen Tuns bei Zwangspatienten zumeist besonders negativ bzw. abwertend ausgestaltet ist. Zwang und Angst sind bekanntlich eng miteinander verbunden, und jede Eigenschaft bzw. Aktivität muss (oft unbewusst) einer strengen Prüfung hinsichtlich riskanten Implikationspotenzials standhalten. All jene Persönlichkeitsdispositionen bzw. persönlichen Aktivitäten, die irgendwie risikobehaftet erscheinen, gilt es unbedingt zu vermeiden. Ein Beispiel: Egoismus in Bezug auf mich selbst ist für mich negativ behaftet, weil ich damit meine eigenen Bedürfnisse ins Zentrum stelle. Dies bringt die Gefahr mit sich, dass ich die Anliegen anderer übersehe, gar übergehe, was meine Grundannahme »Ich bin falsch« bestätigt und mit Angst vor Ablehnung einhergeht. Vor diesem Hintergrund erscheint das Reframing im Kontext der Therapie der Zwangserkrankung als sehr wertvoll:

- Wir lernen eine Methode kennen, mit deren Hilfe wir dysfunktionale Eigenbewertungen entkräften können.
- Wir bestärken nicht ständig falsche Grundannahmen, zahlen nicht mehr fortwährend auf das Konto falscher Oberpläne ein.
- Das eigendynamische Nähren der Zwangserkrankung wird unterbrochen.
- Wir zahlen durch das Reframing vermeintlich schlechter Eigenschaften und Aktivitäten auf das für die Genesung so wichtige Konto der radikalen Akzeptanz ein.
- Wir reduzieren durch die Veränderung abwertender Gedanken und das Hochfahren des Krankheitsakzeptanzniveaus den Angstpegel.
- Wir können schließlich mittels Reframing wenigstens zur Lockerung des strikten Zwangsregimes beitragen.

Abschließende Worte und Ausblick

Krankheit tritt in diversesten Ausprägungen zutage. Zahlreiche Erkrankungen sind nach wie vor stark tabuisiert. Insbesondere gilt das für psychische Erkrankungen, gehen diese doch zuhauf mit empfundener eigener Fehlerhaftigkeit und Schwäche einher. Krankheitseinsicht, -akzeptanz und -offenbarung sind meist angst-, schuld- und schambesetzt. Konsequenz: Das schlechte Befinden wird verschwiegen, vor sich selbst, vor den anderen, Masken werden aufgezogen, Fassaden gebaut, und die Erkrankung hat inzwischen Zeit, sich auszuweiten und Wurzeln zu schlagen. Handelt es sich wie beim Zwang um eine Erkrankung mit selbstnährendem Charakter, dann ist Einsicht der Türöffner für ein schrittweises Herausgehen aus der Erkrankung.

Mit meinen teils sehr intimen Ausführungen möchte ich die Tabuisierung der Zwangserkrankung aufbrechen. Gerade bei Zwangspatienten vergehen oft Jahre bis zur Diagnosestellung, suggeriert der Zwang doch, zweckdienlich im Sinne der Angstlinderung zu sein, und sind Zwangspatienten doch geradezu Meister im Verstecken ihrer Krankheitssymptome. Vor diesem Hintergrund ist die Enttabuisierung, die weitreichendere Aufklärung zum Thema Zwang unbedingt angebracht. Frühzeitigere Diagnosestellung, verkürzte Krankheitsmanifestierung sowie das raschere Einleiten wirksamkeitserprobter Behandlungsmaßnahmen sollen möglich sein.

Ich verstehe die Systematik des Zwangs (v. a. dank therapeutischer Aufklärung) zunehmend tiefergehend und übe mittlerweile fleißig Reizkonfrontation und Reaktionsverhinderung. Ich bin von der Autobahn abgefahren, habe mein Auto geparkt, Axt, Säge, Anleitung und Begleitung an die Hand bekommen und habe begonnen, mir meinen eigenen Pfad zu schlagen. Ich bin ein Stück des Weges gegangen, habe mich – wenngleich teilweise mühsam und angestrengt – ein Stück in Richtung Lichtung bewegt. Hin und wieder kehrte ich um, wenn ein Baum unfällbar erschien, wenn ich Angst bekam, dann wollte ich lieber wieder ins Auto springen und davonfahren. Und doch hat mich meine Begleitung, meine so wertgeschätzte Therapeutin, angespornt, weiterzumachen, dranzubleiben an der Erschaffung meines Weges gen Lichtung, gen Erleichterung. Wie lange dieser Weg ist, das kann ich heute nicht sagen, das bleibt wohl noch offen. Und doch ist mir heute klar: Der Weg ist das Ziel.

Lisa Rhomberg

Danke. ♥

Mama und Papa.
Katharina.

Margarete.

Sabine.
Eva.

Mirjam.
Anna.
Carla.
Daniela.
Linda.
Carina.
Monika.

Freunde und Familienmitglieder.

Julia J.

Werner B.

Dr. Daniel K.
Dr. Gerhard F.
Dr. Reinold B.
Dr. Burkhard W.
Dr. Guntram W.
Dr. Georg W.
Dr. Ivo B.
Dr. Andrea G.
Dr. Rainer W.
Dr. Charles B.
Dr. Michael R.
Dr. Alexander K.
Dr. Wilhelm K.-R.
Andreas K.

Endnoten

1 Vgl. LWL-Bochum, 2020, https://psychiatrie.lwl-uk-bochum.de/behandlungsschwerpunkte/zwangsstoerungen/zwangsstoerungen (Zugriff am 05.11.2020); Rufer/Poppe/Constantin Brenni/Walitza, 2010, Zwangserkrankung. Die heimliche Krankheit. Informationen für Betroffene und Angehörige, S. 15, online: https://www.zora.uzh.ch/id/eprint/27338/ (Zugriff am 05.11.2020)

2 Eine Ersatzhandlung ist als zusätzliche Wiederholung einer Zwangshandlung zu verstehen, die eine fehlerhafte Handlung ersetzen soll.

3 Vgl. https://flexikon.doccheck.com/de/Verhaltenstherapie, https://flexikon.doccheck.com/de/Kognitive_Verhaltenstherapie (Zugriff am 05.11.2020)

4 Berzewski, Horst (2009): Der psychiatrische Notfall. 3. Aufl. Heidelberg, Springer, S. 146; https://flexikon.doccheck.com/de/Panik (Zugriff am 10.02.2020)

Sachverzeichnis

P

R

S

W

Z